中医医院
统计方法与数据分析

肖勇　沈绍武 ◎主编

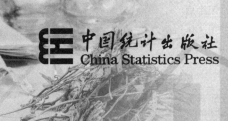

中国统计出版社
China Statistics Press

图书在版编目(CIP)数据

中医医院统计方法与数据分析 / 肖勇，沈绍武主编
. ——北京：中国统计出版社，2023.7
ISBN 978-7-5230-0149-3

Ⅰ. ①中… Ⅱ. ①肖… ②沈… Ⅲ. ①中医医院—医
学统计—数据处理 Ⅳ. ①R197.4②R195.1

中国国家版本馆 CIP 数据核字(2023)第 126019 号

中医医院统计方法与数据分析

作　　者/肖　勇　沈绍武
责任编辑/罗　浩
执行编辑/宋怡璇
封面设计/李　静
出版发行/中国统计出版社有限公司
地　　址/北京市丰台区西三环南路甲 6 号　邮政编码/100073
网　　址/http://www.zgtjcbs.com
发行电话/邮购(010)63376907　书店(010)68783172
印　　刷/河北鑫兆源印刷有限公司
经　　销/新华书店
开　　本/787×1092mm 1/16
字　　数/373 千字
印　　张/16.25
版　　别/2023 年 7 月第 1 版
版　　次/2023 年 7 月第 1 次印刷
定　　价/48.00 元

中医医院统计方法与数据分析
编委会

前　言

　　数据是新时代重要的生产要素,是国家基础性战略资源,也是数字经济时代最关键的基础性要素。2020年3月,中共中央国务院印发《关于构建更加完善的要素市场化配置体制机制的意见》,将数据作为一种新型生产要素写入,明确提出加快培育数据要素市场,推进政府数据开放共享、提升社会数据资源价值、加强数据资源整合和安全保护。统计数据是中医药事业发展科学决策依据的重要数据源头。中医药统计工作形成着大量数据,对我国中医药现代化管理科学决策、中医药事业振兴发展措施制定与监督发挥着重要支撑作用。2022年4月,国家统计局批准实施《国家中医药综合统计制度》,是中医药传承创新发展取得的标志性工作成绩,是我国中医药综合统计事业发展的里程碑。同年11月,国家中医药管理局印发《中医药统计工作管理办法(试行)》,为科学有效开展中医药统计工作,保障中医药综合统计制度顺利实施提供了保障。

　　中医医院是中医药振兴发展的主阵地,是中医药传承创新发展的排头兵。随着科学技术不断发展,特别是云计算、大数据、物联网、移动互联网、人工智能等数字技术涌现,智慧医疗、智慧服务、智慧管理三位一体的智慧中医医院正如火如荼建设,使医疗业务与管理服务数据以前所未有的范围和规模进行数字化记录、存储、分析和应用,为中医医院现代化管理由经验管理、定性管理向科学管理、定量管理转化提供着坚实的数据支撑和保障。具体而言,统计工作是中医医院一项重要的基础性管理工作,医疗、管理、服务等各类日常运营数据资源均在时刻变化和汇聚,形成了反映医院医疗服务、运营管理等方面的临床数据中心、运营管理数据中心、科研数据中心等,通过对这些数据中心的建设与运营,有利于管好统计数据,用好统计数据,推进医院数据资源规划,加强数据服务意识,更新数据服务理念,创新数据服务方式,拓展数据服务领域,激活数据要素潜能,开展中医医院统计数据专题研究,加强统计数据分析,深度挖掘数据价值,不断为医院管理部门提供真实准确、完整及时、针对性强、参考价值高的统计分析报告,打造促进中医医院高质量发展的数据精品,为中医医院现代化管理的态势研判、科学决策、精准管理提供真实可信的数据支撑。

　　"工欲善其事,必先利其器。"本书立足于新时代中医医院统计工作,紧密围绕中医医院统计方法与数据分析这一主题,以理论—技术—应用为主线,秉承普及实用知识、解决实际问题、注重实践操作的原则。湖北中医药大学联合湖北省中医院、广东省中医院、上海中医药大学附属龙华医院等,组织中医医院统计信息专家、中医药高等院校统计研究人员等总结所在团队长期从事统计工作的经验与科学研究成果，吸取了行业内外专家的宝贵意见和建议，数易其稿形成了《中医医院统计方法与数据分析》一书，共分十章比较全面系统地介绍了中医医院的统计基本知识、统计工作制度、统计指标体系、数据质量控制、统计信息化建设、统计标准规范、统计方法、数据分析流程、数据分析案例、数据安全等，内容环环相扣、互相依托，力求破解中医医院统计工作人员在统计方法和数据分析中的困惑和难题，供各级各类中医医院在统计工作过程中参考，同时也是高等院校中医药信息类、管理类等相关专业本科生、研究生的学习参考书。

　　本书编写的初心是希望能为读者提供一本内容完整全面、实用性强、通俗易懂且具有可操作性的中医医院统计专业人员的工具书、参考书，凝聚了编者的心血和经验。由于编者水平局限，书中如有不足之处，恳请读者提出宝贵意见，以便进一步修订和完善。

《中医医院统计方法与数据分析》编写组

2023 年 7 月

目　　录

第一章　统计相关概述

　　统计产生于人类的生产活动,又服务于生产活动,是人类几千年生产劳动经验和智慧的结晶。一般"统计"包含统计工作、统计资料和统计学三种含义。统计工作即统计实践,是设计、收集、整理和分析研究社会经济现象总体数量资料的工作过程;统计资料即统计工作成果,是统计工作取得的数字资料和相关文字资料;统计学是系统论述统计理论和方法的科学,是统计工作经验的总结和理论概括。随着社会、经济和科学技术的发展,统计在现代化国家管理、社会生活中的地位越来越重要,人们一切社会生活都离不开统计。本章重点阐述统计学以及统计学在不同学科领域的应用,如社会统计学、卫生统计学、中医药统计学以及医院统计学的基本概念、研究内容及作用等。

第一节　统计学与社会统计学

一、统计学与社会统计学基本概念

　　统计学是在资料分析的基础上,对所研究的对象从事数据资料收集、整理、分析、推断和解释,进而表现其规律或特征的一门学科。就其性质而言,是一种方法论,提供一套有关数据收集、处理、分析、解释并从数据中得出结论的方法。可见,统计学是一门有关统计数据的科学,研究对象是客观事物的数量特征和关系。

　　社会统计学是系统地收集、整理、计算、分析和解释有关社会现象数据资料的一门应用科学,旨在定量分析和统计处理社会现象内部的各种联系和关系。社会统计学是社会科学开展定量研究的主要工具,在社会研究领域具有非常广泛的用途,是社会研究走向科学化的显著标志。

二、统计学与社会统计学研究内容

(一)统计学的研究内容

　　广义的统计学是以社会现象、自然现象、经济现象的数量关系为研究对象,以通用的统计理论和方法为主要研究内容,即在长期统计实践中形成并得到广泛应用的大量调查、统计分组、比较分析等理论和方法。狭义的统计学包括数理统计学、社会经济统计学以及由数理统计学派生的应用统计学和由社会经济统计学派生的专业统计学或部门统计学。《中华人民共和国统计法》(简称《统计法》)规定,统计的研究内容主要围绕国民经济和社会发展情况进行统计调查、统计分析,提供统计资料和统计咨询意见,实行统计监督。其中,统计调查和分析是提供统计资料和统计咨询意见的前提,是实行统计监督的基础,是统计的首要任务。如需要掌握中医医院服务效益和发展情况,就要通过收集、整理和分析有关统计资料,及时向医院各级领导按照每日、每周、每月、每季度或每年定期提供统计资料,通过统计资料对医院服务效益及发展情况实行统计监督。

（二）社会统计学的研究内容

1980 年,国家统计局在《关于改革和加强统计的报告》中最先提出制定社会、人口统计指标体系,拉开了我国研究社会统计学序幕。从收集具有数据意义的统计资料来说,社会统计应包括一切与社会研究有关的定量数据。从这个意义上来说,要界定社会统计学的领域与范围是不容易的,不同部门统计内容有部分交叉。例如,婚姻和家庭的统计既是人口学感兴趣的,又是社会学感兴趣的;健康与疾病统计既是医学工作者感兴趣的,也是社会统计感兴趣的。2014 年,国家统计局出台《基于需求的反映提质增效转型升级统计指标体系》,从经济稳定、经济安全、结构优化、产业升级、质量效益、创新驱动、资源环境、民生改善等八个方面选取了国内生产总值(GDP)增长率、债务余额占财政总收入比重、服务业增加值占 GDP 比重、居民消费率、城镇化率、R&D 经费与 GDP 之比、每万名就业人员 R&D 人员全时当量、单位 GDP 能源消耗降低率、主要污染物排放总量削减率、居民人均可支配收入与人均 GDP 之比等 40 多个核心综合指标。

三、统计学分类

随着人们对定量研究的日益重视,统计方法不断深入应用到自然科学和社会科学领域,统计学已经发展成为由若干分支学科组成的学科体系,依据不同的标准,其分类也不同。

（一）统计方法构成分类

从统计方法的构成分类,可分为描述统计学与推断统计学。

描述统计学是通过图表或数学方法,对数据资料进行整理、分析,并对数据的分布状态、数字特征和随机变量之间关系进行估计和描述的方法。描述统计是一套处理和分析数据的基本方法和技术,可分为集中趋势分析、离中趋势分析和相关分析三大部分。

推断统计学是研究如何利用样本数据来推断总体特征的方法,它是在对样本数据进行描述的基础上,对统计总体的未知数量特征作出以概率形式表述的推断。

（二）统计方法的研究和应用分类

从统计方法的研究和应用分类,可分为理论统计学和应用统计学。

理论统计学,即数理统计学,主要研究统计学的一般理论和统计方法的数学理论,将研究对象一般化、抽象化,以概率论为基础,从理论的角度对统计方法加以推导论证。中心内容是统计推断问题,实质是以归纳方法研究随机变量的一般规律。理论统计学是统计方法的理论基础,包括概率理论、抽样理论、实验设计、估计理论、假设检验理论、非参数统计等。

应用统计学是数理统计学的原理方法在不同学科领域中的具体应用,研究如何应用统计方法解决实际问题。如数理统计学在生物学中的应用形成生物统计学;在医学中的应用形成卫生统计学、医学统计学和中医药统计学。应用统计学着重阐述统计方法的统计思想和具体应用,而不是统计方法数学原理的推导和证明。

四、统计数据类型

根据不同的角度,统计数据的分类也有所不同。如图 1.1 所示。

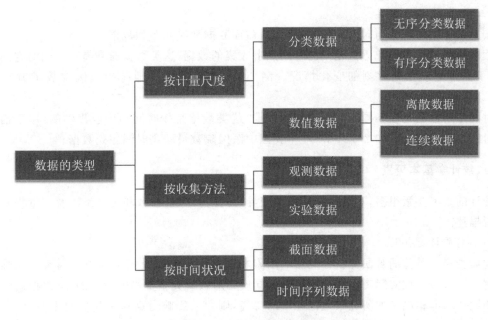

图 1.1 统计数据的分类

（一）按计量尺度分类

按照所采用的计量尺度的不同,可分为分类型数据和数值型数据两大类。

分类型数据是只能归于某一类别的非数字型数据,它是对事物进行分类的结果,数据表现为类别,是用文字来表述的。分类数据根据取值是否有序可分为无序分类数据和有序分类数据。无序分类数据的各类别间是不可以排序的。例如,"中医医院所有制形式"这一变量取值为"公立""民营",取值之间不存在顺序关系。有序分类数据也称顺序数据,其各类别间可以排序。例如,"医疗服务满意度的评价"这一变量的取值为"很好""好""一般""差""很差",这 5 个值之间是有序的。

数值型数据是按数字尺度测量的观察值,其结果表现为具体数值。现实中所处理的大多数数据是数值型数据。数值型数据根据其取值的不同,可以分为离散数据和连续数据。离散数据的取值是有限的,通常可以列举;连续数据是在一个或多个区间中取任何值的数据,它的数值是连续不断的,通常不能一一列举,例如"患者年龄""患者体温""患者呼吸频率""患者脉搏频率"等都是连续数据。

分类型数据说明的是事物品质特征,通常是用文字来表述,其结果均表现为类别,也可统称为定性数据或品质数据;数值型数据说明的是现象数值特征,用数字表现,也可称为定量数据或数量数据。

（二）按收集方法分类

按照统计数据的收集方法,可分为观测数据和实验数据。

观测数据是通过调查或观测收集到的数据,这类数据是在没有对事物人为控制的条件下得到的,有关社会经济现象的统计数据几乎都是观测数据。

实验数据是在实验中控制实验对象而收集到的数据。例如,开展一种中药新药疗效评价的实验数据、一种新农作物品种试种的实验数据。自然科学领域的大多数数据为实验数据。

（三）按时间状况分类

按照被描述的现象与时间的关系，可分为截面数据和时间序列数据。

截面数据是在相同或近似相同的时间点上收集的数据，这类数据通常是在不同的空间获得的，用于描述现象在某时刻的变化情况。例如，2021年我国各地区中医医院数量就是截面数据。

时间序列数据是在不同时间收集到的数据，这类数据是按时间顺序收集到的，用于描述现象随时间变化的情况。如2010－2020年我国中医医院数量就是时间序列数据。

五、统计学基本要素

统计的基本要素很多，本节选择同质与变异、总体与样本、参数和统计量以及变量等基本要素进行描述。

（一）同质与变异

同质指观察单位间被研究指标的影响因素相同。由于被研究指标的影响因素往往难以完全控制，甚至未知，在实际工作中观察单位的同质指对被研究指标影响较大的、可以控制的主要因素相同或基本相同。如研究某地区儿童的身高，则要求影响身高这一指标的主要因素（如年龄、性别、民族）要相同，而不能控制的因素（如遗传、营养等）可不要求相同。

变异指在同质基础上各观察单位间某观察指标的差异。医学研究，在同类的对象中往往存在着变异，如同为健康人，即使是性别与年龄相同，他们的身高、体重、脉搏、血压、体温、肺活量等生理生化指标数值都会有所不同；同为患某病的病人，其病情、病程也各自有所差异；对病情相同的患者，用同一种疗法治疗，有的治愈、有的显效、有的无效。同质下的变异才具有可比性。

（二）总体和样本

总体是根据研究目的所确定的同质观察单位的全体。观察单位是指被研究的总体中的某个单位，即个体。例如，描述某地区60岁以上男性血脂水平，则该地所有60岁以上的男性居民的血脂测量值就构成所描述的总体，该地区每个60岁以上的男性血脂测量值就是一个观察单位，即个体。根据研究目的的不同，有些总体观察单位数是有限或可知的，称为有限总体；有些总体的观察单位数是无限或不可知的，称为无限总体。对无限总体中每个个体——测量或观察需要花费大量人力、物力、财力和时间，所以对总体特征与性质的认识一般情况下采用抽样研究。

样本是从总体中抽取具有代表性个体的集合。抽样研究是从总体中抽取样本，通过对样本的定量或定性测量结果来推断总体。抽样的目的是根据样本提供的信息推断总体的特征。样本必须具有良好的代表性，如抽取的样本含量足够大、遵循随机抽样原则以及分布构成应基本与总体分布保持一致等。2022年4月，国家统计局批准实施的《国家中医药综合统计制度》在村卫生室调查时，采用抽样研究，从全国不同省份、不同地市、不同县域抽取样本。

（三）变量及变量值

研究者对每个观察单位的某项特征进行观察和测量，这种特征称为变量（Variable），变量的测得值叫变量值（也叫观察值），也称为资料。按变量值的性质可将资料分为计量资料、计数资料和等级资料。计量资料指通过度量衡的方法，测量每一个观察单位的某项研究指标的量的大小，得到的一系列数据资料，如某医院各个病区的床位数、医师数。计数资料指将全体观测单位按照某种性质或特征分组，然后再分别清点各组观察单位的个数得到的资料，如患者性别分为男性和女性两类。等级资料指介于计量资料和相计数资料之间的一种资料，通过半定量方法测量得到，如医院等级从低到高分为一级、二级、三级。有时为数据分析方便，可以将一种类型的变量转化为另一种类型,但是变量只能从"高级"向"低级"转化,即计量资料→等级资料→计数资料,不能作反向转化。

（四）参数和统计量

参数是用来描述总体特征的统计指标,它是研究者了解的总体的某种特征值。总体参数通常用希腊字母表示。如 μ（总体算数平均数）、σ（总体标准差）、π（总体率）等。

统计量是用来描述样本特征的统计指标,它是根据样本数据计算的一个量。抽样是随机的,统计量是样本的函数。样本统计量通常用拉丁字母或英文字母来表示,如 $\bar{X}$（样本平均数）、S（样本标准差）、P（样本率）等。

对某一事物而言,总体参数是该事物本身固有的、不变的,而统计量则是随着统计调查或实验不同而不同,其分布是有规律的,如小样本均数服从 t 分布,大样本均数服从正态分布,这些规律是统计推断的理论基础。

（五）抽样误差

误差是测量值减去参考量值,即测量值与真实值之差。根据误差产生的原因及性质可分为系统误差、偶然误差两类。

1. 系统误差

由分析操作过程中的某些经常发生的原因造成的,也称可测误差。如仪器误差、方法误差、试剂误差、操作误差、主观误差等。只要事先做好充分准备,系统误差是可以避免的。

2. 偶然误差

在相同条件下,对同一物理量进行多次测量,由于各种偶然因素,会出现测量值时而偏大、时而偏小的误差现象,这种类型的误差称为偶然误差。产生偶然误差的原因很多,如读数时视线的位置不正确、测量点的位置不准确等。这些因素的影响一般微小,很难避免。

（六）频率与概率

频率指每个对象出现的次数与总次数的比值,该比值称为事件发生的频率。一个随机实验有几种可能结果,在重复进行实验时,个别结果看来是偶然发生的,但当重复实验次数相当大时,总有某种规律性出现。例如,投掷一枚硬币,结果不外乎出现"正面"与"反面"两种,在相同条件下重复实验,实验结果为"正面"或"反面"虽不能事先断定,但实验的结果只有两种。在重复多次后,出现"正面"（或"反面"）这个结果的比例称之为频率。

概率是描述随机事件发生可能性大小的一个度量。设在相同条件下,独立地重复 n 次实验,随机事件 A 出现 f 次,则称 f/n 为随机事件 A 出现的频率。当 n 逐渐增大时,频率 f/n 始终在一个常数左右作微小摆动,则称该常数为随机事件 A 的概率,可记为 $P(A)$,简记为 P。在实际工作中,当概率不易求得时,只要观察次数足够多,可将频率作为概率的估计值。但在观察次数较少时,频率的波动性很大,用于估计概率是不可靠的。随机事件概率的大小介于 0 与 1 之间,即 $0 \leqslant P \leqslant 1$,常用小数或百分数表示。$P$ 越接近 1,表示事件发生的可能性越大,P 越接近 0,表示事件发生的可能性越小。$P=1$ 表示事件必然发生,称为必然事件;$P=0$ 表示事件不可能发生,称为不可能事件。这两类事件具有确定性,不是随机事件,但可视为随机事件的特例。统计分析中的很多结论都基于一定可信程度下的概率推断,习惯上将 $P \leqslant 0.05$ 称为小概率事件,表示在一次实验或统计调查中该事件发生的可能性很小,可视为可能不发生。

（七）统计推断和假设检验

统计推断是通过样本推断总体的统计方法,其包括:对总体的未知参数进行估计、对关于参数的假设进行检查、对总体进行预测等。科学的统计推断所使用的样本,通常通过随机抽样方法得到。统计推断的理论和方法论基础是概率论和数理统计学。

假设检验又称统计假设检验,是用来判断样本与样本、样本与总体的差异是由抽样误差引起还是本质差别造成的统计推断方法。显著性检验是假设检验中最常用的一种方法,也是一种最基本的统计推断形式,其基本原理是先对总体的特征作出某种假设,然后通过抽样研究的统计推理,对此假设应该被拒绝还是接受作出推断。常用的假设检验方法有 T 检验、卡方检验、F 检验等。

六、统计工作基本步骤

一个完整的统计工作过程一般分为统计设计、统计调查、统计整理和统计分析四个主要阶段。

(一)统计设计

统计设计指根据统计研究对象的性质和研究目的,对统计工作各个方面和各个环节的通盘考虑和安排。统计设计表现为颁布或出台各种标准、规定、制度、方案和办法,如统计分类标准、统计指标体系、统计报表制度、统计调查方案、统计数据整理或汇总方案等。统计设计的主要内容有统计指标和指标体系的设计、统计分类和分组设计、统计表设计、统计资料收集方法的设计、统计工作各个部门和各个阶段的协调与联系和统计力量的组织与安排等。

统计设计在统计工作中具有决定性的作用。统计工作是一项要求高度集中统一和科学性很强的工作,无论是统计总体范围、统计指标口径和计算方法,还是统计分类和分组标准,都必须统一,不允许各行其是,只有事先进行设计,才能做到统一认识、统一步骤、统一行动,才能使整个统计工作有秩序地、协调地进行,保证统计工作的质量。

(二)统计调查

统计调查,即统计资料的收集,它是根据统计方案的要求,采用各种调查组织形式和调查方法,有组织、有计划地对所研究总体的各个单位进行观察、登记,准确、及时、系统、完整地收集原始资料的过程。统计调查是统计认识活动由初始定性认识过渡到定量认识的阶段,这个阶段所收集的资料是否客观、周密、系统,直接关系到统计整理的好坏,关系到统计分析结论是否正确,决定统计工作的质量。

(三)统计整理

统计整理是根据统计调研或研究的目的,对调查阶段收集的原始资料,按照一定标准进行科学地分组和汇总,使之条理化、系统化,将反映各个单位特征资料转化为反映总体和各组数量特征的综合资料的工作过程。统计整理是统计工作的一个非常重要的中间环节,承前启后,既是统计调查的必然后续,又是统计分析的必要前提。

(四)统计分析

统计分析指经过加工整理的统计资料,应用各种统计分析方法,从静态和动态两方面进行基本分析,认识和揭示所调查或研究的对象的本质和规律,作出科学结论,进而提出建议和进行预测的活动过程。统计分析是统计工作的最后阶段,也是统计发挥信息、咨询和监督职能的关键阶段,是为各级部门和管理人员提供决策支持和数据支撑的重要阶段。

第二节 卫生统计学与医学统计学

一、卫生统计学与医学统计学基本概念

卫生统计学是将统计学理论和方法应用于居民健康状况研究、医疗卫生实践、卫生事业管理和医学科研的一门应用学科。它以群体为研究对象,通过实施各种以抽样为基础的群体调查,掌握人群的卫生状况和需求,广泛应用于基础医学、预防医学、临床医学和卫生事业管理等各个领域。

医学统计学是运用概率论与数理统计的原理及方法,研究医学领域中随机现象有关数据的收集、整理分析与推断的一门应用学科。研究对象主要是人体以及与人体健康和疾病相关的各种因素。

卫生统计学与医学统计学两者均应用于医学研究,是统计学原理和方法在互有联系的不同学科领域应用,两者既有联系,又有区别,难以截然划定界线。前者侧重于公共卫生学的社会性方面,后者侧重于医学的生物性方面。

二、卫生统计学与医学统计学研究内容

(一)卫生统计学的研究内容

卫生统计学的任务是借助统计方法,从有限的观察和表现的偶然数据中,对研究事物或现象的本质特征、整体情况和相互关系揭示出来。

1. 基本理论和方法

主要研究医学统计设计(即实验设计)、数理统计方法在医学科学中的应用。具体包括:

(1)基本的统计原理与方法。阐述有关统计概念、统计分布、数量化理论、各种统计分析方法及其适用条件等。

(2)医学专用统计方法。如疾病诊断质量及疾病治疗措施、治疗效果的分析与评价,统计质量控制及统计预测在医学中的应用等。

(3)医学科研中的调查和实验设计。利用统计学技术和方法进行科学设计,以使医学科研结果具有重现性和科研工作的经济性。

2. 居民健康统计

主要内容包括:①医学人口统计学,即以数学和电子计算机为工具,运用人口学方法、医学方法、统计学方法研究人口与医学之间的相互关系及其数量变动规律。具体研究人口数量、构成、出生、死亡、死因、平均期望寿命及人口预测等。②疾病统计,研究人群中各类疾病的患病对人群健康的影响或对劳动能力的丧失情况,如某一地区的疾病谱等。③生长发育统计,研究儿童、青少年身体的发育水平及身心发育的规律性。总之,研究人类生老病死的全部过程,在研究过程中常涉及到现场、环境及社会,其任务是为不断增强人民体质,持续提高全民健康水平作出贡献。

3. 卫生事业统计

反映卫生机构、人员、床位等卫生事业发展的基本情况统计;反映医院工作质量的医院统计;反映防疫措施和疫情消长情况的防疫统计;反映妇女、儿童健康状况的妇幼健康统计,以及其他专科防治统计等,为研究或规划卫生事业发展提供数据支撑和决策依据。例如,《国家卫生

健康统计调查制度》中的《全国卫生资源与医疗服务统计调查制度》《全国卫生健康监督统计调查制度》《全国疾病预防控制统计调查制度》《全国妇幼健康统计调查制度》等。

（二）医学统计学的研究内容

1. 统计研究设计

主要包括调查研究设计和实验研究设计。由于研究设计上的错误在数据分析阶段无法更正，所以在研究开始时应与统计专业人员合作或向其咨询。统计设计能够提高研究效率，并使结果更加准确和可靠。

2. 基本原理和方法

主要包括研究设计和数据处理中的基本统计理论和方法。如资料的收集与整理、常用描述统计、统计推断等。统计描述用来描述及总结一组数据的重要特征，其目的是使统计调查或实验观察得到的数据表达清楚，并便于数据分析利用。统计推断指由样本数据的特征推断总体特征的方法，包括参数估计和假设检验等。

3. 医学多元统计方法

医学现象复杂多变，如疾病的发生、发展、转归、预后等受多种因素影响，一般不受单一因素控制。多元统计可充分利用资料的多因素信息，从而得出更贴近实际的结论，如回归分析、因子分析等。

（三）卫生统计学与医学统计学主要作用

卫生统计学在医学研究、疾病防治和卫生事业管理方面有着广泛的应用。例如：用于了解居民健康状况和评价医疗卫生措施的效果；判断社会、环境和生物因素对居民健康的影响；改善卫生条件，提高居民健康水平，流行病学、卫生学调查和实验研究，为计划、指导、检查、总结医疗卫生工作提供客观依据。

医学统计学中存在大量的随机现象。例如：人的健康及其影响因素较为复杂，具有生物变异性和多因素特点，与社会、心理、环境等多个因素有关，为找到随机现象的规律性，需要大量重复性观察，运用统计学方法可从较少量的重复观察结果中找到随机现象的规律性。

第三节　中医药统计学

一、中医药统计学基本概念

中医药统计学是利用概率论、数理统计的基本原理与方法，结合中医药实际和特色，研究中医药科学中随机事件统计规律的应用学科。中医药统计学是一门促进中医药科学发展、传承创新中医药的重要应用学科，为中医药科学研究提供着统计方法和工具，为深度挖掘中医临床经验提供着方法，为中医药疗效提供着基础支撑。

二、中医药统计学研究内容

中医药统计学以研究中医药领域事业发展、科学研究等方面的统计设计、统计描述、统计推断和关系分析为主要内容。在中医药服务的实践与研究中，统计设计包括实验设计、临床试验设计以及调查设计等。中医药统计方法包括基础统计方法、多元统计分析方法等，涉及统计概念、指标计算、参数估计、假设检验等。应用概率论、数理统计的原理和方法以及模糊数学知识，研究包括中医药理论、诊疗方法、机制和特点研究，评判诊疗效率等在内的中医药信息和资料的收集、整理与分析、处理，透过不确定现象，判断其客观规律性，将结论建立在科学的基础上，提高中医临床和研究工作的科学水平。

2022年3月，国务院办公厅印发的《"十四五"中医药发展规划》中提出"要建立国家中医药综合统计制度。逐步完善统计直报体系，建立与卫生健康统计信息共享机制。"国家中医药管理局在各相关部门的大力支持下，研究制定了《国家中医药综合统计制度》，并于4月12日正式通过国家统计局批准执行。国家中医药管理局还专门成立了监测统计中心，承担拟订和实施国家中医药综合统计制度、归口管理中医药部门统计项目，开展中医药统计与调查等工作职能。《国家中医药综合统计制度》以《统计法》等相关法律法规为指导，从中医药统计工作实际出发，遵循中医药发展规律，突出中医药特色，全面构建"中医医疗资源与服务""中医药科研""中医药教育人才"及"中药流通和进出口"指标体系，采用统计调查与部门间数据共享相结合的方式，对统计调查的目的、对象和范围、内容、频率和时间、方法、组织实施、质量控制、报送要求、统计资料公布及数据共享、使用名录库等系统、全面、规范调查，充分发挥中医药统计在多层次决策和管理中的信息、咨询与监督作用。《国家中医药综合统计制度》的主要内容如下：

（一）统计调查对象和方法

调查报表的调查范围为中医类医院、社区卫生服务中心（站）、乡镇卫生院、村卫生室。中医类医院、乡镇卫生院、社区卫生服务中心、社区卫生服务站采取全面调查方法，村卫生室采取抽样调查方法。共享报表的调查范围为医疗卫生机构、中医药类科研机构、中药工业企业、中药流通和进出口相关中药批发和零售企业。非医疗机构原则上不进行调查，采用与其他部门共享的方式获取数据。各省级中医药主管部门负责本行政区的名录库日常管理，确保基本单位信息真实、全面和准确。

（二）统计调查内容

主要包括"中医医疗资源和服务""中医药科研""中医药教育人才""中药制造、流通和进出口"四个部分内容，共计49个表（6个调查表，43个共享表）。其中，中医医疗资源和服务部分27个报表（4个调查表，23个共享表），主要调查中医类医院、基层医疗卫生机构基本情况和中医药资源与服务395个指标，共享56个指标；中医药科研部分16个报表（1个调查表，14个共享表），主要调查中医类医院科研项目及中医药科研项目立项经费4个指标；中医药教育人才部分仅有1个调查表，调查对象为中医类医院，主要调查中医类医院进修人员、培训学员、师承教育指导老师、师承教育人数等16个指标；中药制造、流通和进出口部分均为共享报表，共计6个，指标涉及中药、中药材药品批发和零售企业（含电商）商品购进、销售、库存以及中药、中式成药进出口数量、金额等情况。

（三）调查频率和时间

调查报表为年报，调查时期为上一年度1月1日至12月31日统计数据。共享报表与相关部门协商确定共享频率和时间。

（四）数据发布

中医药行业统计的数据以年度数据汇编形式每年在行业内发布。从其他部门获取的共享数据，仅用作管理决策或学术研究使用，不对外公开发布。

（五）数据质量控制

主要包括完整性、逻辑性审核，完整性审核重点检查填报是否规范，符合报表制度要求；逻辑性审核重点检查报表数据是否符合审核关系。

三、中医药统计学主要作用

中医药统计学是中医药科学研究的重要工具和手段,为中医药科学研究提供统计思维、统计设计和统计分析方法。其思维和方法已渗透到中医药研究和管理决策的方方面面,包括中医经典方剂的证治效规律探索、药物配伍规律以及经典医籍研究等。

中医药统计学为中医药科学研究和探索提供了工具和方法,可以有效帮助中医药工作者进行周密的统计设计,以正确的方式收集可靠的数据,去粗取精,描述资料的统计特征,去伪存真,推断事物内在的联系和规律,对分析的结果合理解释,作出科学的专业结论。在中医药研究过程中,保证分组具有可比性,样本含量合适,研究结果适用于观察样本以外的同类对象;阅读中医药文献时,能分析中医药文献的科学价值,正确理解文献中统计处理的意义,推断文献的科学性和可信性。

第四节　医院统计学

一、医院统计学基本概念

医院统计学是统计学分支的一门应用学科,是在医院工作对收集和积累的各种数据资料进行处理,获得各种反映医院工作的统计指标,进而评价和分析医院工作的质量与效果,为指导医院管理与决策提供统计信息与支持。医院分为综合医院、中医医院、中西医结合医院、民族医院以及专科医院等,医院统计学应涵盖所有类别的医院。

医院统计学是统计学在医院的发展和应用,其宗旨是为医院科学管理服务,是医院管理科学化进程中必不可少的重要工作,也是现代化医院、医院高质量发展所需的。早期医院统计工作仅简单收集一些基础数据,并根据报表要求按时上报,但随着我国医疗健康事业的发展、医药卫生体制改革的不断深入、人民群众日益增长的健康需求,医院统计工作的内容越来越丰富,其要求也越来越高。医院统计是在收集整理有关统计信息的基础上,运用统计学的理论和方法,反映医院疾病防治工作情况,描述医院医疗服务活动内在规律,分析和评价医疗服务质量和效益。除了基本报表工作,深入的数据分析和数据挖掘已成为必不可少的工作内容,医院统计信息化也成为了统计人员必须掌握的内容。

二、医院统计学研究内容

医院统计是医院管理科学化必不可少的重要工作,它为医院上级行政部门、医院领导和医院各管理职能部门从事组织、计划、协调、指挥、监控、决策提供了重要依据。医院高质量发展、医疗资源合理配置与利用、医疗护理质量提高、医院经济效益和社会效益评价等都离不开医院统计。其主要研究内容包括五个方面:

（一）医院统计工作规章制度

统计工作的组织开展必须通过法律法规、规章制度来规范和保障。《中华人民共和国统计法》明确了统计工作的权利和责任,明确了统计机构和统计人员以及统计调查对象在统计活动中的权利和义务。完善的制度和工作规范是医院统计工作顺利开展的保证,医院统计工作不仅是医院统计部门的工作,还涉及其他部门,因此统计工作规章制度不仅针对统计部门也对其他部门具有约束力。同时,还应建立严格而切实可行的统计工作规范。

（二）医院统计数据的收集与呈现

原始数据的采集是医院统计工作的基础。对医院医疗业务与管理工作所生成的原始数据进行收集、整理、加工后,采用各种方式来呈现,如统计报表、统计图形、统计年鉴与资料汇编等,为医院管理与决策提供统计信息。

（三）医院统计数据分析

医院统计信息工作是医院管理的重要组成部分,医院要充分利用统计信息,对医院工作进行分析和评价,为医院领导的决策提供科学依据。大数据时代,医院统计工作已不能满足数据积累报表的完成,要用更先进的技术手段高效地管理数据,使用统计学方法深度分析数据（如医院绩效分析、掌上 BI、医疗质量管理和统计质量控制等）。从数据中找出规律,挖掘出隐藏在数据中的信息和知识,帮助管理者理解数据、准确掌握信息,协助改进医疗质量,改善医院管理,优化和提升医院治理效能,推进医院治理体系和治理能力现代化建设。

（四）医院统计调查与试验设计

调查是医院统计数据的来源之一,临床试验则是施加临床干预措施的医学研究,二者都是医院统计学的高级应用。医院统计工作中的统计调查有全面调查（如门诊人次、住院人数等）、抽样调查（如患者满意度调查）。各类调查都会应用到统计调查方法,并将统计学知识综合运用其中,准确高效地完成统计调查工作。临床试验的特点是要对受试对象施加干预措施,除了医学和统计学的知识,还涉及伦理学问题,临床试验设计和实施在方法上要求比统计调查更为严格。

（五）医院统计信息化

统计信息化是指采用电子计算机、数据通信等先进的信息设备和技术,对统计资料的收集、处理、传输、共享、存储等环节实现电子化、自动化。在统计工作中,广泛应用现代化的信息技术,对于提高统计效率、减少中间环节干扰、深度开发统计信息资源、减轻统计调查对象负担具有重要作用。当前,各级各类医院正在构建电子病历、智慧管理、智慧服务三位一体的智慧医院,大力推进医院信息化、数字化、智能化、智慧化建设,对医院统计工作产生着巨大变革和影响,医院统计工作部门和统计人员不再手工或利用简单的报表系统收集数据,而是从医院使用的业务应用系统中直接产生汇总数据,形成数据专题库。卫生信息平台和数字化医院的建设可以在瞬息之间准确地收集和处理大量医疗卫生信息,网络建设使传输数据变得更为快捷,医院管理工作者对及时获取信息、深度分析信息的需求与日俱增。医院统计工作部门和统计人员需要转变思想,变革由传统的以制作和完成统计工作报表为主转向以数据挖掘、统计分析为主,利用统计信息共享技术、统计数据库体系,找出医院运行中存在的问题及其规律性,提高统计资料的利用度,为医院领导制定政策、加强医院管理提供依据。

三、医院统计学主要作用

医院统计学主要工作是围绕相互联系的统计指标构成的整体进行,研究医院医疗活动的各个方面和全过程,完整的医疗统计指标反映了医院总体医疗水平,对加强医院管理、促进医疗质量提高、推动高质量发展具有重要意义。

医院统计学是科学管理医院的一项重要基础工作,为指导医院管理工作实践,改进医院管理服务提供支撑与保障。在医院宏观调控和监督体系中,医院统计具有非常重要的地位和作用,可为医院领导制定和检查工作计划、合理分配和利用医疗资源、分析和评价医疗服务质量和效益、深入开展医院教学和科研工作提供统计依据,并起到信息服务、咨询和监督的作用。

第二章 中医医院统计工作

中医医院是我国中医药传承创新发展的主阵地,是我国医疗卫生机构的重要组成部分,对医疗卫生事业发展、中医药振兴发展、全民健康的保障具有举足轻重的作用。合理地利用医院的人力、物力和财力资源,不断完善诊疗流程使就诊更加便利,体验更加舒适,全面提升患者体验感和医院运营效率,建设成为充满人文关怀的现代化中医医院,均离不开医院管理的科学决策和行之有效的执行,更离不开规范高效的统计工作和真实、准确、完整、及时的数据支撑和保障。本章通过中医医院统计任务、统计规章制度、统计机构及人员工作以及统计工作的基本流程四个方面全面阐述。

第一节 中医医院统计基本任务

《统计法》第二条明确指出"统计的基本任务是对经济社会发展情况进行统计调查、统计分析,提供统计资料和统计咨询意见,实行统计监督。"2021年5月,国家卫生健康委公开征求意见的《卫生健康统计工作管理办法》提出"卫生健康统计工作的基本任务是对我国卫生健康发展情况进行统计调查、数据分析,提供统计资料、信息咨询,实行统计监督,为实施健康中国战略、维护公共卫生安全、服务经济社会发展提供统计信息支撑"。2022年11月,国家中医药管理局出台的《中医药统计工作管理办法(试行)》指出"中医药统计工作的基本任务是对我国中医药发展情况进行统计调查、数据分析,提供统计资料和信息咨询,实行统计监督,推动中医药高质量发展。"发布的法律法规和主管部门规章制度均对统计基本任务进行了明确。

中医医院统计工作作为卫生健康统计、中医药统计的重要内容,是医疗健康、中医药行业科学决策与政策制定的重要基础,也是中医医院现代化管理、科学化管理必不可少的重要工作,为医院上级行政管理部门、医院领导、医院各级管理职能部门从事组织、计划、协调、监控、决策提供了重要依据。早期中医医院统计工作主要按照国家规定的统计报表制度,采用手工收集等方式进行数据审核与上报。随着现代信息技术的广泛应用、医院绩效考核、中医药事业的快速发展、人民群众对中医药服务需求的日益增长,中医医院统计工作的广度和深度不断扩展,除常规的国家统计局颁布的统计调查制度外,各类临时性的统计报表越来越多,数据质量要求也越来越高,数据分析与数据挖掘已逐步成为中医医院统计工作不可或缺的内容。中医医院统计基本任务主要如下:

(一)严格执行法律法规

严格执行《统计法》《统计法实施条例》《数据安全法》等法律法规,《卫生健康统计工作管理办法》《中医药统计工作管理办法(试行)》等卫生与中医药统计工作制度,以及《全国卫生资源与医疗服务统计调查制度》《国家中医药综合统计制度》等卫生与中医药统计报表制度,按期完成上级的统计调查任务,为上级卫生行政部门、中医药主管部门掌握卫生健康、中医药资源配置与医疗服务利用、效率和质量情况,了解医疗服务的社会效益和经济效益,监测与评价医药卫生体制改革进展和效果,加强医疗服务监管,编制区域医疗、中医药事业发展规划提供科学的数据支撑和参考依据。

（二）建立健全本单位统计工作制度

包括但不限于医院部门统计工作制度、统计数据收集整理、汇总分析等全生命周期管理制度以及医院统计相关部门及人员职责、医院统计数据上报奖惩激励机制等,形成规范化、制度化的医院综合统计数据报送流程,规范医院统计工作流程和行为,科学有效开展医院统计工作,确保统计资料的真实性、准确性、完整性和及时性,充分发挥统计工作在科学管理和决策中的支撑作用。

（三）细致分析各类报表

加强各类数据上报报表指标间逻辑关系、指标解释、数据来源等,对相同指标名且同含义指标做好归类、对相同指标名不同含义指标做好注释,形成医院统计指标库,做好统计业务指导。严格按照国家不同法定报表的要求与统计口径,运用好各类统计指标,经常、全面、系统地收集与整理医院各种原始资料与数据,对医院工作质量、工作效率和经济效益进行分析评价,提供系统、及时、完整、准确的统计资料,总结成功经验,吸取错误教训。

（四）做好数据分析与支撑

协助医院领导了解医院工作情况、编制医院发展规划和年度工作计划、检查计划执行情况、掌握各科室工作进度、提高医疗质量和安全、优化医院内部管理等提供必要的综合统计信息,做好科学决策和科学管理的数据支撑,充分发挥统计信息、咨询和监督的整体功能。

（五）开展专题调查

利用医院统计资料,运用统计理论和方法,积极开展专题调查、统计分析和统计预测,收集各科室工作成绩、质量和效率数据,观察研究门急诊、住院的疾病结构和疾病的临床特征、发生、发展、变化及分布规律,分析医院各项工作的变化特点、规律与影响因素,深度开展统计数据的横向、纵向分析,撰写有价值、有分量、有含量的综合统计分析与专题统计分析报告,实行统计咨询与统计监督,及时反馈相关科室,为医疗、教学和科研工作提供统计数据服务。

（六）发挥国家有关统计调查制度的指挥棒作用

制定年度统计培训计划,编写实用的统计培训资料,分层次分类别组织开展不同内容的统计培训,不断提升医院统计相关部门中层干部、统计员以及统计室人员的重视程度、责任意识、统计技能,逐步提高统计人员专业化水平,强化统计方法应用能力、数据分析能力、报告撰写能力。

（七）总结统计工作经验

做好医院统计工作总结,梳理总结好的经验和做法,剖析存在的主要问题和困难,提出相应的解决方案和措施,为医院高质量发展提供数据支撑和报告参考。

（八）推进信息技术的应用

推进互联网、大数据、云计算等现代信息技术在医院统计工作中的应用,夯实统计信息化应用基础,加强统计业务应用系统、统计数据资源建设,建设统计数据资源管理系统和统计数据交换共享系统,提升医院统计工作网络化、数字化、智能化水平,打造创新引领、安全高效的智慧统计。

（九）落实医院统计数据安全责任

遵循《网络安全法》《数据安全法》《个人信息保护法》等相关的法律法规、标准规范，实施网络安全等级保护制度，落实数据分类分级保护制度，开展医院数据分类分级管理，分析统计数据的安全需求，明确医院统计数据活动过程所需的安全要求，加强医院业务信息系统和数据的安全建设和运维管理，满足中医医院统计数据相关方的数据保护要求，确保数据安全可控。

第二节　中医医院统计工作制度

《统计法》第二十一条明确指出"国家机关、企业事业单位和其他组织等统计调查对象，应当按照国家有关规定设置原始记录、统计台账，建立健全统计资料的审核、签署、交接、归档等管理制度。"《中医药统计工作管理办法（试行）》第十一条明确指出"中医类医疗卫生机构、开展中医药服务的其他医疗卫生机构负责建立健全本单位统计工作制度"，第六条规定了中医类医疗卫生机构为中医类医院、中医类门诊部、中医类诊所和中医类研究机构。同时，对统计监管与奖惩提出了具体的要求，如要求各级中医药主管部门建立防范和惩治统计造假、弄虚作假责任制，建立一级抓一级、层层抓落实的责任体系，并依法依规进行问责管理。

中医医院应认真贯彻执行统计相关法律法规和标准规范，建立健全具有可操作性、行之有效的规章制度，如统计部门工作制度、统计数据资料收集整理制度、统计数据报送制度、统计数据分析制度、统计档案管理制度、数据质量控制制度、数据安全管理制度、统计工作奖惩制度等，规范管理统计工作、业务流程和统计行为，保障统计资料的准确性、完整性、及时性、客观性和科学性。

一、统计部门工作制度

（一）认真学习和执行《统计法》《统计法实施条例》《卫生健康统计工作管理办法》《中医药统计工作管理办法（试行）》等法律法规，不断提高统计意识，坚持实事求是，发扬严肃认真、如实反映客观实际的工作作风，履行保密制度。

（二）医院应建立健全内部统计工作网络体系，实行岗位责任制，院级领导负总责。设立专业统计部门负责医院统计业务工作，设置专业统计岗位并配置相应统计工作人员，医院行政管理部门及临床业务科室设置兼职统计员，明确专（兼）职统计人员职责和工作任务，保持专（兼）职统计人员相对稳定。充分发挥统计职能，建立医院统计工作协调工作委员会或工作组，及时研究和解决医院统计工作过程中出现的问题，保证医院统计工作的顺利进行。

（三）统计部门人员实行持证上岗，努力钻研统计业务，积极参加统计业务培训和继续教育，不断提高统计理论水平和业务素质；指导兼职统计人员开展统计工作，不定期对兼职统计人员开展统计业务能力培训，强化统计指标的解释和说明，不断提升统计业务水平。

（四）按照上级卫生行政、中医药主管部门的有关规定，建立医院部门统计工作制度、统计原始记录、资料的管理、使用及汇编等制度，以及报表的检查、审查制度，规定数据填报、收集、统计和归档等规范化程序，负责有关统计原始记录表格的设计、修改、解释、检查。

（五）严格执行《全国卫生资源与医疗服务统计调查制度》《国家中医药综合统计制度》等卫生与中医药统计报表制度，《劳动工资统计报表制度》等，准确及时地完成上级主管部门的统计调查任务，按时上报各种定期法定统计报表，保证统计上报数据的准确性、可靠性、及时性，不得虚报、瞒报、拒报、迟报、伪造及篡改统计数据等。

（六）依据需要上报的统计调查制度与医院管理要求，在各种基础数据录入准确的基础上，建立医院统计指标库，明确数据需求、报表的种类格式、统计指标名称、统计指标解释、指标计算公式、数据来源，做好统计指标解释，保证统计指标的统一口径。

（七）做好统计相关基础设施建设，不断改善统计工作环境，充分应用互联网、大数据、云计算等现代信息技术，研究建立统计业务应用系统、统计数据资源库、统计数据交换共享系统、统计数据分析与展示系统等，对统计数据实行共享管理、授权使用，不断提升医院统计工作网络化、数字化、智能化水平。

（八）建立健全统计工作台账和统计资料档案，指定专人做好原始资料登录、统计工作，按时准确填写实时报、月报、季报、年报及有关资料，做好医院各种统计原始记录或资料的收集、登记、整理、分类、保管和安全备份，原始记录或资料数据要完整、准确，统计查询台账和统计资料档案要严格执行相应规章制度和流程，做好痕迹管理，统计查询要数出有据、准确无误，保证统计资料的系统性、连续性、完整性和真实性。

（九）统计部门应对各科室的登记、统计工作实行质量检查和业务指导，有针对性地深入医院有关部门，经常与有关行政管理部门、临床业务部门以及兼职统计人员联系，广泛听取意见和建议，及时修订统计管理制度和优化统计工作流程，不断提高统计工作效率和工作质量。组织开展各种行政管理部门、临床业务部门等需要的实际专题统计调查，及时提供相关部门所需要的有关医院管理与服务方面的专题统计分析报告。

（十）做好数据审核把关工作。严格检查审核、科学整理、正确计算各业务科室上报的原始资料或数据、统计调查表和各项基本统计数据资料，做到日清月结以及统一管理、使用和提供，保证数据准确、可靠和及时；法定报表以及上级主管部门要求上报的报表，必须经相关业务部门填报审核、制表人自审、统计部门负责人审核、医院领导审核再上报相关主管部门；根据医院管理需要设计的医院内部报表，相关部门应加强审核，定期向医院领导提供详细统计资料，为医院领导决策提供统计支撑服务。审查和管理本单位

（十一）开展统计咨询服务，定期做好历史资料和年度资料的整理、积累和汇编工作，运用现代统计学方法开展统计数据分析，撰写阶段性的综合统计分析报告、专题统计分析报告，及时向院领导及相关职能管理部门提供统计资料或报告，向各科室反馈统计信息和问题，全面实行统计服务和统计监督，定期开展统计数据质量检查和业务指导，杜绝统计数据弄虚作假。

（十二）加强数据安全管理与技术防护，核心与重要数据的统计、使用应获得有关部门和领导批准后方可执行，同时做好数据统计与使用记录。禁止未经授权私自统计数据，禁止超越权限统计数据，禁止超范围与盗用他人账号进行数据统计查询。未经允许不得私自提供统计数据给其他单位与个人。禁止对数据进行篡改、破坏。做好统计数据的保密工作，严格执行相关的统计数据调阅查询制度。未按相关规定执行造成数据流出、泄密的一经发现严肃处理，造成重大损失和影响的报医院处理。

二、统计数据资料收集整理制度

（一）各行政主管部门、临床业务部门收集整理相应的统计数据资料时，应主动应用信息技术手段，利用医院已有的信息系统开展。

（二）统计数据资料收集整理应符合《全国卫生资源与医疗服务统计调查制度》《国家中医药综合统计制度》等卫生与中医药统计报表制度要求，以及《中医病证分类与代码（GB/T 15657—2021）》《中医住院病案首页数据集（WS 445.11—2014）》《中医药综合统计信息数据元

目录（T/CIATCM 004—2019）》《中医药综合统计信息数据元值域代码（T/CIATCM 005—2019)》《中医药综合统计信息基本数据集 T/CIATCM 006－2019》等标准规范，实行规范化、标准化收集整理，原始记录要完整、准确、真实地记录管理与医疗活动过程，确保收集整理的各项统计数据数出有据。

（三）凡有业务工作量和能产生统计数据的部门，均应进行原始数据资料的登记，登记工作由相关部门经管人员准确按时进行数据计算机录入，生产数据直接在业务活动过程中进行详细记录，兼职统计员负责督促检查，及时发现并解决可能存在的问题。

（四）医院信息管理与技术部门应充分应用互联网、大数据、云计算等现代信息技术，做好数据资料整理的信息化支撑，建立好医院信息系统、统计业务应用系统、统计数据资源库、统计数据交换共享系统、统计数据分析与展示系统等，把好系统数据安全关，强化医院信息平台与系统的安全防护、病毒库更新、防火墙优化等，二十四小时全方位监控数据安全，对统计数据实行共享管理、授权使用，避免无关部门人员拷贝、篡改、调阅信息。

（五）统计部门每天定点收集医院医疗与管理工作数据资料，妥善保管原始统计数据资料。需要上报的统计原始数据资料收回后由统计部门安排专人负责审核，审核合格的由审核者签名，审核不合格的退回重填。定期（月、季、年）对各种统计数据进行分类、整理、装订（备份），编制统一数据表格，构建完善的统计数据体系。

三、统计数据报送制度

（一）医院统计数据报送工作坚持依法依规的原则，坚持客观性、真实性、时效性、一致性、完整性、准确性，应加强医院各部门之间的信息沟通与管理工作，建立医院统计数据报送协调机制，研究和制定统计数据报送工作细则。

（二）医院统计数据报送工作应由院级领导直接领导，由统计、医务、药事、人事、设备、财务、病案、信息及各相关临床医护技等部门共同完成。统计部门主要负责数据的汇总、审核、协调与报送；医务部门主要负责医疗服务数据及出院病人首页数据的报送工作；药事部门主要负责合理用药及抗菌药物临床应用监测数据的审核报送工作；人事部门主要负责人力资源相关数据审核报送工作；设备部门主要负责医院设备相关数据审核报送工作；财务部门主要负责提供收入与支出等数据审核报送工作；病案部门主要负责提供医院出院病人首页的数据审核报送工作；信息部门主要协助做好各类收集整理、审核汇总的信息化支撑；临床医护技部门负责本部门工作日志、工作量、质控指标以及本科室相关直报数据的汇总、审核。

（三）统计工作相关部门应明确一名工作人员为兼职统计员，从事具体统计数据的收集整理、审核报送工作，统计员必须具备一定业务能力和综合素质，能按照各自工作职责完成本部门统计数据审核、报送工作。

（四）规范医院统计数据报送相关程序，统计工作相关部门应共同配合完成医疗、人力、财务和设备等统计年报、半年报、季报、月报和实时报工作。统计工作相关部门统计员应注重统计数据的收集整理与自审工作，经所在部门负责人审核同意后，"年报"于次年 1 月 15 日前报送，"半年报"于 7 月 15 日前报送，"季报"于次季度第一月 15 日前报送，"月报"于次月 12 日前报送，"及时报"在最短时间内报送，未按规定报送的视为迟报或未报。对于报送上级主管部门的统计调查制度报表数据，由统计部门汇总审核，经院级领导签字后上报。

（五）统计工作相关部门对需要报送的数据实行全面核查，统计部门定期汇总整理统计分析报送的数据，将适于全院公开、院外公开的数据分别发布于院内网站、院外网站，实现信息资源共享。

（六）统计人员应对统计数据的准确性负责，对统计数据的原始资料应整理存档并妥善保管，以便追踪检查。做好统计数据的保密工作，对统计信息泄露或篡改统计资料、编造虚假数据的一经发现，将进行责任追究。

四、统计数据分析制度

（一）各业务部门应加强统计服务时效性，统计数据分析按照医院管理需要在规定的时间内及时准确提供，充分发挥统计服务、指导、监督的作用，为医院领导决策和有关部门管理提供科学依据和数据支撑。

（二）统计数据分析应科学合理反映医院运营基本情况、医疗业务情况的变动趋势，探索科学合理的预测模型，定期对医院业务发展情况进行短期和中长期预测。

（三）统计部门应每季度印发一期统计工作简报，定期（每季度、半年、全年）和不定期进行综合统计分析、撰写统计分析报告，统计分析报告应图文并茂，详细描述现状，剖析存在的主要问题和重难点工作，研究提出改进的方案和相应举措，为医院领导和相关部门提供决策依据。

（四）统计工作简报、统计分析报告应由专业人员撰写，经统计部门负责人、分管领导逐级审核把关后送医院领导、各部门。特别重要的统计工作简报、统计分析报告应由医院院长最终审核把关。

（五）建立统计数据和统计分析报告审核发布机制，严格执行"先审查后公开"的工作制度，负责审核的医院领导为第一责任人，统计部门负责人为主要责任人，撰写人为直接责任人，未经审批的一律不得向上级报送或对外发布。

五、数据质量控制制度

（一）严格执行统计相关法律法规、统计调查制度和标准规范，遵守统计职业道德，依法统计，加强统计数据质量管理，强化源头数据质量，控制过程数据质量，有计划组织开展统计数据质量检查，配合上级部门做好统计检查。

（二）数据质量控制工作应贯穿各项统计工作的部署、数据收集整理、数据审核汇总、数据验收上报的全过程，坚持统计数据规范化输入、标准化输出，建立统计数据质量控制机制，不断提升数据质量。

（三）统计部门应设立负责数据质量控制的相关岗位，组织制定统一规范的数据质量控制流程与规范，安排专人全面负责统计数据质量控制工作，推动统计数据质量控制相关制度有效实施，建立统计数据质量控制岗位责任制。

（四）积极采取邀请行业内统计专家、医院统计部门专业人员组织开展培训，培训前明确每次培训主题，精心准备培训资料，授课内容要求围绕培训主题简明、清楚、实用。对于较难理解的指标应根据医院具体的实例进行详细说明和讲解，培训后做好答疑和指导工作。

（五）数据质量控制工作应充分利用现代信息技术，以统计数据质量对应用的影响为出发点，构建统计数据质量控制平台，覆盖数据采集、存储、传输、处理、分析等全生命周期每一环节，建立数据质量控制策略和规则库，对重复值、缺失值、异常值、不一致数据等质量问题形成有效的数据处理工具。

（六）统计人员对收回的原始数据资料应进行真实性和逻辑性审核，对统计数据增减变化较大的指标和明显的趋势性变化应逐一核实，确保统计数据源头准确，收集的纸质数据及其他形式的统计数据也应做好数据审核和核实工作。对于审核不合格及时退回并督促改正及时再次报送。

（七）建立健全数据质量评估体系，采取科学有效的技术和方法，按要求对统计数据质量进行评估，并撰写数据质量评估报告。严禁以数据质量控制、数据质量评估为名对统计数据进行人为修改或弄虚作假。

六、统计档案管理制度

（一）统计部门应实行统计资料档案化管理，定期整理统计资料，加强统计资料管理，重要的统计资料应及时移交档案管理部门，确保统计资料的完整性、连续性。

（二）及时按照归档要求将上年度所有统计资料分门别类，装订成册，编制目录和索引，做好整理、装订、编号、管理、移交等工作。对于电子化的统计资料应做好备份，与审核后的纸质统计数据保持一致。

（三）统计档案应妥善保管，设立专门的存放位置，统计人员调动或调整时应做好交接工作。遵守《统计法》《保密法》《数据安全法》以及医院管理规定，严格实行借阅登记和利用登记，未经允许不准外借、不准私自带离医院存放地点，杜绝统计档案丢失现象发生。

（四）对于已过保管期限，需要销毁的统计档案，应清理造册，按照相应流程进行审批。

七、统计数据安全管理制度

（一）统计数据安全工作按照"谁管业务，谁管业务数据，谁管数据安全"的原则，根据业务情况，落实统计数据安全责任制，坚持统一领导、分级负责，坚持谁生产谁负责、谁管理谁负责、谁使用谁负责，构建统计数据安全工作协调机制，统计部门主要负责统计数据的审核发布等过程的数据安全管理工作，信息部门主要负责统计数据的具体信息技术安全防护，各统计相关部门主要做好采集整理等过程的数据安全管理工作，逐步实现数据安全管理的科学化、规范化。

（二）统计数据采集阶段应确保本阶段统计数据的保密性、完整性、真实性、抗抵赖性；传输阶段确定各个传输环节的安全措施并落实相关人员的安全责任，防止被窃取、篡改、阻断，做好保密性、完整性、可用性防护；处理阶段落实安全责任制，采取相应的安全措施，保护不被非法访问、窃取、篡改或破坏；公开和发布阶段应严格执行审批流程。

（三）统计相关部门在医院信息系统中应按照统计工作需要，赋予操作权限时必须使用"最小权限法"，即赋予统计人员能正常工作的权限。工作人员在通过系统查看、处理和使用统计数据时，如需要离开操作终端，应按要求退出系统，防止系统被非授权人员非法使用而导致统计数据被复制、修改、删除以及误操作等危害统计数据的情况发生。

（四）用于统计数据处理活动的终端设备应部署防病毒、终端入侵检测、数据防泄漏等安全管理措施，及时阻断危险操作和威胁行为，防范数据泄露风险。注意统计数据存储介质的存放、运输安全和保密管理，保证存储介质的物理安全。任何非应用性业务数据的使用及存放数据的设备或介质的调用、转让、废弃或销毁必须严格按照程序进行逐级审批，以保证备份数据安全完整。存放备份数据的介质必须具有明确的标识。备份数据必须异地存放，并明确落实异地备份数据的管理职责。

（五）任何部门或个人提出的统计数据查询，必须由部门负责人申请审批，涉及敏感数据时须经医院领导批准。未经审批许可，不得越权将统计数据拷贝复制转移，不得将统计数据带离医院，不得为没有权限查看统计数据的人员查看和透露。对外提供重要统计数据和核心统计数据,签署相关协议或承诺书,要求数据获取方对所提供数据采取安全保护措施,且数据使用范围符合相关法律法规。

(六)统计数据存储介质或存储环境需要维修维护时,必须由医院信息技术人员现场全程监督。若送医院外进行维修,需将统计数据所在的存储介质内应用软件和数据等备份后删除,对修复后的设备或存储介质应对其进行病毒检测。当发现统计数据出现丢失、泄漏、被篡改等安全事件后,应立即报告,按相关的应急响应预案进行处置。

八、统计工作奖惩激励制度

(一)医院应当建立统计工作与人员岗位评价奖励制度,对统计相关部门、统计人员进行适当奖励或表彰,激发统计人员工作热情,提振统计人员工作精神,扎实推进医院统计基础规范化建设。

(二)医院应当建立防范和惩治统计造假、弄虚作假责任制,坚持标本兼治、综合治理,坚持惩防并举、注重预防,坚持集体领导与个人分工负责相结合,按照谁主管谁负责、谁经办谁负责的原则,建立一级抓一级、层层抓落实的责任体系,并依法依规进行问责管理。

(三)统计人员应依法履行职责,如实采集、处理、存储、报送医院统计数据资料,不得伪造、篡改统计数据资料,不得以任何方式要求任何单位和个人提供不真实的统计数据资料,坚持实事求是,恪守职业道德,对其负责收集、审核、录入的统计数据资料一致性负责。

(四)对统计工作中做出突出贡献、取得显著成绩的统计部门和统计人员应给予奖励或表彰。若有以下表现可进行适当奖励或表彰:

1. 依法履行职责,自觉维护统计法制的严肃性,在保障统计数据准确性和及时性方面做出突出成绩的。

2. 坚持原则,实事求是,如实反映情况,不怕打击报复,坚守工作岗位,坚决抵制弄虚作假的不正之风,敢于同一切违反统计法律、法规的行为作斗争的。

3. 在宣传、贯彻统计法律法规和完善统计制度、方法方面成绩突出的。

(五)统计工作坚持依照岗位负责制的工作原则,坚持权责统一、实事求是、公正公平和追究责任与改进工作相结合、教育与惩处相结合的原则,若出现以下情况可追究相关责任:

1. 不认真贯彻执行党和国家的方针、政策和上级的指示、决定、命令和统计法规、统计制度规定及不按时上报统计报表、数据的。

2. 对《统计法》《中医药统计工作管理办法(试行)》等法律法规中明令禁止的行为置若罔闻,不遵守、不制止、不纠正、不查处。

3. 对应该及时填报的数据信息,敷衍塞责、推诿扯皮、久拖不办,未能在规定时限内完成及违反限时办制度的。

4. 统计工作不够主动、配合不力致使工作延误的,虚报、瞒报、伪造、篡改统计资料的。

5. 拒绝提供统计资料或经催报后仍未按时提供统计资料的,拒绝、阻碍医院相关统计报表、数据统计调查及统计检查的。

6. 对医院统计数据审核不严,造成统计数据失真的。

第三节　中医医院统计人员工作职责

《统计法》《中医药统计工作管理办法(试行)》均对统计机构和统计人员职责、职权进行规定,统计机构、统计人员实行工作责任制,任何人不得对统计机构、统计人员职责范围内的工作进行非法干预,每一个统计机构、统计人员应对其职责范围内的统计工作质量负责,对统计资料真实性负责,如实提供统计资料,准确、及时完成统计工作任务。统计机构、统计人员作为统计调查对象时,有义务如实提供统计资料,若由于玩忽职守、粗枝大叶,导致自己调查和整理的统计数据资料出现错误和迟报现象,则为失职;若由于其他有关人员提供原始记录或其他资料有错误,统计机构和统计人员有权利、有责任检查其准确性,并要求核实订正;若受人指使或自己弄虚作假,发生虚报、瞒报、伪造、篡改、拒报、迟报统计资料,应承担相应的责任。

一、统计部门职责

统计部门是中医医院综合统计管理与服务的职能部门,全面负责医院综合统计工作,具有统计调查权、统计报告权与统计监督权,制定统计工作规划和年度计划,承担医院向上级报送统计调查制度的数据收集、审核、汇总、报送,研究编制相关统计分析报告,指导和督促统计相关部门依法依规开展统计工作,检查和揭露存在的问题,提出切实可行的解决方案。

(一)依据《统计法》《中医药统计工作管理办法(试行)》等制度规范,结合医院实际,研究制定医院统计工作制度与规范,规范化管理中医医院统计相关部门、统计人员、统计工作流程、统计信息化等。

(二)根据医院发展规划和年度计划,研究编制医院统计工作规划与年度计划,确保医院统计工作有计划、有组织地实施。

(三)按时完成各类统计调查任务和统计调查制度报表,及时、准确地收集、整理、审核、汇总和填报,确保统计数据准确无误。

(四)建立统计资料档案制度,妥善保管各类原始数据、统计报表,定期做好历史资料和年度资料的整理、积累和汇编工作。

(五)完成医院统计资料汇编,通过统计工作简报等形式进行统计咨询及信息反馈,开展医院综合或专题统计分析,提供统计分析报告。

(六)实施统计监督检查机制,采用定期与不定期相结合方式指导、检查、督促统计有关部门做好各项原始记录登记和统计报告。

(七)组织开展不同层面的统计基本知识、统计指标体系、统计分析方法、统计分析报告撰写、统计纪律等业务培训。

(八)研究分析统计信息化建设需求,提出统计分析报表样式、计算方法等,推进医院统计信息化建设。

(九)完成医院领导交办的其他事项,积极参加统计学术组织和学术活动。

二、统计部门人员工作职责

统计部门工作人员是医院统计工作的核心人员,对顺利开展统计数据收集、整理、审核、存储、处理、传输、交换等全生命周期管理发挥着重要作用。主要有统计部门负责人、统计师、统计员等岗位,配置专业人才,建立统计工作专业队伍。

(一)统计部门负责人职责

1. 负责本部门业务管理和行政管理工作,明确部门任务分工,责任到人,检查督促统计工作开展情况,保证统计业务工作正常开展。

2. 制定统计部门相关规章制度、发展规划和年度计划,优化工作流程,并监督执行。

3. 负责与医院各部门的工作协调,确保各类法定统计报表、上级部门规定且由统计部门负责的统计报表及时上报。

4. 负责组织开展医院综合统计数据分析,编制年度统计资料汇编,开展统计信息咨询与反馈服务,定期总结汇报统计工作。

5. 组织协助医院医务人员的科研设计、数据分析等。

6. 负责推动医院统计信息化建设,推进统计数据的安全管理,充分发挥信息技术对医院综合统计工作的技术优势和作用。

7. 负责组织统计工作与统计人员的培训和业务指导、人才队伍建设。

8. 完成医院领导交办的其他事项。

(二)统计师工作职责

1. 在统计部门负责人的领导下完成规章制度制定、规划与年度计划编制等各项统计工作任务。

2. 负责对各科室数据的登记与统计进行质量检查和业务指导,及时发现存在的问题,提出解决办法。

3. 负责原始记录表格和院内报表的设计、制定、修改和解释,督促、指导各科室做好原始登记和统计工作并在需要的时候给予指导和帮助。

4. 负责及时准确上报各类法定统计报表、上级部门规定且由统计部门负责的统计报表。

5. 负责医院综合统计数据分析利用,撰写阶段性和专题性统计分析报告,编制年度统计资料汇编,妥善保管统计资料。

6. 协助医院医务人员的科研设计、数据分析等。

7. 负责医院统计信息化建设方案的起草与论证,推进医院统计信息化建设。

8. 承担实习生、进修生的统计专业技术培训,指导培养初中级统计专业人员。

(三)统计员工作职责

1. 学习掌握统计指标体系,熟悉统计信息系统,负责医院综合统计相关数据的采集、整理和初步统计。

2. 按照统计管理制度,正确填报、初步审核和及时准确上报各类法定统计报表、上级部门规定且由统计部门负责的统计报表。

3. 按照统计工作流程要求,收集汇总各部门报送的统计数据,及时发现统计数据存在的质量问题并指导。

4. 开展统计数据分析,绘制各类统计表格,编制年度统计资料汇编,妥善保管统计资料。

5. 负责做好统计数据安全管理,配合统计师完成统计数据质量检查。

6. 完成统计部门负责人和统计师交办的其他事项。

三、兼职统计员工作职责

兼职统计员是医院统计工作顺利开展的基础队伍,是医院统计数据采集的一线人员,其工作的态度将直接影响统计数据的质量。

(一)认真学习统计指标解释,理解和掌握所负责的统计指标。

(二)遵照统计规章制度、统计表格填写说明等,正确规范填报所负责的统计报表,及时、准确上报各类报表。

(三)把好医院统计数据质量第一道关,认真负责收集整理统计数据,妥善保管负责的统计数据和工作日志,为统计数据质量检查做好相应准备。

(四)运用一般统计方法完成一般日常统计工作和初步分析研究,及时发现问题并解决。

(五)积极参加统计部门组织的培训、研讨、协调会议。

四、统计人员工作守则

统计人员应当坚持实事求是,恪守职业道德,具备执行统计任务所需要的专业知识。统计职业道德是统计工作领域中的道德标准和要求。统计职业道德的核心内容是在统计工作中要坚持实事求是的原则,这是保证统计工作质量的重要条件。提高统计人员的职业道德非常必要、非常关键,是确保统计数据安全的关键因素之一。统计人员应遵纪守法,保守统计秘密,树立实事求是的道德风尚,敢于坚持原则,不畏权势,坚决抵制和敢于同弄虚作假等统计违法行为作斗争;热爱医院统计工作,深入临床科室开展调查研究,积极做好本职工作,为统计事业的发展任劳任怨,不计名利;树立全局观念、大局意识,同有关部门密切配合、团结协作,共同做好医院统计工作;谦虚谨慎,戒骄戒躁,服从组织领导,虚心听取意见和建议,坚持真理,修正错误,经常开展批评和自我批评,不断改进工作、提高工作效率。

统计人员应具备执行统计任务所需要的专业知识,钻研统计业务,掌握现代科学知识,不断提高专业知识水平和业务技能,使自己的专业知识水平与所执行的统计任务的需要相适应。必须加强对统计人员的职业道德教育,积极开展对统计人员的专业培训,组织专业学习。培训制度方面,将培训工作纳入统计相关部门考核体系中,作出考核的明确要求,推进培训教育工作制度化、规范化;培训内容方面,注重对统计人员进行计算机、法律、临床指标等知识培训,对临床人员进行统计基础知识、统计分析方法、统计报告撰写和法律等知识培训,同时还应注意数据安全方面的培训。

第四节 中医医院统计工作基本流程

统计工作贯穿于中医医院管理的全过程,并渗透到医院各个科室,是全面、系统地收集各项业务活动的信息资料,包括医疗活动的各项记录、人员设备的配置、药品材料的消耗、资金的流动等方方面面,并对各项数据进行审核、整理、积累、分析,按照统计法律法规要求及时上报各类报表,完成各类统计分析报告,为管理者提供反映医院建设、发展趋势及存在问题的可靠依据。中医医院统计工作基本步骤和其他统计工作基本步骤一致,也包括统计设计、统计数据收集、统计数据整理和统计分析。

一、统计设计

医院统计工作复杂,覆盖范围广泛,统计内容多,统计数据上报部门多且变化多。研究设计好统计工作至关重要,可以起到事半功倍的效果。如中医医院每年需要上报卫生综合统计年报、中医药综合统计年报、公立中医医院绩效考核数据、重点专科学科统计数据等,在这些常规上报报表基础上,可以梳理这些报表内容,整合指标体系,按资料收集责任处室划分,对指标名称和内涵均相同的指标只需要收集一次即可,既保证了数据统计口径的一致性,也保证了统计数据的一致性。

二、统计数据收集

医院统计数据收集是基于统计设计的基础或按照统计工作要求,及时收集准确而完整的原始数据,是医院统计工作的基础。数据收集要有目的,盲目收集数据既浪费资源,又降低统计工作的效率。收集数据前要弄清楚医院统计指标的含义、数据的来源、数据的计算公式等,再按照之前的统计设计收集相应的数据。

三、统计数据整理

医院统计数据整理是将收集到的大量的、分散的各种原始数据,进行科学的加工和整理,将原始数据系统化、条理化的过程,也就是科学地分组归纳的过程,使之成为系统的能够使用的数据。整理数据时要仔细检查与核对原始数据,观察是否有重复、遗漏,以及登记项目是否准确无误,然后根据数据性质或数量特征进行分组设计与整理。原始数据和整理后的数据都要妥善保管,以便随时进行检查、核对。

四、统计分析

统计分析是将统计整理后的数据进行进一步的计算,从而得出所计算统计指标的相应结果,结合实际情况,运用科学的方法进行评价和综合分析,阐明事物的规律,发现问题,深度挖掘存在问题的原因,以便更好地为领导和各部门科学决策提供数据支撑。其分析的基本内容包括分析事物内部构成,掌握事物构成因素和特点,如医院各类人员构成可看出医院人员结构是否合理;分析事物之间的相互联系,如分析中医医院某内科工作情况,必须了解该内科门诊及住院病床的使用、临床医生技能、医技及药房的配合等综合因素,才能发现问题;分析计划指标完成情况等。

第三章 中医医院统计指标体系

中医医院统计指标体系是以系统论的观点,结合医院高质量发展与运营管理要求,由若干个相互联系的统计指标组成的一个有机整体,以医院高质量发展的总量指标为主,辅以意义简明、易于计算、确定性较强的相对指标和平均指标共同组成。中医医院在构建统计指标体系时,也可根据某一研究对象和方向设计相应的指标体系,如构建病床使用效率指标体系,可由病床使用率、病床周转次数、平均住院日等指标构成。构成中医医院统计指标体系的统计指标是医院管理、措施实施、工作监督检查、科学研究等方面的主要依据,是以电子病历为核心的医院信息系统建设与运行的基本依据,一般由指标名称、计算方法、计量单位、时间限制、空间限制和指标数值六个要素构成,缺一不可。统计指标按其性质可分为数量指标和质量指标,如门诊人次数和出院病人治疗有效率等;按其表现形式分为绝对指标、平均指标和相对指标,如出院人数、出院者平均住院日和实际病床使用率等。

本章以中医医院高质量发展与日常运营管理为根本,基于《国家中医药综合统计制度》《全国卫生资源与医疗服务统计调查制度》等统计报表制度,以及《全国医院数据上报管理方案》《全国医院上报数据统计分析指标集(试行)》《电子病历基本数据集第 11 部分:中医住院病案首页》《国家公立中医医院绩效考核操作手册》等标准规范,构建中医医院综合统计指标体系,并从中医住院病案首页、绩效考核等专题阐述对应的指标体系,为中医医院研究、评价和判断提供范围和口径一致的、互相衔接的统计指标体系。

第一节 中医医院综合统计指标

中医医院统计是研究和分析中医医院内各项工作的具体数量关系,发现医院发展和管理的本质规律,具有信息、咨询与服务等功能,为医院管理科学决策提供科学可靠的统计数据支撑,是中医医院现代化管理、可持续发展的制胜法宝。中医医院综合统计指标体系可由医疗资源、医疗服务与效率、医疗质量安全、财务管理、教学科研、中医药其他特色 6 个一级大类、27 个二级小类、60 个三级细类组成,指标体系框架图见图 3.1。

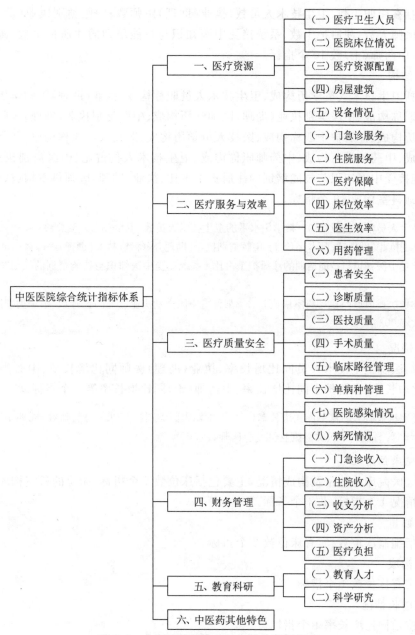

图 3.1 中医医院综合统计指标体系框架图

一、医疗资源相关指标

医疗资源大类主要包括医疗卫生人员、医院床位、医疗资源配置、房屋建筑、设备情况 5 个二级小类。

(一)医疗卫生人员

统计中医医院医疗卫生人员数量、结构、增长情况，主要包括人员数量 10 个指标、人员结构 19 个指标、增长情况 5 个指标，共 34 个指标。

1. 人员数量

主要包括在岗职工数、卫生技术人员数、执业（助理）医师数、中医类别执业（助理）医师数、中医（专长）医师人数、注册护士数、系统接受中医知识与技能培训的注册护士数、医技人员数、药师（士）数、中药师（士）数 10 个指标。

2. 人员结构

主要包括卫生技术人员学历构成、卫生技术人员职称构成、执业（助理）医师学历构成、执业（助理）医师职称构成、中医类别执业（助理）医师学历构成、中医类别执业（助理）医师职称构成、注册护士学历构成、注册护士职称构成、医技人员学历构成、医技人员职称构成、药师学历构成、药师职称构成、中药师学历构成、中药师职称构成、卫生技术人员占比、中医类别执业（助理）医师占比、系统接受中医知识与技能培训的注册护士占比、执业（助理）医师科室构成、中医类别执业（助理）医师科室构成 19 个指标。

卫生技术人员学历构成（%）=某学历水平的卫生技术人员数/卫生技术人员总数×100%

中医类别执业（助理）医师占比（%）=中医类别执业（助理）医师数/执业（助理）医师数×100%

系统接受中医知识与技能培训的注册护士占比=系统接受中医知识与技能培训的注册护士数/注册护士数×100%

中医类别执业（助理）医师科室构成（%）=某科室中医类别执业（助理）医师数/中医类别执业（助理）医师总数×100%

3. 增长情况

主要包括医院卫生技术人员同比增长率、执业（助理）医师同比增长率、中医类别执业（助理）医师同比增长率、注册护士同比增长率、中药师（士）同比增长率等 5 个指标。

中医类别执业（助理）医师同比增长率（%）=[本期中医类别执业（助理）医师数-同期中医类别执业（助理）医师数]/同期中医类别执业（助理）医师数×100%

（二）医院床位情况

统计中医医院床位数量及构成情况，主要包括床位数 2 个指标、床位的科室构成 1 个指标、床位的增长情况 1 个指标，共 4 个指标。

1. 床位数量

主要包括编制床位数、实有床位数 2 个指标。

2. 科室构成

各科室实有床位数 1 个指标。

3. 床位增长情况

实有床位数同比增长率 1 个指标。

实有床位数同比增长率（%）=（本期床位数-上期床位数）/上期床位数×100%

（三）医疗资源配置

统计中医医院人员与床位、医生与护士配比情况，主要包括人员床位配比 4 个指标、各科室的医护配比 1 个指标，共 5 个指标。

1. 人员床位比

主要包括医师与床位之比、护士与床位之比、医护比 3 个指标。

医师与床位之比=1∶[中医医院实有床位数/执业（助理）医师数]

护士与床位之比=1∶[中医医院实有床位数/注册护士数]

医护比=1∶[注册护士总数/执业（助理）医师总数]

2. 科室医护结构

主要包括科室医护比 1 个指标。

> 科室医护比=1：[注册护士总数/执业(助理)医师总数]

(四)房屋建筑

统计中医医院房屋及基本建设情况，主要包括：房屋建筑面积、业务用房面积、业务用房面积占比、中医综合治疗区建筑面积、治未病科(中心)建筑面积、康复治疗区建筑面积、中药制剂室建筑面积 7 个指标。

> 中医综合治疗区建筑面积：针刺治疗室、熏蒸治疗室、灸疗室、推拿室等中医传统治疗室、相应候诊区及其他辅助用房面积之和。
>
> 业务用房面积占比(%)=业务用房面积/房屋建筑面积×100%

(五)设备情况

统计中医医院设备总值与台数相关情况，主要包括万元以上设备总值、万元以上中医诊疗设备总值、万元以上设备台数、万元以上中医诊疗设备台数、万元以上中医诊疗设备总值占比、万元以上中医诊疗设备数量占比 6 个指标。

> 万元以上中医诊疗设备总值占比(%)=万元以上中医诊疗设备总值/万元以上设备总值×100%

二、医疗服务与效率相关指标

医疗服务与效率分为门急诊服务、住院服务、医疗保障、床位效率、医生效率、用药管理等指标包含 6 个二级小类。

(一)门急诊服务

统计中医医院开展门急诊业务情况，主要包括指标包含门急诊人次 9 个指标、门诊中药服务 6 个指标、门诊预约 3 个指标、复诊情况 2 个指标、专家及特需门诊 4 个指标、处方管理 10 个指标、体检服务 2 个指标，共 36 个指标。

1. 门急诊人次

主要包括总诊疗人次、门急诊人次、门诊人次、门诊人次增减率、急诊人次、急诊人次增减率、门诊人头人次比、互联网诊疗服务人次数、远程医疗服务人次数等 9 个指标。

> 总诊疗人次数：所有诊疗活动的总人次，包括门诊、急诊、出诊、单项健康检查、健康咨询指导人次。
>
> 门诊人次增减率(%)=(本期门诊人次-上期门诊人次)/上期门诊人次×100%
>
> 门诊人头人次比(%)=门诊患者人数/门诊患者人次数×100%

2. 门诊中医药服务

主要包括使用中药饮片的门诊人次数、门诊中医非药物疗法诊疗人次数、门诊中医非药物疗法治疗人次数、中医治未病服务人次数、使用中药饮片的门诊人次数占比、门诊中医非药物疗法诊疗人次数占比 6 个指标。

> 中医治未病服务人次数：中医治未病科、中医治未病中心的门诊服务人次数之和。
>
> 使用中药饮片的门诊人数占比：使用中药饮片的门诊人数占同类机构门诊人数的比例。
>
> 门诊中医非药物疗法诊疗人次占比：门诊中医非药物疗法诊疗人次数(以挂号人次计)占门诊人次数的比例。

3. 门诊预约

主要包括预约诊疗人次、预约就诊率、预约等待累计时间 3 个指标。

> 预约诊疗人次:患者采用网上、电话、院内登记、双向转诊等方式成功预约诊疗人次之和(含中医)。
>
> 预约就诊率(%)=预约就诊人次/门诊人次×100%

4. 复诊情况

主要包括复诊率、复诊预约率等 2 个指标。

> 复诊率(%)=复诊人次/门诊人次×100%
>
> 复诊预约率(%)=复诊预约人次/复诊人次×100%

5. 专家及特需门诊

主要包括专家门诊人次数、中医专家门诊人次数、特许门诊人次数、中医专家门诊人次数占比 4 个指标。

> 中医专家门诊人次数占比(%)=中医专家门诊人次数/专家门诊人次数×100%

6. 处方管理

主要包括门诊处方数、使用抗菌药物的处方数、中药饮片处方数、中成药处方数、散装中药饮片处方数、小包装中药饮片处数、中药配方颗粒处方数、中药饮片处方数占比、中成药处方数占比、门诊散装中药饮片和小包装中药饮片处方占比等 10 个指标。

> 门诊散装中药饮片和小包装中药饮片处方占比(%)=门诊散装中药饮片和小包装中药饮片处方数/门诊处方总数×100%

7. 体检服务

主要包括健康检查人次、健康检查次均费用 2 个指标。

> 健康检查人次:中医医院全身体检人次数和体检中心全身及单项健康检查人次数之和(人次和项目不要重复统计)。
>
> 健康检查次均费用=每月健康检查总费用/健康检查人次数

(二)住院服务

住院服务主要包括出入院人数 8 个指标、入院途径 3 个指标、门急诊入院 1 个指标、疾病构成 2 个指标、转诊服务 11 个指标,共 25 个指标。

1. 出入院人次

主要包括入院人数、出院人数、使用中药饮片的出院人数、使用中医医疗技术的出院人数、使用中医诊疗设备的出院人数、使用医疗机构中药制剂的出院人数、以中医为主的出院人数、以中医为主的出院人数占比 8 个指标。

> 以中医为主的出院人数占比=以中医为主的出院人数/出院人数×100%

2. 入院途径

主要包括急诊入院人次、门诊入院人次、其他医疗机构转入人次 3 个指标。

3. 门急诊入院

主要包括每百门急诊入院人数 1 个指标。

> 每百门急诊入院人数=门急诊入院人数/(门诊人次数+急诊人次数)×100

4. 疾病构成

主要包括出院患者疾病构成、出院患者中医证候构成 2 个指标。

出院患者中医证候构成＝某种证候出院人次/出院人次×100%

5. 转诊服务

统计医院转诊服务情况,主要包括转入人次、转出人次、从上级医院转入人次、向上级医院转出人次、向下级医院(基层医疗机构)转出人次、向上级医院转出人次占比、向下级医院(基层医疗机构)转出人次占比、转入疾病顺位、转出疾病顺位、按科室统计转入人次、按科室统计转出人次 11 个指标。

转入人次占入院人数比例(%)＝转入人次/入院人数×100%
转出人次占出院人数比例(%)＝转出人次/出院人数×100%
向上级医院转出人次占比(%)＝向上级医院转出人次/出院人数×100%
向下级医院(基层医疗机构)转出人次占比(%)＝向下级医院(基层医疗机构)转出人次/出院人数×100%

(三)医疗保障

医疗保障统计门急诊、住院医保患者医疗保障费用及就诊等情况,主要包括门急诊医疗保障 12 个指标、住院医疗保障 4 个,共 16 个指标。

1. 门急诊医疗保障

主要包括门急诊医保患者总费用、门诊医保患者总费用、急诊医保患者费用、门急诊医保患者就诊人次、门诊医保患者就诊人次、急诊医保患者就诊人次、门急诊医保患者就诊人数、医保患者复诊率、门急诊医保患者次均费用、门诊医保患者次均费用、急诊医保患者次均费用、门急诊医保患者药费 12 个指标。

医保患者门诊复诊率＝期内门诊医保患者非初诊就诊人次/同期门诊医保患者就诊人次×100%
门急诊医保患者次均费用(元)＝期内门急诊医保基金支付之和/同期门急诊医保患者就诊人次

2. 住院医疗保障

主要包括住院医保患者总费用、医保患者出院人次、住院医保患者次均费用、住院医保患者药费 4 个指标。

住院医保患者次均费用(元)＝期内出院医保患者医药费用/同期医保患者出院人数

(四)床位效率

统计中医医院床位使用与开放情况,主要包括床位使用 5 个指标、床位开放 5 个指标,共 10 个指标。

1. 床位使用分析

主要包括实际占用总床日数、出院者占用总床日数、平均住院日、病床使用率、病床周转次数等 5 个指标。

平均住院日(日)＝出院患者占用总床日数/同期出院人数
病床使用率(%)＝实际占用总床日数/实际开放总床日数×100%
病床周转次数＝出院人次/(实际开放总床日数/统计天数)

2. 床位开放分析

主要包括实际开放总床日数、平均开放床位数、ICU 实有床位数、ICU 床位使用率、急诊留观实有床位数、急诊留观床位使用、床位效率指数、养老床位数等 6 个指标。

> 平均开放床位数=实际开放总床日数/统计天数
> ICU 床位使用率(%)=ICU 实际使用总床日数/ICU 实际开放总床日数×100%
> 急诊留观床位使用率(%)=急诊留观实际使用总床日数/急诊留观实际开放总床日数×100%
> 床位效率指数=床位实际周转次数/期内床位标准周转次数×床位使用率

(五)医生效率

统计中医医院执业医师效率情况,主要包括执业医师日均担负诊疗人次、执业医师日均担负住院床日数、执业医师人均担负住院手术人次、执业医师担负门急诊手术人次、科室执业医师人均担负住院手术人次、科室执业医师人均担负门急诊手术人次 6 个指标。

> 执业医师日均担负诊疗人次=诊疗人次总数/实际执业医师人数/251
> 执业医师日均担负住院床日数=实际占用总床日数/实际执业医师人数/365
> 执业医师人均担负住院手术人次=住院手术总人次/实际执业医师人数
> 科室执业医师人均担负住院手术人次=本科室住院手术总人次/本科室实际执业医师人数

(六)用药管理

用药管理统计中医医院合理用药及药品供应情况,主要包括合理用药 16 个指标和药品供应保障 5 个指标,共 21 个指标。

1. 合理用药

主要包括处方总数、中药处方总数、点评处方数、点评中药处方总数、出院患者住院医嘱点评数、出院患者住院中药医嘱点评数、中药处方总数占比、点评中药处方占比、点评出院患者住院中药医嘱占比、全院药占比、门诊药占比、住院药占比、抗菌药占比、门诊抗菌药物药占比、住院抗菌药物药占比、药占分类月平均增减率等 16 个指标。

> 中药处方占比=中药处方数/处方总数×100%
> 点评中药处方占比=点评中药处方数/中药处方总数×100%
> 全院药占比(%)=(门诊药品费用+住院药品费用)/(门诊总费用+住院总费用)×100%
> 抗菌药物药占比(%)=(门诊抗菌药品费用+住院抗菌药品费)/(门诊药品总费用+住院药品总费用)×100%
> 月平均增减率(%)=[(近六个月药占比之和)-(近七个月药占比之和-近一个月药占比)]/6×100%

2. 药品供应保障

主要包括药品供应品种数量、药品短缺品规数量、药品供应按照价格排序、药品供应按费用排序、基本药物使用金额比例等 5 个指标。

> 药品供应品种数量:报告期内医院化学药品和生物制品、中成药、中药饮片 3 类药品品种数量和品规数量明细数据的汇总求和。
> 药品短缺品规数量:近 6 月以来,持续不能保障供应的药品品规数量。
> 药品供应按照价格排序:按照药品通用名价格由高到低前 100 个品种。
> 药品供应按费用排序:按照药品通用名使用费用由高到低前 100 个品种。
> 基本药物使用金额比例(%)=医疗机构国家基本药物使用金额/同期医疗机构药品总金额×100%

三、医疗质量安全相关指标

医疗质量安全分为患者安全、诊断质量、医技质量、手术质量、临床路径管理、单病种管理、医院感染情况、病死情况8个二级小类。

（一）患者安全

统计患者不良事件发生相关情况，主要包括出院患者压疮发生人数、输血反应人次、住院压疮发生率、输血反应发生率4个指标。

> 住院压疮发生率(%)=出院患者压疮发生人数/出院人数×100%
> 输血反应发生率(%)=输血反应人次/输血总人次×100%

（二）诊断质量

统计诊断顺位与诊断符合率情况，主要包括门诊诊断顺位、住院诊断顺位、手术诊断顺位、出入院主要诊断符合率4个指标。

> 出入院主要诊断符合率(%)=入院与出院诊断相符人数/出院人数×100%

（三）医技质量

统计医院检查人次、阳性率及检查报告效率等情况，主要包括检查及阳性率7个指标、检查报告效率2个指标，共9个指标。

1. 检查及阳性率

主要包括检查人次、大型医用设备检查人次数、阳性率、大型医用设备检查阳性数、MRI检查阳性率、放射检查阳性率、CT检查阳性率7个指标。

2. 出报告效率

主要包括按时间分析医技检测出报告比例、按检查项目和时间分析医技检测出报告比例2个指标。

> 按时间分析医技检测出报告比例:第1个工作日:(报告日期-检查日期)<=1;第2个工作日:1<(报告日期-检查日期)<2;第2个工作日后:(报告日期-检查日期)>2。

（四）手术质量

统计中医医院手术情况，主要包括手术量9个指标、手术级别5个指标、手术安全4个指标，共18个指标。

1. 手术量

主要包括手术名称统计人次、住院病人手术治疗人次、中医参与手术治疗人次、择期手术治疗人次、日间手术治疗人次、中医参与日间手术治疗人次、中医参与手术治疗占比、中医参与日间手术治疗占比、日间手术占择期手术比例9个指标。

> 中医参与手术治疗占比=中医参与手术治疗人次/住院病人手术治疗人次×100%
> 日间手术占择期手术比例=日间手术人次/同期出院患者择期手术总人次×100%

2. 手术级别

主要包括手术级别人次、三四级手术治疗人次、中医参与三四级手术治疗人次、三四级手术占比、中医参与三四级手术占比等5个指标。

> 三四级手术占比=出院病人三四级手术治疗人次/住院病人手术治疗人次×100%
> 中医参与三四级手术占比=中医参与三四级手术治疗人次/三四级手术治疗人次×100%

3. 手术安全

主要包括Ⅰ类切口甲级率、Ⅰ类切口感染率、非预期二次手术人次、Ⅰ类切口手术患者预防使用抗菌药物比例等4个指标。

> Ⅰ类切口甲级率(%)=Ⅰ类切口甲级愈合例数/Ⅰ类切口愈合例数×100%
>
> Ⅰ类切口感染率(%)=Ⅰ类切口丙级愈合例数/Ⅰ类切口愈合例数×100%
>
> 非预期二次手术发生率(%)=非预期二次手术人次/手术治疗总人次×100%
>
> Ⅰ类切口手术患者预防使用抗菌药物比例(%)=Ⅰ类切口手术患者预防使用抗菌药物人次/Ⅰ类切口手术治疗人次×100%

(五)临床路径管理

统计中医医院临床路径管理有关情况,主要包括临床路径数量10个指标、临床路径管理8个指标,共18个指标。

1. 临床路径数量

主要包括实施临床路径管理科室数、实施中医临床路径管理科室数、实施临床路径管理的病种数、实施中医临床路径管理的病种数、应执行临床路径的病例数、应执行中医临床路径的病例数、执行临床路径实际入径病例数、执行中医临床路径实际入径病例数、执行临床路径实际完成病例数、执行中医临床路径实际完成病例数等10个指标。

2. 临床路径管理

主要包括临床路径管理病例数占出院病例数比例、中医临床路径管理病例数占比、临床路径入径率、中医临床路径入径率、临床路径完成率、中医临床路径完成率、临床路径变异率、中医临床路径变异率8个指标。

> 临床路径管理病例数占出院病例数比例(%)=入径例数/出院例数×100%
>
> 中医临床路径管理病例数占比(%)=入中医路径例数/入径例数×100%
>
> 中医临床路径入径率(%)=已入中医路径人数/应入中医路径人数×100%
>
> 中医临床路径完成率(%)=完成中医路径人数/已入中医路径人数×100%
>
> 中医临床路径变异率(%)=中医路径变异人数/已入中医路径人数×100%

(六)单病种管理

统计单病种管理有关情况,主要包括单病种数量2个指标、单病种费用3个指标、单病种效率3个指标,共8个指标。

1. 单病种数量

主要包括单病种例数、单病种覆盖病种数2个指标。

> 单病种例数:诊断编码或者手术编码符合单病种的患者例数之和。
>
> 单病种覆盖病种数:诊断编码或者手术编码符合单病种的病种名称数量之和。

2. 单病种费用

主要包括单病种出院患者平均费用、单病种药品费用占比、单病种卫生材料费用占比3个指标。

3. 单病种效率

主要包括单病种出院患者平均住院日、单病种出院患者术前平均住院日、单病种出院患者占用总床日数3个指标。

（七）医院感染情况

统计中医医院感染发生有关情况，主要包括医院感染总人数、I类切口手术部位感染人数、择期手术患者并发症发生例数、医院感染发生率 4 个指标。

医院感染发生率(%)＝发生医院内感染人次数/同期出院人次数×100%

（八）病死情况

统计中医医院急诊、住院等死亡情况，主要包括急诊死亡人数、急诊病死率、观察室留观死亡人数、住院患者死亡人数、住院患者死亡率 5 个指标。

四、财务管理相关指标

财务管理分为门急诊收入、住院收入、收支分析、资产分析、医疗负担 5 个二级小类。

（一）门急诊收入

统计中医医院门急诊收入情况，主要包括门急诊服务收入 9 个指标、收入占比 8 个指标、收入结构 3 个指标、收入增长率 2 个指标、体检收入 5 个指标，共 27 个指标。

1. 总收入

主要包括门急诊收入、门诊收入、急诊收入、门急诊中医医疗服务项目收入、门诊药品收入、门诊中药收入、门诊中药饮片收入、门诊中成药收入、门诊中药制剂收入 9 个指标。

2. 收入占比

主要包括门急诊医疗服务收入（不含药品、耗材、检查、化验收入）占门急诊收入比重、门急诊中医医疗服务项目收入占门急诊收入比例、门急诊材料费用占门急诊收入比例、门急诊中药收入占门急诊药品收入比例、门急诊中药饮片收入占门急诊药品收入比例、门急诊中药制剂收入占门急诊药品收入比例、门急诊基本医疗保险收入占医疗收入的比重、百元门急诊收入的医疗支出（不含药品收入）、百元门急诊收入消耗卫生材料（不含药品收入）等 8 个指标。可按门诊或急诊分别统计。

3. 收入结构

主要包括门诊患者医药费用构成、门诊各科室收入构成、门诊按地域来源收入构成等 3 个指标。

门诊患者医药费用构成:各项目费用构成(%)＝各项目费用/门诊收入×100%
门诊各科室收入构成:科室收入构成(%)＝某科室收入/门诊收入×100%
门诊按地域来源收入构成:患者地域来源收入构成(%)＝各地患者门诊收入/门诊总收入×100%

4. 收入增长率

主要包括门诊收入同比增长率、急诊收入同比增长率等 2 个指标。

门诊收入同比增长率(%)＝(本期门诊收入-去年同期门诊收入)/上期门诊收入×100%
急诊收入同比增长率(%)＝(本期急诊收入-去年同期急诊收入)/上期急诊收入×100%

5. 体检收入

主要包括体检收入、次均体检费用、体检收入占比、体检收入环比增长率、体检收入同比增长率 5 个指标。

次均体检费用(元)=体检收入/体检人次数

体检收入环比增长率(%)=(本期体检收入-上期体检收入)/上期体检收入×100%

体检收入同比增长率(%)=(本期体检收入-上期同期体检收入)/上期同期体检收入×100%

（二）住院收入

统计中医医院住院收入情况,主要包括住院服务收入 10 个指标、收入顺位 2 个指标、收入结构 8 个指标,共 20 个指标。

1. 总收入

主要包括住院收入、住院中医医疗服务项目收入、住院药品收入、住院中药收入、住院中药饮片收入、住院中成药收入、住院中药制剂收入、住院收入增长率、住院中医医疗服务项目收入增长率、住院收入与住院工作量趋势分析等 10 个指标。

住院收入与住院工作量趋势分析:住院收入增长率和实际占用总床日数增长率分析。

2. 收入顺位

主要包括病种住院费用、某科室住院收入占总住院收入比等 2 个指标。

病种住院费用=某病种总费用/该病种总人次

某科室住院收入占总住院收入比=某科室住院收入/总住院收入

3. 收入结构

主要包括住院中医医疗服务项目收入占住院收入比例、住院中药收入占住院药品收入比例、住院中药饮片收入占住院药品收入比例、住院中药制剂收入占住院药品收入比例、住院收入基本医疗保险占比、住院收入医疗费用支付方式占比分析、住院收入患者医药费用构成、住院收入按费用项目类别分析 8 个指标。

住院收入患者医药费用构成=床位收入占比+诊察收入占比+检查收入占比+化验收入占比+手术收入占比+护理收入占比+卫生材料收入占比+药品收入占比+药事服务费收入占比+其他住院收入占比

住院收入按费用项目类别构成=药品收入占比+诊疗项目收入占比+卫生材料收入占比

（三）收支分析

统计中医医院业务收入与支出情况,主要包括收支结余分析 5 个指标、应收账款 1 个指标,共 6 个指标。

1. 收支结余分析

主要包括业务收入构成分析、支出构成分析、收支结余分析、收入预算执行率、支出预算执行率等 5 个指标。

业务收入构成分析:医院业务总收入=医疗收入+财政补助收入+科教项目收入+其他收入

支出构成分析:医院总支出=医疗支出+财政项目补助支出+科教项目支出+管理费用+其他支出

收支结余分析:收支结余率(%)=医院收支结余/(医疗收入+财政基本支出补助收入+其他收入)×100%

收入预算执行率(%)=收入完成数/预算总收入数×100%

支出预算执行率(%)=支出完成数/预算总支出数×100%

2. 应收账款

应收医疗账款周转分析 1 个指标。

应收账款周转天数=平均应收账款余额×365/医疗收入

（四）资产分析

统计中医医院资产收益、负债等情况，主要包括资产收益率、负债率、流动比率、速动比率分析 4 个指标。

资产收益率(%)=净利润/总资产×100%

资产负债率(%)=负债/总资产×100%

流动比率(%)=流动资产/流动负债×100%

速动比率(%)=(流动资产-存货)/流动负债×100%

（五）医疗负担

统计中医医院门急诊患者、住院患者平均每次就诊医药费情况，主要包括门急诊次均费用 17 个指标、住院次均费用 10 个指标，共 27 个指标。

1. 门急诊次均费用

主要包括门急诊次均费用、门急诊次均药费、门诊患者次均费用、门诊患者次均药费、门诊次均中药费、门诊次均中成药费、急诊患者次均费用、急诊患者次均药费、急诊次均中药费用、急诊次均中成药费用、门急诊次均费用趋势、门急诊次均药费趋势、门急诊次均费用变动率、门诊次均药费变动率、门急诊次均药费占比、门急诊次均卫生材料费占比、门急诊次均医药费用构成比例 17 个指标。

门急诊次均费用(元)=期内(医疗收入中的门急诊收入-健康检查收入)/同期门急诊总诊疗人次数

门诊次均中药费(元)=期内门诊中草药收入合计/同期门诊总诊疗人次数

门诊次均中成药费(元)=期内门诊中成药收入合计/同期门诊总诊疗人次数

门急诊次均费用变动率(%)=(本月次均费用-上月次均费用)/上月次均费用×100%

门急诊次均费用药品费占比(%)=期内门急诊次均药品费/期内门急诊次均费用×100%

2. 住院次均费用

主要包括住院患者次均医药费用、住院患者次均药费、住院患者日均医药费用、不同来源患者住院次均费用、各病种住院患者次均费用、某病种出院患者平均床日费用、住院患者次均变化趋势、住院患者次均费用药费占比、住院患者次均卫生材料费用占比、各科室出院费用结算率 10 个指标。

住院患者次均医药费用=出院者住院医药费用/同期出院人数

某病种住院患者次均医药费用=该病种出院者住院医药总费用/该病种出院患者总人数

住院患者次均药品费用占比(%)=住院患者次均药品费用/住院患者次均医药费用×100%

某病种出院患者平均床日费用=报告期内某病种出院患者医药总费用/该病种出院患者总床日数

五、教育科研相关指标

教育科研分为教育人才、科学研究 2 个二级小类。

（一）教育人才

统计中医医院招收进修、师承教育、人才培训等情况，主要包括中医医院招收进修人数、对口支援人数、临床带教教师和指导医师人数、各级师承教育指导老师人数、省级及以上师承教育指导老师人数、地市级及以下师承教育指导老师人数、院级师承教育指导老师人数、发表的教学论文数、重点专(学)科投入经费等 13 个指标。

> 医院招收进修总人数:招收的所有来医院进修的且进修时间半年及以上的人数。
>
> 医院接受对口支援医院进修人数:进修人员来自对口支援医院且进修时间半年及以上的人数。
>
> 医院接受医联体内医院人员进修人数:进修人员来自医联体内医院且进修时间半年及以上的人数。
>
> 医院接受其他医院人员进修人数:进修人员来自其他二级、三级医院、基层医疗卫生机构[主要包括乡镇卫生院、社区卫生服务中心(站)、村卫生室、医务室、门诊部(所)和军队基层卫生机构等]且进修时间半年及以上的人数。
>
> 临床带教教师和指导医师人数:指承担临床教学和人才培养任务的卫生技术人员数。
>
> 参加省级及以上师承教育人数:入选省级及以上师承学习并获得结业证书的人员(含历史人员和新增人员)之和。
>
> 重点专(学)科投入经费总金额:指各级中医药主管部门及按要求医院匹配的专项经费。

(二)科学研究

统计中医医院科研情况,主要包括科研人员数、科研项目数、中医药科研项目数、省部级以上科研项目数、省部级以上中医药科研项目数、地厅级以上科研项目数、地厅级以上中医药科研项目数、科研项目立项经费总经费、中医药科研项目立项经费总经费、承担省部级以上科研项目经费、省部级以上中医药科研项目经费、承担地厅级以上科研项目经费、承担地厅级以上中医药科研项目经费、立项科研项目按时结题率、科研成果转化项目数、科研成果转化中医药项目数、科研成果转化总金额、中医药科研成果转化总金额、高水平成果数量(学术论文、论著、诊疗标准、发明专利等)、科研奖励总数量、省部级以上科研奖励数量等 21 个指标。

六、中医药其他特色相关指标

在医疗资源、医疗服务与效率、医疗质量安全、财务管理、教育科研五个一级大类中均不同程度设置或体现中医药特色优势相关的指标。本节中纳入中医医院除上述五个大类以外的其他中医药特色指标,如中医综合治疗区(室)、中药制剂室、康复科、老年病科、治未病科(中心)设置情况,针灸科、推拿科、康复科、治未病科等科室的实有床位数、门急诊人次数、出院人数等,医院自有的医疗机构中药制剂品种数、调剂至本机构使用的医疗机构中药制剂品种数、配备的国家基本药物目录中中成药品种数、医院开展的目录内中医医疗技术项目数、医院开展的目录外中医医疗技术项目数、医院开展的中医护理技术项目数、西医学习中医人员数、治未病科(中心)配备的专职医护人员数、治未病科(中心)中医医护人员数、参加中医住院医师规范化培训人数等。

第二节　中医住院病案首页指标

中医住院病案首页是医务人员使用文字、符号、代码、数字等方式,将患者住院期间采用中医、中西医结合、民族医方法治疗所产生的主要的临床观察(检查/检验)、诊断、用药、手术(操作)、费用等信息精炼汇总在特定的表格中,形成的病例数据摘要,主要包括患者基本信息、住院过程信息、诊疗信息、费用信息。《电子病历基本数据集 第 11 部分:中医住院病案首页》(WS 445.11—2014)归纳集合了中医住院病案首页的最小数据元素,并从名称、定义、数据类型、表示格式、允许值等属性进行了详细的描述和规定。中医病案首页指标体系依该标准建立了基本信息、诊疗信息、费用信息和数据质量控制 4 个一级大类、21 个二级小类,指标体系框架图如图

3.2 所示。

一、基本信息相关指标

基本信息类主要包括个人信息、联系信息 2 个二级小类、31 个指标。

（一）个人信息

个人信息主要包括医疗机构名称、组织机构代码、医疗付费方式、住院次数、病案号、患者姓名、性别、出生日期、年龄、月龄、国籍、新生儿出生体重、新生儿入院体重、出生地、籍贯、民族、身份证件号码、职业类别代码、婚姻状况代码、现住址、电话号码、现住址邮编、户口地址、户口地址邮编、工作单位及地址、工作单位电话、工作单位邮编 27 个指标。

1. 住院次数

住院次数指患者在本医院住院诊治的次数。

2. 病案号

本医院为患者住院病案设置的唯一性编码。原则上,同一患者在同一医疗机构多次住院应当使用同一病案号。

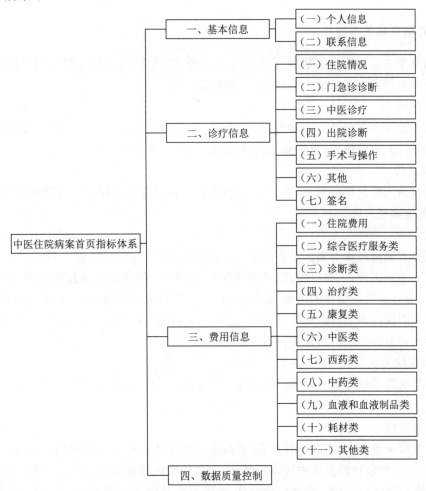

图 3.2　中医住院病案首页指标体系

3. 年龄

指患者的实足年龄,为患者出生后按照日历计算的历法年龄。年龄满 1 周岁的,以实足年龄的相应整数填写;年龄不足 1 周岁的,按照实足年龄的月龄填写,以分数形式表示:分数的整数部分代表实足月龄,分数部分分母为 30,分子为不足 1 个月的天数。

4. 新生儿出生体重、入院体重

从出生到 28 天为新生儿期。出生日为第 0 天。产妇病历应当填写"新生儿出生体重";新生儿期住院的患儿应当填写"新生儿出生体重""新生儿入院体重"。新生儿出生体重指患儿出生后第一小时内第一次称得的重量,要求精确到 10 克;新生儿入院体重指患儿入院时称得的重量,要求精确到 10 克。

(二)联系信息

联系信息主要包括联系人姓名、与患者的关系代码、联系人地址、电话号码 4 个指标。在日常使用需注意,与患者的关系代码参照国家标准《家庭关系代码》(GB/T4761-2008)填写,根据联系人与患者实际关系情况填写,如孙子;对于非家庭关系人员,统一使用"其他",并可附加说明,如同事等。

二、诊疗信息相关指标

诊疗信息类主要包括住院基本情况、门急诊诊断、中医诊疗、出院诊断、手术与操作、住院其他信息以及签名信息 7 个二级小类、60 个三级指标。

(一)住院情况

住院基本情况主要包括入院途径、治疗类别、入院日期时间、入院科别、入院病房、转科科别、出院日期时间、出院科别、出院病房、实际住院天数 10 个指标。

1. 入院途径

指患者收治入院治疗的来源,如经由本院门诊、急诊诊疗后入院,经由其他医疗机构诊治后转诊入院,其他途径入院。

2. 治疗类别

指对该患者采用何种类别医学方法治疗,可选择中医、中西医、西医 3 种方式。其中,中医指针对病人的主病主证,主要以中药(或民族药)各种剂型、各种途径进行治疗和/或以中医(或民族医)非药物疗法进行治疗的方法,选中医治疗时,需明确采用中医(1.1)或民族医(1.2);中西医指针对主要疾病和主要症状体征,结合运用中医和现代医学的技术方法,以及在中西医结合研究中不断创造的中西医结合理论方法所进行的治疗。

3. 实际住院天数

入院日与出院日只计算一天,如 2022 年 6 月 12 日入院,2022 年 6 月 15 日出院,计住院天数为 3 天。

(二)门急诊诊断

门急诊诊断指患者在住院前由门(急)诊接诊医师在住院证上填写的门(急)诊中医病证诊断、西医诊断。主要包括门急诊中医诊断名称、门急诊中医诊断编码、门急诊西医诊断名称、门急诊西医诊断编码 4 个指标。需要注意的是,中医诊断名称、中医诊断编码区分中医病名、中医证候名、中医病名编码、中医证候编码,遵循国家标准《中医病证分类与代码》(GB/T 15657—2021)。

（三）中医诊疗

中医诊疗指患者在住院期间采用中医相关诊疗设备与技术等。主要包括实施临床路径、使用医疗机构中药制剂、中医诊疗设备、中医诊疗技术、辨证施护等4个指标。

1. 临床路径

应根据对患者选择的临床路径实际情况填写相应阿拉伯数字。

2. 医疗机构中药制剂

医疗机构根据本单位临床需要经批准而配制、自用的固定的中药处方制剂，包括本院注册的医疗机构中药制剂以及省级食品药品监督管理局批准的外院调剂使用的中药制剂。

3. 中医诊疗设备

诊疗活动中，在中医理论指导下应用的仪器、设备、器具、材料及其他物品（包括所需软件），具体品种可参考国家中医药管理局中医诊疗设备评估选型推荐品目。

4. 中医诊疗技术

以中医理论为指导的，以简、便、廉、验为特点的，能发挥中医药特色优势的临床实用技术。

5. 辨证施护

根据临床辨证的结果，针对某种（类）疾病、症状（体征）在临床护理中的突出问题，采取相应的中医护理措施。

（四）出院诊断

出院诊断指患者出院时，临床医师根据患者所做的各项检查、治疗、转归以及门急诊诊断、手术情况、病理诊断等综合分析得出的最终中医主要病证诊断、西医诊断。其中西医诊断主要包括主要诊断疾病名称、主要诊断疾病编码、其他诊断疾病名称、其他诊断疾病编码、入院病情5个指标；中医诊断主要包括中医主病名称、中医主病编码、中医主证名称、中医主证编码、入院病情5个指标；损伤中毒主要包括损伤中毒的外部原因、疾病编码2个指标；病理诊断主要包括病理诊断名称、病理诊断编码、病理号3个指标。

1. 主要诊断

指患者住院过程中对身体健康危害最大，花费医疗资源最多，住院时间最长的西医疾病诊断。外科的主要诊断指患者住院接受手术进行治疗的疾病；产科的主要诊断指产科的主要并发症或伴随疾病。

2. 其他诊断

除主要诊断及医院感染名称（诊断）外的其他西医诊断，包括并发症和合并症。

3. 入院病情

指对患者入院时病情评估情况。将"出院诊断"与入院病情进行比较，按照"出院诊断"在患者入院时是否已具有分为有、临床未确定、情况不明、无4种情况。其中，临床未确定表示对应本出院诊断在入院时临床未确定，或入院时该诊断为可疑诊断；情况不明表示对应本出院诊断在入院时情况不明；无表示在住院期间新发生的，入院时明确无对应本出院诊断的诊断条目。在中医住院病案首页填写时，应根据患者具体情况，在每一出院诊断后填写相应的阿拉伯数字。

4. 损伤、中毒的外部原因

指造成损伤的外部原因及引起中毒的物质，如：意外触电、房屋着火、公路上汽车翻车、误服农药。不可概括填写为车祸、外伤等，应填写损伤、中毒的具体标准编码。

5. 病理诊断

指各种活检、细胞学检查及尸检的诊断，包括术中冰冻的病理结果。病理号：填写病理标本编号。

（五）手术与操作

手术与操作主要包括手术/操作编码、手术/操作日期、手术级别、手术/操作名称、手术及操作医师术者、手术及操作Ⅰ助签名、手术及操作Ⅱ助签名、手术切口愈合等级、麻醉方式、麻醉医师签名10个指标。

1. 手术级别

根据风险性和难易程度不同可分为四级，一级手术指风险较低、过程简单、技术难度低的普通手术；二级手术指有一定风险、过程复杂程度一般、有一定技术难度的手术；三级手术指风险较高、过程较复杂、难度较大的手术；四级手术指风险高、过程复杂、难度大的重大手术。

2. 手术及操作名称

在中医住院病案首页相应第一行应填写本次住院的主要手术和操作名称。

3. 麻醉方式

指为患者进行手术、操作时使用的麻醉方法，如全麻、局麻、硬膜外麻等。

（六）住院其他信息

住院其他信息主要包括有无药物过敏、过敏药物、死亡患者尸检、ABO血型代码、RhD血型代码、离院方式、拟接受医疗机构名称、出院31天内再住院标志、出院31天内再住院目的、入院前昏迷时间、入院后昏迷时间11个指标。

1. 药物过敏

指患者在本次住院治疗以及既往就诊过程中，明确的药物过敏史，并填写引发过敏反应的具体药物，如青霉素。

2. 离院方式

指患者本次住院出院的方式，分为医嘱离院、医嘱转院、医嘱转社区卫生服务机构/乡镇卫生院、非医嘱离院、死亡和其他6类。其中，医嘱离院指患者本次治疗结束后，按照医嘱要求出院，回到住地进一步康复等情况；医嘱转院指医疗机构根据诊疗需要，将患者转往相应医疗机构进一步诊治，用于统计"双向转诊"开展情况，如果接收患者的医疗机构明确需要填写转入医疗机构的名称；医嘱转社区卫生服务机构/乡镇卫生院指医疗机构根据患者诊疗情况，将患者转往相应社区卫生服务机构进一步诊疗、康复，用于统计"双向转诊"开展情况，如果接收患者的社区卫生服务机构明确需要填写社区卫生服务机构/乡镇卫生院名称；非医嘱离院指患者未按照医嘱要求而自动离院。

3. 颅脑损伤患者昏迷时间

指颅脑损伤的患者昏迷的时间合计，按照入院前、入院后分别统计，间断昏迷的填写各段昏迷时间的总和。只有颅脑损伤的患者需要填写昏迷时间

（七）签名部分

签名部分主要包括科主任签名、主任（副主任）医师签名、主治医师签名、住院医师签名、责任护士签名、编码员签名6个指标。

医师签名要能体现三级医师负责制。三级医师指住院医师、主治医师和具有副主任医师以上专业技术职务任职资格的医师。责任护士指在已开展责任制护理的科室，负责本患者整体护理的责任护士。

三、费用信息相关指标

费用信息类主要包括住院费用、综合医疗服务类、诊断类、治疗类、康复类、中医类（中医和民族医医疗服务）、西药类、中药类、血液和血液制品类、耗材类、其他类 11 个二级小类、43 个三级指标。

（一）住院费用

住院费用主要包括住院总费用、自付费用 2 个指标。住院总费用指患者在住院期间所有项目的费用之和；自付费用指以除全自费以外方式付费的患者的住院总费用中，由患者支持的费用金额。

（二）综合医疗服务类

综合医疗服务类费用是各科室共同使用的医疗服务项目发生的费用，主要包括一般医疗服务费、中医辨证论治费、辨证论治会诊费、一般治疗操作费、护理费、其他费用 6 个指标。

（三）诊断类

诊断类费用是用于诊断的医疗服务项目发生的费用。主要包括病理诊断费、实验室诊断费、影像学诊断费、临床诊断项目费 4 个指标。

（四）治疗类

治疗类费用是用于治疗的医疗服务项目发生的费用。主要包括非手术治疗项目费、临床物理治疗费、手术治疗费、麻醉费、手术费 5 个指标。

（五）康复类

康复类费用是对患者进行康复治疗产生的费用，包括康复评定和治疗。

（六）中医类

中医类费用指利用中医或民族医技术和方法进行治疗产生的费用。主要包括中医诊断费、中医治疗费、中医外治费、中医骨伤治疗费、针刺与灸法治疗费、中医推拿治疗费、中医肛肠治疗费、中医特殊治疗费、中医其他治疗费、中药特殊调配加工费、辨证施膳费 11 个指标。

（七）西药类

西药类费用包括有机化学药品、无机化学药品和生物制品费用。主要包括西药费、抗菌药物费用 2 个指标。抗菌药物费用指患者住院期间使用抗菌药物所产生的费用。

（八）中药类

中药类包括中成药和中草药费用。主要包括中成药费、医疗机构中药制剂费、中草药费 3 个指标。

（九）血液和血液制品类

主要包括血费、白蛋白类制品费、球蛋白类制品费、凝血因子类制品费、细胞因子类制品费 5 个指标。其中血费指患者住院期间使用临床用血所产生的费用，包括输注全血、红细胞、血小板、白细胞、血浆的费用。医疗机构对患者临床用血的收费包括血站供应价格、配血费和储血费。

（十）耗材类

耗材类费用指当地卫生、物价管理部门允许单独收费的耗材。主要包括检查用一次性医用材料费、治疗用一次性医用材料费、手术用一次性医用材料费 3 个指标。按照医疗服务项目所属类别对一次性医用耗材进行分类，"诊断类"操作项目中使用的耗材均归入"检查用一次性医用材料费"，除"手术治疗"外的其他治疗和康复项目（包括"非手术治疗""临床物理治疗""康复""中医治疗")中使用的耗材均列入"治疗用一次性医用材料费""手术治疗"操作项目中使用的耗材均归入"手术用一次性医用材料费"。

（十一）其他类

其他类费用指患者住院期间未能归入以上各类的费用总和。

四、数据质量控制相关指标

数据质量控制是提升中医住院病案首页数据填写质量的关键环节，是中医医院统计工作人员、信息化人员开展统计分析、利用首页数据的基础。

（一）住院病案首页填报完整率

反映中医医院填报住院病案首页的总体情况，是衡量中医住院病案首页数据质量的基础指标，是应用首页数据客观评价医院服务能力和医疗质量的工作基础，是首页必填项目完整填报的病案份数占同期出院病案总数的比例，其中住院病案首页项目填报完整率指 n 份病案首页填报的必填项目之和占 n 份病案首页全部必填项目总数的比例。

（二）治疗类别准确率

反映中医医院判断治疗类别的准确程度和填报数据的真实性，指病案首页中的治疗类别与该病案实际类别一致的病案数占抽查病案总数的比例。

（三）中药制剂使用填报正确率

反映医疗机构中药制剂使用情况和填报数据的真实性，指正确填报医疗机构中药制剂使用情况的病案数占同期出院病案总数的比例。

（四）出院中医诊断正确率

主要包括出院中医诊断中医主病辨病正确率、中医主证辨证准确率、中医主病编码正确率、中医主证编码准确率4个指标。中医主病辨病正确率、中医主证辨证准确率是评估诊疗措施适宜性的重要指标，是反映中医临床医师的临床能力及诊治水平及中医病种质量管理、临床路径管理的数据基础，也是对医院进行绩效评估的重要依据；中医主病编码正确率、中医主证编码准确率是反映中医病案编码质量的重要指标，是统计中医病、证和进行中医治疗综合评价的基本数据元，对正确统计医院及地区疾病谱、对医疗机构进行绩效评估具有重要意义。

（五）西医诊断选择正确率

主要包括西医主要诊断选择正确率、西医其他诊断填写完整正确率、西医主要诊断编码正确率、西医其他诊断编码正确率4个指标。西医主要诊断是中医住院病案实行双重诊断的主要组成部分，也是评估诊疗措施适宜性的重要指标，反映医疗机构及其医师的临床能力及诊治水平，对正确统计医院及地区疾病谱、支撑 DRGs 分组和绩效评估均具有重要意义。西医其他诊断（包括并发症和合并症）体现患者疾病的危重及复杂程度，是保障诊断相关分组（DRGs）客观准确的重要数据。

（六）主要手术及操作选择正确率

主要包括主要手术及操作选择正确率、手术及操作编码正确率2个指标。主要手术及操作信息是病种质量管理、临床路径管理的数据基础，也是对医院进行技术能力及绩效评价的重要依据，对重要病种质量评价、临床路径质量分析具有重要意义。

（七）病案首页数据质量优秀率

中医医院应对中医住院病案首页数据质量进行全面管理，使首页内容填报全面、准确。病案首页数据质量优秀率指病案首页数据质量优秀的病案数（病案信息完整性≥95分，且无逻辑校验错误)占同期出院病案总数的比例。

（八）医疗费用信息准确率

医疗费用信息准确率是医疗费用分析的重要指标,指医疗费用信息准确的病案数占同期出院病案总数的比例,评价医院是否启用标准收费字典库及按照收费分类要求进行信息系统改造,并对照接口标准准确上传住院医疗费用信息。

（九）病案首页数据上传率

反映中医医疗机构首页数据导出及信息上传的完整性,是利用首页数据客观评价医院服务能力和医疗质量的工作基础。

第三节　公立中医医院绩效考核指标

2019 年,国务院办公厅印发《关于加强三级公立医院绩效考核工作的意见》《关于加强二级公立医院绩效考核工作的通知》,作出加强公立医院绩效考核的重大决策部署,为推动公立医院改革政策落地见效、引导提升医院内部科学管理水平提供了有效抓手和重要标尺。为加强公立中医医院管理,引导公立中医医院进一步落实功能定位,为人民群众提供优质高效的中医医疗服务,国家中医药管理局组织制定了三级和二级公立中医医院绩效考核指标,其指标体系框架基本一致,三级公立中医医院绩效考核指标比二级公立中医医院多且细致,指标对照见表 3.1 所示。

表 3.1　三级与二级公立中医医院绩效评价指标体系

三级公立中医医院			二级公立中医医院		
一级指标	二级指标	三级指标数量	一级指标	二级指标	三级指标数量
	功能定位	10		功能定位	6
医疗	质量安全	7	医疗	质量安全	2
质量	合理用药	7	质量	合理用药	5
	服务流程	3		医疗服务	3
	资源效率	3		\	\
运营	收支结构	13	运营	收支结构	8
效率	费用控制	5	效率	费用控制	3
	经济管理	2		\	\
	人员结构	5		人员结构	3
持续	人才培养	3	持续	\	\
发展	学科建设	4	发展	学科建设	2
	信用建设	1		\	\
满意度评价	患者满意度	2	满意度评价	患者满意度	2
	医务人员满意	1		医务人员满意	1

2022 年,三级公立中医医院绩效考核指标体系包括 4 个一级指标、14 个二级指标、66 个三级指标,其中定量指标 61 个、定性指标 5 个;二级公立中医医院绩效考核指标体系包括 4 个一级指标、10 个二级指标、34 个三级指标,均为定量指标。公立中医医院绩效考核具体指标情况见表 3.2。

表 3.2　公立中医医院绩效考核具体指标情况

序号	绩效考核三级指标	指标属性	指标导向	覆盖医院级别
1	门诊中药处方比例	定量	逐步提高↑	三级/二级
2	门诊散装中药饮片和小包装中药饮片处方比例	定量	逐步提高↑	三级/二级
3	门诊患者中药饮片使用率	定量	逐步提高↑	三级/二级
4	出院患者中药饮片使用率	定量	逐步提高↑	三级/二级
5	门诊患者使用中医非药物疗法比例	定量	逐步提高↑	三级/二级
6	出院患者使用中医非药物疗法比例	定量	逐步提高↑	三级/二级
7—1	出院患者的中医药治疗费用比例	定量	逐步提高↑	三级/二级
7—2	以中医为主治疗的出院患者比例			
8	日间手术占择期手术比例	定量	监测比较	三级
9	住院手术患者围手术期中医治疗比例	定量	逐步提高↑	三级/二级
10	下转患者人次数（门急诊、住院）	定量	逐步提高↑	三级
11	手术患者并发症发生率	定量	逐步降低↓	三级/二级
12	Ⅰ类切口手术部位感染率	定量	逐步降低↓	三级
13	理法方药使用一致的出院患者比例	定量	逐步提高↑	三级/二级
14	大型医用设备检查阳性率	定量	监测比较	三级
15	大型医用设备维修保养及质量控制管理	定性	监测比较	三级
16	通过国家室间质量评价的临床检验项目数（以室间质评项目参加率、室间质评项目合格率体现）	定量	逐步提高↑	三级/二级
17	优质护理服务病房覆盖率	定量	逐步提高↑	三级
18—1	点评处方占处方总数的比例	定量	逐步提高↑	三级
18—2	点评出院患者医嘱比例			
19—1	点评中药处方占中药处方总数的比例	定量	逐步提高↑	三级
19—2	点评出院患者中药医嘱比例			
20	抗菌药物使用强度（DDDs）	定量	逐步降低↓	三级/二级
21—1	门诊患者基本药物处方占比	定量	逐步提高↑	三级
21—2	门诊患者基本药物处方使用占比（延伸指标）			
22—1	住院患者基本药物使用率	定量	逐步提高↑	三级
22—2	住院患者基本药物使用占比（延伸指标）			
23—1	基本药物采购品种数占比	定量	逐步提高↑	三级
23—2	国家基本药物配备使用金额占比			
23—3	基本药物采购金额占比	定量	逐步提高↑	二级
24—1	国家组织药品集中采购中标药品使用比例	定量	逐步提高↑	三级
24—2	国家组织药品集中采购中选药品完成比例（延伸指标）			
24—3	国家组织药品集中采购中标药品金额占比	定量	逐步提高↑	二级
25	门诊患者平均预约诊疗率	定量	逐步提高↑	三级
26	门诊患者预约后平均等待时间	定量	逐步降低↓	三级
27	电子病历应用功能水平分级	定性	逐步提高↑	三级/二级
28	每名执业医师日均门诊工作负担	定量	监测比较	三级
29	每名执业医师日均住院工作负担	定量	监测比较	三级
30	每百张病床药师人数	定量	监测比较	三级
31—1	门诊收入中来自医保基金的比例	定量	监测比较	三级/二级

续表

序号	绩效考核三级指标	指标属性	指标导向	覆盖医院级别
31－2	医保基金回款率（延伸指标）	定量	监测比较	三级
32	住院收入中来自医保基金的比例	定量	监测比较	三级/二级
33	医疗服务收入（不含药品、耗材、检查检验收入）占医疗收入比例	定量	逐步提高↑	三级/二级
34	重点监控化学药品和生物制剂收入占比	定量	监测比较	三级/二级
35	中药收入占药品收入比例	定量	逐步提高↑	三级/
36	中药饮片收入占药品收入比例	定量	逐步提高↑	三级/二级
37	医疗机构中药制剂收入占药品收入比例	定量	逐步提高↑	三级/
38	门诊中医医疗服务项目收入占门诊医疗收入比例	定量	逐步提高↑	三级/二级
39	住院中医医疗服务项目收入占住院医疗收入比例	定量	逐步提高↑	三级/二级
40	人员经费占比	定量	逐步提高↑	三级/二级
41	万元收入能耗占比	定量	逐步降低↓	三级/二级
42	医疗盈余率	定量	监测比较	三级/二级
43	资产负债率	定量	监测比较	三级/二级
44－1	医疗收入增幅	定量	监测比较	三级/二级
44－2	剔除有关项后的医疗收入增幅（延伸指标）			
45－1	门诊次均费用增幅	定量	逐步降低↓	三级/二级
45－2	剔除有关项后的门诊次均费用增幅（延伸指标）	定量	逐步降低↓	三级
46－1	门诊次均药品费用增幅	定量	逐步降低↓	三级/二级
46－2	剔除有关项后的门诊次均药品费用增幅（延伸指标）	定量	逐步降低↓	三级
47－1	住院次均费用增幅	定量	逐步降低↓	三级/二级
47－2	剔除有关项后的住院次均费用增幅（延伸指标）	定量	逐步降低↓	三级
48－1	住院次均药品费用增幅	定量	逐步降低↓	三级/二级
48－2	剔除有关项后的住院次均药品费用增幅（延伸指标）	定量	逐步降低↓	三级
49	全面预算管理	定性	逐步完善	三级
50	规范设立总会计师	定性	逐步完善	三级
51	卫生技术人员职称结构	定量	监测比较	三级
52	中医类别执业医师（含执业助理医师）占执业医师总数比例	定量	逐步提高↑	三级/二级
53－1	在岗的麻醉医师占比			
53－2	在岗的儿科医师占比	定量	逐步提高↑	三级/二级
53－3	在岗的重症医师占比			
53－4	在岗的病理医师占比			
53－5	感染性疾病科医师占比（延伸指标）	定量	逐步提高↑	三级
54	医护比	定量	监测比较	三级/二级
55	护理人员系统接受中医药知识和技能培训比例	定量	逐步提高↑	三级
56－1	对口支援医院进修人员并返回原医院独立工作人数占比			
56－2	医联体内医院进修人员并返回原医院独立工作人数占比	定量	逐步提高↑	三级
56－3	其他医院进修人员并返回原医院独立工作人数占比			

续表

序号	绩效考核三级指标	指标属性	指标导向	覆盖医院级别
57—1	医院住院医师首次参加医师资格考试通过率			
57—2	医院住院医师首次参加住院医师规范化培训结业考核通过率	定量	逐步提高↑	三级
57—3	住院医师规范化培训招收完成率			
58—1	医院在医学人才培养方面的经费投入占比	定量	逐步提高↑	三级/二级
58—2	临床带教教师和指导医师接受教育教学培训占比			
58—3	医院医学教育专职管理人员数与医院教育培训学员数之比			
58—4	承担各级师承指导老师和参加各级师承教育人数占比			
58—5	发表教学文章的数与卫生技术人员数之比	定量	逐步提高↑	三级
58—6	省部级及以上教育教学课题数与卫生技术人员数之比（延伸指标）			
58—7	国家级中医药继续教育项目数与卫生技术人员数之比（延伸指标）			
59	每百名卫生技术人员科研项目经费	定量	逐步提高↑	三级
60	每百名卫生技术人员中医药科研项目经费	定量	逐步提高↑	三级
61	每百名卫生技术人员重点学科、重点专科经费投入	定量	逐步提高↑	三级/二级
62	每百名卫生技术人员中医药科研成果转化金额	定量	逐步提高↑	三级
63	公共信用综合评价等级	定性	监测比较	三级
64	门诊患者满意度	定量	逐步提高↑	三级/二级
65	住院患者满意度	定量	逐步提高↑	三级/二级
66	医务人员满意度	定量	逐步提高↑	三级/二级
67	重点监控高值医用耗材收入占比	定量	监测比较	三级/二级
68	平均住院日	定量	逐步降低↓	二级

一、医疗质量相关指标

(一)功能定位

1. 门诊中药处方比例

考核年度门诊所有中药(含中药饮片和中成药)处方数占门诊处方总数的比例。

2. 门诊散装中药饮片和小包装中药饮片处方比例

考核年度门诊散装中药饮片 8 和小包装中药饮片处方数占门诊处方总数的比例。

3. 门诊患者中药饮片使用率

考核年度所有门诊就诊患者应用中药饮片的人次数占门诊总人次数的比例。

4. 出院患者中药饮片使用率

考核年度所有住院后出院患者中应用中药饮片的人次数占出院患者总人次数的比例。

5. 门诊患者使用中医非药物疗法比例

考核年度门诊患者中使用中医非药物疗法诊疗总人次数(按挂号人次统计)占同期门诊总人次数的比例。

6. 出院患者使用中医非药物疗法比例

考核年度所有住院后出院患者中使用过中医非药物疗法的人次数占同期出院患者总人次数的比例。

7. 以中医为主治疗的出院患者比例

考核年度以中医为主治疗的出院患者人次数占同期出院患者总人次数的比例。

8. 日间手术占择期手术比例

考核年度出院患者施行日间手术台次数占同期出院患者择期手术总台次数的比例。

9. 住院手术患者围手术期中医治疗比例

考核年度所有住院手术患者围手术期应用中医治疗人次数占同期住院手术患者总人次数的比例。

10. 下转患者人次数

考核年度三级公立中医医院向二级医院或者基层医疗机构下转的患者人次数,包括门急诊、住院患者。

(二)质量安全

1. 手术患者并发症发生率

考核年度择期手术患者发生并发症例数占同期出院的手术患者人数的比例。

2. I类切口手术部位感染率

考核年度发生I类切口手术部位感染人次数占同期I类切口手术台次数的比例。

3. 理法方药使用一致的出院患者比例

考核年度归档病历中理法方药使用一致的出院患者人次数占同期出院患者总人次数的比例。

4. 大型医用设备检查阳性率

考核年度大型医用检查设备的检查报告阳性结果(人次)数占同期大型医用设备检查人次数的比例。

5. 大型医用设备维修保养及质量控制管理

考核年度大型医用设备在医院使用期间的维护保养和质量控制管理状况。

6. 通过国家室间质量评价的临床检验项目数

考核年度医院临床检验项目中通过国家卫生健康委临床检验中心组织的室间质量评价项目数量。

7. 优质护理服务病房覆盖率

考核年度医院已经开展优质护理服务的病房总数占医院全部病房总数的比例。

(三)合理用药

1. 点评处方占处方总数的比例

考核年度点评处方占处方总数的比例,点评处方包括点评门急诊处方和点评出院患者住院医嘱两部分。

2. 点评中药处方占中药处方总数的比例

考核年度点评中药处方占中药处方总数的比例,点评中药处方包括点评门急诊中药处方和点评出院患者住院中药医嘱两部分。

3. 抗菌药物使用强度(DDDs)

考核年度通过成人抗菌药物的平均日剂量(Defined Daily Doses,DDDs)分析评价抗菌药物使用强度,不受治疗分类、剂型和不同人群的限制。

4. 门诊患者基本药物处方占比

考核年度门诊患者处方中使用基本药物人次数占同期门诊诊疗总人次数的比例。

5. 住院患者基本药物使用率

考核年度出院患者在住院期间医嘱中使用基本药物的总人次数占同期出院总人次数的比例。

6. 基本药物采购品种数占比

考核年度医院基本药物配备使用品种数量占比及配备使用金额占比。

7. 国家组织药品集中采购中标药品使用比例

考核年度国家组织药品集中采购中选药品用量与同期医疗机构同种药品用量的比例。

（四）服务流程

1. 门诊患者平均预约诊疗率

考核年度门诊患者预约诊疗人次数占总诊疗人次数的比例。

2. 门诊患者预约后平均等待时间

门诊患者按预约时间到达医院后至进入诊室前的等待时间。

3. 电子病历应用功能水平分级

评价医疗机构以电子病历为核心的信息系统的应用水平，从系统功能实现、有效应用范围、数据质量三个维度对医疗机构电子病历及相关临床系统的应用水平进行评价。

二、运营效率相关指标

（一）资源效率

1. 每名执业医师日均门诊工作负担

考核年度平均每位医师每日担负的门诊诊疗人次数。

2. 每名执业医师日均住院工作负担

考核年度平均每位医师每日担负的住院床日数。

3. 每百张病床药师人数

考核年度每百张实际开放床拥有药师人数。

4. 平均住院日

考核年度医院平均每个出院患者占用的住院床日数。

（二）收支结构

1. 门诊收入中来自医保基金的比例

考核年度门诊收入中来自医保基金的收入占同期门诊收入的比例。

2. 住院收入中来自医保基金的比例

考核年度住院收入中来自医保基金的收入占同期住院总收入的比例。

3. 医疗服务收入（不含药品、耗材、检查检验收入）占医疗收入比例

考核年度医疗服务收入（不包含药品、耗材、检查检验收入）占医疗收入比。

4. 重点监控化学药品和生物制品收入占比

考核年度医院重点监控化学药品和生物制品收入占同期药品总收入的比例。

5. 重点监控高值医用耗材收入占比

考核年度医院重点监控高值医用耗材收入占同期耗材总收入比例。

6. 中药收入占药品收入比例

考核年度中药（含中药饮片和中成药）收入占药品收入比例。

7. 中药饮片收入占药品收入比例

考核年度中药饮片收入占药品收入的比例。

8. 医疗机构中药制剂收入占药品收入比例

考核年度医疗机构中药制剂收入占药品收入的比例。

9. 门诊中医医疗服务项目收入占门诊医疗收入比例

考核年度门诊中医医疗服务项目收入占同期门诊医疗收入的比例。

10. 住院中医医疗服务项目收入占住院医疗收入比例

考核年度住院患者中医医疗服务项目收入占同期住院医疗收入的比例。

11. 人员经费占比

考核年度人员经费占医疗活动费用的比例。

12. 万元收入能耗占比

医院年总能耗与同期年总收入的比值，即每万元收入消耗的吨标煤数量。

13. 医疗盈余率

医院医疗盈余占医疗活动收入的比例。

14. 资产负债率

考核年度医院负债合计与资产合计的比值。

(三) 费用控制

1. 医疗收入增幅

考核年度医疗收入与上一年同比增加的收入与上一年医疗收入的比值。

2. 门诊次均费用增幅

考核年度门诊患者次均医药费用与上一年同期次均医药费用之差与上一年次均医药费用的比值。

3. 门诊次均药品费用增幅

考核年度门急诊患者次均药品费用与上一年同期次均药品费用之差与上一年次均药品费用的比值。

4. 住院次均费用增幅

考核年度出院患者次均医药费用与上一年同期出院患者次均医药费用之差与上一年出院患者次均医药费用的比值。

5. 住院次均药品费用增幅

考核年度出院患者次均药品费用与上一年同期出院患者次均药品费用之差与上一年出院患者次均药品费用的比值。

(四) 经济管理

1. 全面预算管理

根据《医院财务制度》，医院预算是指医院按照国家有关规定，根据事业发展计划和目标编制的年度财务收支计划。

2. 规范设立总会计师

是否引导落实总会计师制度。

三、持续发展相关指标

（一）人员结构

1. 卫生技术人员职称结构

考核年度医院具有副高级职称及以上的医务人员（医、药、护、技）占全院同期医务人员总数的比例。

2. 中医类别执业医师（含执业助理医师）占执业医师总数比例

考核年度医院中医类别执业医师（含执业助理医师）数量占全院同期医院执业（助理）医师总数的比例。

3. 在岗的麻醉、儿科、重症、病理医师占比

考核年度医院麻醉、儿科、重症、病理、感染性疾病科医师数量分别占全院同期医师总数的比例。

4. 医护比

考核年度医院注册执业（助理）医师数与全院同期注册护士总数之比。

5. 护理人员系统接受中医药知识和技能培训比例

考核年度护理人员系统接受中医知识与技能培训（培训时间≥100学时）护理人员总数占医院同期护理人员总数的比例。

（二）人才培养

1. 医院接受其他医院进修并返回原医院独立工作人数占比

考核年度内医院接受其他医院（尤其是对口支援医院、医联体内医院）人员进修培训且返回原单位总人数占同期招收进修总人数的比例。

2. 医院住院医师首次参加医师资格考试通过率

考核年度首次参加医师资格考试并通过的住院医师人数占同期首次参加医师资格考试的住院医师总人数的比例。

3. 医院承担培养医学人才的工作成效

（1）医院在医学人才培养方面的经费投入：考核年度医院在院校医学教学经费、毕业后医学教育经费和继续医学教育经费三项经费之和占医院当年总经费的比例体现。

（2）临床带教教师和指导医师接受教育教学培训人次数：由临床带教教师和指导医师接受省级及以上教育教学培训且取得培训合格证书的人数占临床带教教师和指导医师人数的比例体现。

（3）承担医学教育的人数：考核年度医院院校医学教育专职管理人员数、毕业后医学教育专职管理人员数、继续医学教育专职管理人员数之和与同期医院教育培训学员数的比值体现。

（4）承担各级师承指导老师和参加各级师承教育人数：考核年度医院的省级及以上指导老师人数和本院的继承人数占同期医院的医师和药学人员之和的比值体现。

（5）发表教学文章的数量：考核年度医院发表的教学文章数与同期卫生技术人员总数的比值体现。

（三）学科建设

1. 每百名卫生技术人员科研项目经费

考核年度每百名卫生技术人员立项的科研经费总金额。

2. 每百名卫生技术人员中医药科研项目经费

考核年度每百名卫生技术人员立项的中医药科研经费总金额。

3. 每百名卫生技术人员重点学科、重点专科经费投入

考核年度每百名卫生技术人员重点学科、重点专科投入经费。

4. 每百名卫生技术人员中医药科研成果转化金额

考核年度每百名卫生技术人员中医药科研成果转化的金额数。

（四）信用建设

公共信用综合评价是国家公共信用信息中心利用全国信用信息共享平台归集的公共信用信息，通过科学的评价体系，对市场主体公共信用综合水平的基础性评价。

四、满意度评价相关指标

（一）患者满意度

1. 门诊患者满意度

患者在门诊就诊期间对医疗服务怀有的期望与其对医疗服务的实际感知的一致性程度。

2. 住院患者满意度

住院患者对医疗服务怀有的期望与其对医疗服务的实际感知的一致性程度。

（二）医务人员满意度

医务人员对其所从事工作的总体态度，是医务人员对其需要满足程度，包括薪酬福利、发展晋升、工作内容与环境、上下级关系和同级关系等。

第四章 中医医院统计数据质量控制

统计数据质量是统计工作的生命线,指数据的一组品质标志满足用户需求的能力的总合。本章在系统梳理中医医院统计数据生产流程的基础上,构建中医医院统计数据质量控制体系,阐述控制方法、规范流程及主要内容,研究分析常见的数据质量问题及主要解决方法。

第一节 统计数据质量控制体系

本节主要分析了中医医院统计数据的质量控制方法与生产流程,并在此基础上构建中医医院统计数据质量控制的基本体系框架。

一、统计数据质量内涵

统计是将原始数据整理转化为二次加工数据或信息的一个过程。统计数据质量的主体是数据,质量的客体是用户,质量控制的本质就是主体满足客体的能力的综合。如果统计数据质量的概念是片面的或残缺的,那么一切统计数据质量的控制方法或改革思路,都可能与提升统计数据质量"南辕北辙"。统计数据质量主要包括适用性、准确性、及时性、可比性、可衔接性、可取得性、可解释性、客观性、健全性、有效性等,涉及生产者、使用者和管理者等不同角色的用户,每类用户对统计数据质量要求也不尽相同,有的可能偏重准确性,有的可能偏重及时性,决定统计数据质量不是一个绝对的而是相对的属性概念。以下主要介绍适用性、准确性、及时性:

1. 适用性

收集的统计信息是否有用、是否符合用户的需求。怎样使中医医院统计信息最大化地满足医院发展需求,就是保证统计信息适用性的根本。

2. 准确性

指统计估算与目标特征值即"真值"之间的差异程度。实际上所谓"真值"是不可知的,一般通过分析抽样误差、范围误差、时间误差、计数误差、加工整理差错、方法误差、人为误差、模型设计误差等影响数据准确性的各个因素,测算统计估算值的变动系数、标准差、曲线吻合度、假设检验偏差等,将统计误差控制在一个可以接受的置信区间内。

3. 及时性

缩短统计信息从收集、加工整理到数据传输的整个过程,缩短调查基准期与数据结果发布时间的间隔时间预先公布各项统计数据发布日期,并按时发布数据,建立和规范统计信息发布制度,使用户及时掌握使用统计信息。

二、统计数据质量控制方法

(一)全过程全员参加的质量控制

统计数据质量控制应贯穿于统计工作全过程。统计数据质量是统计"过程"的结果,必须对数据收集、统计核算、统计分析、统计报告、统计服务、统计监督等各个环节统筹兼顾、系统优化。参加统计数据质量管理和控制人员应多元化,即由不同专业的人员组成。全体统计工作者要树立数据质量意识,各主要工作环节要落实专人负责,只有人人关心数据质量,高度负责,才能产生优质的统计数据。

(二)统计设计阶段的质量控制

统计设计是统计工作的首要环节,是提高统计数据质量的前提。如果设计过程中对数据质量要求不高,可能为统计数据质量留下许多后遗症。设计过程的质量控制需要抓好以下两项工作:

1. 正确规定统计数据质量标准

数据质量标准指根据不同统计目的对统计数据精度提出的具体要求和规范。首先要做好充分调查,系统地收集用户对统计数据质量的反映和实际使用效果要求;其次要分析研究过去统计数据存在的主要质量问题,找准改进质量控制的主攻方向;反复论证,综合统计工实际制定统计数据质量控制标准。

2. 合理设计统计指标体系及其计算方法

统计指标设计得是否合理,也是影响统计数据质量的因素之一。实行统计指标标准化管理,制定的指标要符合各级管理部门有关统计制度规定要求,范围要全,分组要准,指标含义解释和计算方法均应精确,对统计报表的设计、填制、汇总的全过程实行全面质量管理。

(三)数据整理阶段的质量控制

如果统计数据不准确,势必影响统计分析报告结论的准确性。必须审查统计数据的可靠性、适用性,弄清楚统计指标口径范围、计算方法和时期时点。对于口径不一致或不完整的指标数据,需要调整、补充;对于相互比较的数据,必须注意有无可比性;一旦发现数据质量问题,应尽快核实,避免有质量问题的数据进入汇总处理阶段。

(四)信息技术手段的质量控制

依靠先进技术实现统计手段的创新和统计数据"快、精、准"高质量标准,是医院统计改革和发展的必由之路。许多医院已根据医院发展实际情况和统计工作需求,大力推进统计信息化建设,建立统计相关业务信息系统,将统计数据质量控制规则嵌入到信息系统中,实现系统自动校验判断和提醒预警,减轻统计人员劳动强度,提高工作效率。

三、中医医院统计数据生产流程

中医医院数据统计分析作为医院现代化管理的有效手段,将医院日常运营情况量化并进行相关信息的获取、汇总、分析与评价,为医院决策层和执行层提供数据支撑服务。中医医院数据统计是中医医院通过相关统计理论与方法,借助医院已有的业务信息系统、网络直报系统、综合数据分析系统、决策支持系统、掌上 BI、院长驾驶舱等,收集反映中医医院医疗、管理与服务各方面基本情况数据,并进行综合统计和分析决策,提供医院所需的各类报表及相关服务的过程。其数据生产流程可分为事前阶段(统计设计)、事中阶段(数据采集与处理)、事后阶段(数据修订、公布与评估)三个阶段。

（一）事前阶段

事前阶段指尚未开始具体收集和处理统计数据的阶段。这一阶段又被称为统计设计阶段，是考虑如何具体实施统计数据的收集和统计分析等。事前阶段的主要内容包括统计指标的选取与设计、数据来源与涵盖范围设计、统计调查设计、统计分析方法的选定与设计，详见图4.1。

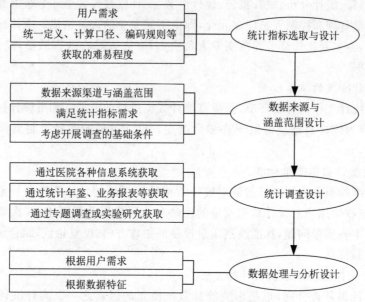

图 4.1　事前阶段的主要内容

1. 统计指标选取与设计

统计指标是反映客观总体数量特征的概念和数值。中医医院统计指标的选取与设计是中医医院开展统计设计阶段最重要的工作，要根据所研究问题的性质，在相关医院管理和统计理论指导下，给出相关统计指标的统一定义、计算口径、计算方法以及相应的分类标准，确保中医医院统计数据获取的准确性、完整性、一致性。科学地选取和设计中医医院统计指标及其分类体系是保证统计数据质量的基础，各级各类中医医院在选取统计指标时，不仅要考虑数据的统计意义，也要考虑统计指标的现实意义，是否能获取、获取的容易程度，不同人员对统计指标的理解是否一致、是否存在歧义等，获取之后统计数据分析是否有意义，是否可以促进医院现代化管理、提升医院管理能力与水平、推进医院高质量发展等。

2. 数据来源与涵盖范围设计

原始数据是编制统计指标的第一手资料。选择与所要编制的指标相适应的原始数据并合理地确定其来源渠道与涵盖范围，对于开展统计工作的后续具有非常重要意义。在考虑数据来源渠道与涵盖范围时，除了满足统计部门编制统计指标的需要外，还应考虑收集原始数据的成本、获取原始数据的可行性、开展调查所需的基础条件（人员、设备等）等诸多因素。

3. 统计调查设计

统计调查是收集原始数据的基本方法。实践中常用的统计调查主要有定期统计报表制度、普查、抽样调查和重点调查等方式。调查设计就是根据我们开展调查工作的实际情况，以及所要收集资料的特点，事先给出具体的调查方式，制定收集数据的基本方案。中医医院在开展统计调查时，应按照统计有关需求，定位调查数据的来源，看看数据来自于人、财、物、医、教、研哪一方面，还是涵盖所有业务，是每天获取还是每月获取、每季度获取、每年获取等，再根据目前收集这些数据所采用的最准确的统计方式。中医医院统计数据可通过医院已有的各种信息系统、统计年鉴、业务报表、专题调查等方式获取。

4. 数据处理与分析设计

调查获得的原始数据必须经过必要的处理与分析才能对外发布。在统计设计阶段,需要选定合适的科学统计方法,使数据分析所获得的结果和产物应用于实践,也有必要对数据处理与分析的基本方法以及工作进度做出事先的计划与安排。

（二）事中阶段

事中阶段指从开始收集原始数据直到报告数据分析完毕之间的统计数据直接生产阶段。这个阶段数据处理的好坏在很大程度上影响着最终统计报告的质量。中医医院统计工作的事中阶段主要内容包括统计调查实施、原始数据录入与审查、原始数据统计处理、报告数据审核与计算,详见图4.2。

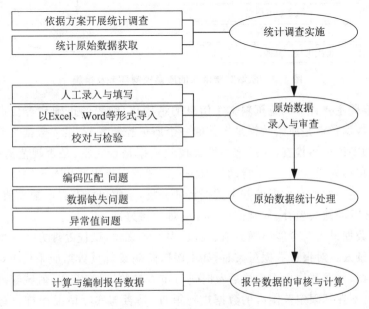

图 4.2 事中阶段的主要内容

1. 统计调查实施

根据统计设计的调查方案有序开展统计调查,从而获得原始数据。原始数据也可称为"源数据",是从被调查对象获取的第一手统计资料,是计算各种统计指标的基础和依据。中医医院统计数据质量好坏很大程度上取决于所获得的原始数据的质量,取决于第一手统计资源的完整性、可靠性、一致性和准确性。

2. 原始数据录入与审查

数据录入是将各种原始数据导入到计算机,并进行存储的操作,这是事中阶段保证数据质量的关键环节。中医医院数据录入人员如果不认真、不负责、不细致,后期数据质量肯定不会太高,将会影响后面的统计数据分析与科学决策,如医院临床医生或护士开具或执行医嘱过程中,对使用的药品或耗材录入不准确,执行不严谨,均会影响每年的住院收入日报表。数据录入的整体流程包括"编码—预审—录入—编审"4个环节。详见图4.3。

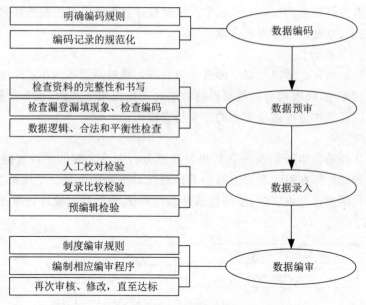

图 4.3　原始数据录入的质量控制环节及措施

其中,数据编码主要针对调查资料文字信息的结构化,编码的正确与否会直接影响到此类数据后续处理。数据预审是原始数据录入前的一个质量控制环节,录入数据之前要进行逻辑检查、合法性检查和平衡关系检查,通过这些检查校验数据是否完整、是否规范清晰、是否填写正确等。数据录入包括人工录入、系统自动抓取录入。数据编审主要指对已完成录入的原始数据再做必要的审查,主要对所获数据的基本数据特征分析,了解可能存在的缺失值、极端值和测度误差等情况,为数据的缺失填补、异常值识别与处理等做好准备。

中医医院在数据录入时可能出现错填、漏填、误填等现象,最佳处理方式是采用医院业务信息系统进行实时录入。对报送数据量大时,如中医医院病案首页数据应采用 Excel 或数据库文件等形式导入数据,并在数据导入完毕后及时进行审查校验,对有范围、值域等限制条件的数据进行质量控制,对不在其限定范围内的数据进行审查,是否与实际情况相符。有的数据在录入之前是通过手工记录保存的,录入之前应仔细核对,避免出现错记、漏记、误认等。在同一数据报表中应尽量避免出现能互相推导出的指标数据、统计含义相近的数据。对于同一数值、同一含义的数据应统一口径,尽量避免出现同一数值、同一含义数据以不同的统计指标名称显示,对于要求数据准确率极高的情况下,应考虑复录和多次审查核对。对于有加减乘除等数学运算关系的数据指标应标明并指出,便于核对,可利用系统进行逻辑审核与校验。同时值得注意的是,既要对数据编码规则、编码范围等基本特征进行审核,也要对数据数量级不一致、与历年数值差距较大等进行合理性审核。

3. 原始数据的统计处理

(1)编码匹配处理

对原始数据的处理,首先是对相应的数据进行编码和匹配。原始数据通常由调查对象(报表填报对象)一系列定性、定量属性构成,对于单一时点的数据,涉及相关特征的多个数据,除了对部分特征数据进行编码处理外,匹配处理要有助于获取反映特定用途的数据列。

(2)数据缺失处理

数据缺失指无法获得部分需要的数据。产生数据缺失的原因主要有无回答、无效回答或调查遗漏、未填报等。其具体的类型为某一调查对象的整体缺失（个案缺失）与某一调查对象的部分项目缺失。对于已发生的数据缺失，要采取相应的补救措施，尽量避免对报告质量产生不利的影响。对撰写统计分析报告必需的数据，应采用必填项规则要求数据录入者或数据报送者必须填写，不填写无法通过。

（3）异常值处理

异常值也称异常数据或离群值，指个别统计观测值明显偏离其所属总体的其余观测值。原始数据的异常值识别与处理更多的是基于可比的截面数据进行分析，与该指标的已有数据进行对比。值得注意的是，异常值并非都是存在质量问题的数据，只有那些在统计上表现为异常，且无法解释的才是真正有质量问题的数据。利用统计方法识别出异常值后，还需要结合相应的理论基础、医院临床与管理的现实状况等来综合判断，不可贸然断定。

4. 报告数据的审核与计算

按照设计阶段给出的核算方案，利用经过分析和处理的原始数据去计算和编制相关可对外发布的统计分析报告。统计分析报告撰写方法见第八章第四节。

（三）事后阶段

事后阶段指有关统计指标计算出来，得到最终结果的阶段，这个阶段的主要内容包括统计数据评估、修订与发布阶段，是中医医院开展数据统计的最后阶段。详见图4.4。

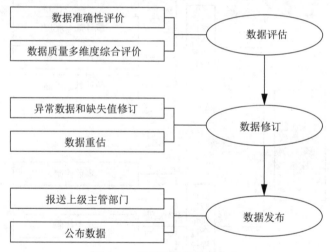

图4.4 事后阶段的主要内容

1. 数据评估

中医医院统计人员在计算有关统计指标数据之后，需要对其进行必要的评估。数据评估总体上可分为统计数据准确性评价和数据质量的多维度综合评价两个层次，不仅需要综合利用各种方法，而且需要对有关社会经济状况和统计工作有比较清楚的认识与把握。具体工作中，中医医院统计数据完成统计、分析处理、审查等过程后，需要根据中医药行业发展需求以及医院业务发展需求进行多方面多维度的评估，与历史数据对比、与同级同类别医院对比、与本地区医院数据对比、与全省乃至全国平均水平和一流水平对比，为中医药政策、医院现代化管理提供科学的数据支撑和基础保障。

2. 数据修订

经过一系列处理，得到数据统计分析报告或者分析文档后，如果发现其存在比较严重的质量问题,或者统计指标的计算口径和所利用的基础资料发生较大变化,都有必要对其进行修订。报告数据的修订可分为两种类型:一是对存在质量问题的异常数据和缺失值进行修订,这种修订只对存在问题的个别数据进行相应处理,或者利用一定方法填补缺失值,对其他数据不做变更;二是对全部数据进行重估,这种修订通常适用于存在较大疑问,且已具备重估条件的统计报告。

3. 数据发布

只有经过评估、修订后,认为符合基本质量要求的数据,才能按照公布标准与要求正式向社会公众发布。中医医院统计实际工作中,有些资料数据需要报送至上级卫生健康行政部门、中医药主管部门,由上级卫生健康行政部门或中医药主管部门根据管理与社会发展需要公布审核通过的数据或报告。

四、中医医院统计数据质量控制体系框架

中医医院统计数据质量受采集、生产、交换、存储到使用各个环节的影响,运用全面质量管理理论,从统计环境质量控制、统计数据质量全过程控制两个方面构建中医医院统计数据质量控制体系的基本框架,见图4.5。

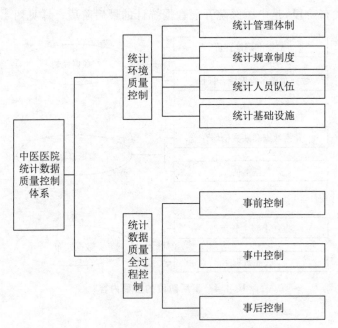

图4.5　中医医院统计数据质量控制体系基本框架

中医医院统计环境指所有影响统计工作的外部因素和条件的总称。高质量的统计环境要求有一个高效率抗干扰的统计管理体制,一套健全的统计规章制度,一支高素质的统计人员队伍以及完备的基础设施。

统计数据质量全过程控制可分为事前、事中和事后三个阶段。事前阶段涉及统计设计,需提供科学可行的统计调查方案及报表编制方案,以及详尽完整和规范的专业技术人员操作指南、方法指引等。事中阶段涉及统计数据采集与处理过程的控制与管理,提高这一阶段统计数据质量的关键在于确保源数据能够按照所设计的方案进行收集和处理,并尽量减少数据在收集和加工过程中的误差。事后阶段涉及数据质量的评估、数据的修订与发布,提高

这一阶段统计数据质量的关键在于按照中医医院统计准则及时发布数据,提供多样化的数据产品形式,积极开展有效的报告数据质量评估和修订工作,从而形成数据生产者和使用者良性互动的局面。

第二节　统计数据质量控制内容

本节基于中医医院统计数据质量控制体系基本框架,从统计环境质量控制、统计数据质量全过程控制两方面介绍中医医院统计数据质量控制主要内容。

一、统计环境质量控制

(一)统计管理体制

中医医院是中医药事业振兴发展、中医药传承创新发展的主阵地,是引领和推进中医药高质量发展的主力军,其相关统计工作是中医医院必须高度重视的一项基础工作。伴随着医院建设规模不断扩大,患者就诊需求的不断提高,以及现代信息技术的快速发展,医院需要不断提高统计相关政策的研究力度,结合医院自身发展定位,建立健全统计工作制度体系,构建医院战略决策层(院领导)、中层部门战术执行层(各部门负责人)、基层业务落实层(数据生产或录入人员)的数据质量控制管理体系,明确各部门在统计工作开展过程中肩负的职责、使命和具体任务,细化工作分工,加强统计指标动态维护管理,确保统计信息及时归口并进行汇总和分析。

(二)统计规章制度

统计规章制度是推进统计活动正常进行,规范统计活动各参与主体行为,确保统计数据正确、及时、有效、客观的制度保障。建设完备、可行的统计规章制度是推进和落实统计标准化、统计高质量发展的重要前提。中医医院应遵循《中华人民共和国统计法》及其实施条例、《中华人民共和国中医药法》等法律法规及有关规定,《中医药统计工作管理办法(试行)》《国家中医药综合统计制度》等相关规章制度要求,研究制定统计科室工作制度、原始数据资料收集制度、统计报表制度、统计分析制度、统计档案管理制度、统计数据质量控制制度、对外上报数据审核问责制度、科研数据管理制度、数据统计口径与统计项目变更制度等,依法组织开展的各项统计工作,分层次规范管理各类专项数据,明确规定各类数据的提供方式、使用范围、使用对象、申报流程、变更流程及审核流程等。中医医院具体的统计规章制度可参见第二章第二节相关内容。同时,还应建立健全全方位多层次的数据安全管理制度,降低数据被非法生成、变更、泄漏、丢失及破坏的风险,具体数据安全管理要求参见第十章第二节相关内容。

(三)统计人员队伍

大数据时代的中医医院统计工作已不同于传统统计工作,要与时俱进,应用新一代信息技术进行数据的采集、整理、加工、处理、存储、交换、传输、分析、应用和反馈等,需要统计工作者具有一定的信息技术素养。统计数据质量的提升离不开统计活动各主体的广泛参与和积极配合,强化统计教育与宣传、塑造良好的统计观念是统计数据质量提升的重要路径。高质量的统计环境离不开高素质的统计人员队伍,主要包括中医医院领导层、各部门负责人、系统管理人员、操作人员的质量控制。

1. 医院领导层面的数据质量控制

中医医院领导层对中医医院统计数据的需求最大、要求最高,其对中医医院统计数据质量的理解层次、理解深度及其战略地位均会高于其他人员。在加强中医医院统计数据质量控制方面,培养并树立中医医院领导层重视数据质量控制的意识,强化对数据质量控制与管理纳入业务流程进行规范和管理的概念,引导领导层推动或支持中医医院统计数据质量控制与管理措施,建立数据质量标准等。

2. 部门负责人层面的数据质量控制

中医医院统计工作涉及诊疗、教学、科研、运营管理等数据,需要多个部门科室的配合。医院各部门应根据实际研究制定相应的数据管理规范,明确数据录入、数据报送职责和要求,坚持责任到人,确保数据录入的真实性、准确性和完整性,严查数据失真现象。同时,可建立数据分层管理和数据核查制度,建立数据逐级审核把关制度体系,利用信息技术开展数据校验和数据核查,保证统计数据质量。中医医院各部门负责人根据自身业务发展需求,研究分析促进和推动部门业务发展的数据指标,通过这些数据指标的日报、周报、月报、年报监测数据质量,为部门管理决策提供数据支撑。

3. 系统管理人员的数据质量控制

系统管理人员主要指管理维护医院信息系统运行的人员。根据医院临床与运营管理需求,设置相应的用户管理权限、角色管理、数据字典管理以及数据库的日常备份、更新和维护等。系统管理员应熟练掌握中医医院统计数据指标、数据结构、数据标准等内容,能够抓住发生数据质量问题的根本原因,并及时采取必要措施。同时,还应进行数据质量预防活动,及时调整数据权限或数据字典等,加强对医院统计人员、临床医护人员、行政管理人员等操作业务信息系统和数据质量控制方法的培训,防止相同类型的错误多次出现。

4. 操作人员的数据质量控制

操作人员主要指中医医院临床医护人员、行政管理人员、统计人员等,主要进行数据采集和处理工作。临床医护人员、行政管理人员等操作人员加强使用医院业务信息系统的熟练程度,为其讲解生产数据录入、使用可能存在的数据质量问题及解决方案,提高其医院信息系统使用的业务水平和信息素养,将数据质量控制纳入临床与运营管理业务流程中。中医医院统计人员应在自身业务领域范围内严格遵守质量管理要求,执行数据的创建、查询、修改、存储、交换、删除等活动,根据数据质量对象、标准与方法进行数据质量测评,修正错误数据,保障数据质量,撰写统计分析报告。

(四)统计基础设施

统计工作是一项复杂的系统工程,对相关软硬件技术有较高的要求。先进的技术和设备对于提高统计工作效率、优化统计活动流程、强化统计成果应用具有积极作用。中医医院统计工作涉及范围广泛,统计对象包括医疗统计、人力资源统计、医疗设备供应统计等方面,落实好医院统计工作至关重要,医院应结合医院高质量发展需要,明确承担统计任务的部门或岗位,为依法开展中医医院统计工作提供必要的人员、经费、场地、设备等保障,及时对统计工作涉及的软硬件设施,如医院业务应用信息系统、信息网络、中心机房、终端设施等进行更新升级,加大其资金投入。

二、统计数据质量全过程控制

(一)事前阶段质量控制

事前阶段是统计设计阶段,中医医院应根据卫生健康与中医药行业标准规范、等进行设计,在数据来源渠道、涵盖范围、获取原始数据方法和具体数据处理等方面做好质量控制。

1. 统计指标选取与设计的质量控制

一是要有明确的统计目标或要求,即弄清楚通过统计指标收集什么数据、分析什么现状、期望寻找什么问题、提供什么决策。统计指标选取和设计时,不仅要做"加法",更要做"减法",加强与各管理部门、临床科室、信息部门之间的沟通交流,根据现代化管理与决策支持需要,建立确实需要的数据统计指标。同时,还应本着节约资源的原则,对已有的数据统计指标做必要清理,坚决删除一些过时的或并不十分必要的统计指标,尽可能避免统计指标的重复设定,特别是一些含义不清楚、容易混淆的统计指标;二是所设计的统计指标和指标体系要能够给出明确的指标解释,确定好指标名称、指标含义、指标单位、获取方式、主要用途等,方便数据采集、加工、分析等相关人员理解和掌握统计指标;三是尽可能满足数据对比需要。中医医院统计数据分析过程中,尽量选取能够比较的统计指标,特别是能够与行业数据、同行数据、历史数据相比较。如果需要采集与分析指标对中医医院高质量发展、中医药振兴发展具有重大的指导意义但无法较准确地获取的,应先研究和分析清楚统计指标的具体名称、含义、数据类型与格式、数据来源和获取途径等,改进医院业务信息系统,更新和完善统计方法与制度。

2. 数据来源与涵盖范围设计的质量控制

数据来源与涵盖范围的确定,既要尽可能满足中医医院统计指标编制的需要,又要考虑统计数据的可获得性,兼顾统计资源的节约和原始数据的质量。

一是尽可能充分利用已有的数据来源渠道,对确实需要现有资料又无法满足的数据才组织新的调查。不同的统计指标可能存在相同的数据资料,要加强不同统计指标对相关原始数据资料的共享,统一统计指标的数据来源和口径,有利于节省统计资源、提升统计数据质量;二是分析对比相近统计指标,在个别统计指标无法获得所需直接原始数据的场合,可研究分析与其含义基本相同的指标,考虑利用性质相近的原始数据来代替,或新增指标重新收集数据。值得注意的是,替代统计指标数据应与被替代统计指标具有高度相关性,指标含义基本相同,且能够在相对较长时期及时获取;三是及时调整统计指标数据涵盖范围。为确保中医医院统计指标能够及时反映上级主管部门政策变化、社会发展需求,常常每隔一段时间需要统计人员对统计数据的涵盖范围进行梳理和整理,对需要调整的必须适当调整,如核酸检测人次数随着疫情防控需求在不断调整纳入统计指标的范围。

3. 统计调查设计的优化与质量控制

一是根据调查内容的具体情况和所要收集的统计数据特点,确定具体的调查方式。如在中医药综合统计工作中,中医类医院采取全面调查方法,基层医疗卫生机构中乡镇卫生院、社区卫生服务中心、社区卫生服务站采取全面调查方法,村卫生室采取抽样调查方法;中医医院全院收入、门急诊人次、住院人数、出院人数、留院人数、药占比、床位使用等统计指标数据,均是医院实时生产数据,需要明确统计是昨日报、实时报,还是月报、季报、年报;二是大力推广应用新技术新方法,认真研究新技术新方法适用场合,以及如何更好地将其与各种传统统计方法结合运用,特别是新信息技术、统计方法。与此同时,切实搞好各种调查方法之间的整合与衔接,应在深入细致分析研究各种现有方法优缺点基础上通盘考虑和设计;三是设计好统计调查表或数据收集表。为使被调查对象或数据采集人员能够更配合统计调查或数据采集,积极参与其中,减少回答误差或不回答的现象,调查表或数据收集表应尽可能简明易懂,对指标含义作必要说明,帮助被调查对象或数据采集人员正确理解和掌握数据收集的内容。

4. 数据处理与分析设计的优化与质量控制

中医医院统计数据处理与分析是展现统计成果的关键环节,应保证所获得的结果和产物更加可靠有效,满足医院现代化管理、高质量发展需求,推动和促进中医药传承创新发展要求。根据医院管理与发展需要,应充分了解和掌握适用于中医医院数据分析的数据处理流程、处理规则、数据分析与挖掘方法,研究设计和确定医院统计指标数据计算的二次指标、三次指标,如公立中医医院绩效考核指标基本全是二次或三次计算指标。同时,还可设计通过某一指标数据与历史数据、同行数据、全国数据、相关指标数据进行纵向或横向分析,发现数据质量问题。另外,对于原始数据的处理方法、具体的工作进度等,也应在充分听取有关各方意见的基础上合理选择数据处理与分析方法,及时总结数据处理与分析阶段的数据质量控制经验和做法,以利于今后的改进。

(二)事中阶段质量控制

事中阶段是对统计数据采集与处理过程的控制与管理,是中医医院统计数据质量控制的重要控制阶段。事中阶段的数据质量控制包括对统计调查实施的控制、调查数据录入与审查的控制、数据统计处理的控制。

1. 统计调查实施的质量控制

调查员与被调查者是影响统计调查实施质量的两个主体,也是数据质量控制的重要影响因素。调查实施的质量控制最重要的是要构建一个标准的调查实施或数据收集制度,对整个统计调查或数据收集过程实施流程管理,规范化各个环节,督促调查员和被调查者严格执行统计调查或数据采集方案,以最大限度地减少实际发生的统计调查误差。

调查员素质的高低影响着调查的数据质量,其对调查项目的理解程度及其表达能力,直接反映在与被调查者之间的信息传递。其工作态度、价值观等也会对统计调查过程产生影响。调查员自身对统计指标理解不正确,或者虽然能正确理解统计指标但存在表述问题,均可能造成统计信息不能被正确传达到位,可通过提高调查员专业素养、提供相应的规范性指引文件、开展统计制度和统计指标的培训等来解决。

在被调查者主体方面,被调查者对统计指标或内容理解不正确或者不配合而引起的回答误差,可通过优化统计调查表或数据收集表等、减轻被调查者人工负担、优化数据采集方法或开展统计科普宣传、教育活动等措施来控制。针对被调查者拒绝回答或无效回答,可采用匿名、回访、替换被统计对象或者更换相近易统计的指标等措施来解决。

2. 调查数据录入与审查的质量控制

数据录入要采用必要方法校验统计数据,尽可能地减少录入差错的出现。录入过程中,可借助医院 HIS、电子病历、临床检验系统等业务信息系统对数据字符、值域等数据基本特征进行必要审查,构建数据完整性、逻辑性校验规则体系,并建立相应的审查机制和奖惩制度,减少人工审核深度和工作量,逐步实现数据审查流程化、系统化、规范化。如《国家中医药综合统计制度》在实施过程中,中医医院相关指标数据需要从基层中医医院逐级上报至省级中医药主管部门,再上报至国家中医药管理局,层层进行审查和校对,出现问题有应对措施并追踪问责,从而提高中医医院统计数据录入的质量。

3. 数据统计处理的质量控制

数据统计处理通常包括数据缺失、数据错误、数据异常等方面的处理。目前,国内外已存在较多成熟统计软件工具和处理方法,弄清楚缺失数据和异常值的产生机制及类型,选择通过回访来补缺或修正数据、统计处理方法和技术手段修补相应数据、直接剔除缺失值和异常值等恰当措施来处理。

（三）事后阶段质量控制

事后阶段的质量控制涉及数据质量评估、数据修订与发布，是中医医院统计数据质量控制的收尾阶段。统计分析报告发布之前，需要进行报告的质量评估，如果发现存在质量问题，应进行必要修订才能正式发布。统计分析报告发布之后，也可能存在质量问题，这是一个反复并不断趋于完善的过程。

1. 数据质量评估控制

数据质量评估控制的关键在于参照国内外的评估标准和经验，采用成熟完善的评估方法和模型。首先，不同的数据质量检验方法有其长处和局限性，要注意各种方法适用条件，根据被检验数据自身的特点选择合适的数据质量检验方法，必要时综合利用多种方法进行检验与对照。其次，针对各种统计指标参照有关标准规范分别建立规范的数据质量评估程序，只有经过规范数据质量评估并被确认符合基本要求的数据才能对外发布。最后，统计部门还应建立合适的数据质量评估框架，采用科学可行的评估方法，对评估结果做出合理解释。中医医院统计数据质量的评估，需要根据中医临床诊疗行为规范、医院运营管理要求等，参照相关标准规范，遵循一定的科学原则，采用医疗质量评价、医疗安全风险评估、护理质量控制、卫生管理效率分析等评估方法和模型，研究发现和解决不同阶段、不同业务、不同部门、不同行为的数据质量问题。

2. 数据修订的质量控制

数据修订的目的在于获得更加全面完整、准确可靠的报告数据。首先，修订的数据对象应经检验或评估发现存在一些质量问题的指标数据。其次，数据的修订要有明确的理论和实践操作依据，通过修订能较好地回应数据质疑。以下情况下需要进行数据修订：发现原始数据或计算方法等出现错误时；上级对统计指标解释或指标内容发生变化时；发现数据统计口径或数据来源不准确时。针对这些问题，可通过及时修订、定时修订，以及提高数据采集与分析透明度等举措，建立完善数据修订制度，规范数据修订过程，保证数据修订有依据、有审核、有把关，确保修订后的数据报告准确。

3. 数据发布的质量控制

数据发布是统计数据生成的一个重要环节。中医医院统计数据公布的主要问题是数据公布不及时，对于月度数据、季度数据等数据实时性要求较高的数据，其数据常常由于各种原因导致不能按时公布，部分统计指标解释不清晰、统计口径、计算说明不充分等也会影响数据的公布质量。可参照相关的国内外及行业标准规范，明确数据公布时间和频次，完善相应的数据公布制度。

第三节　统计数据质量评价

为切实解决统计数据存在的质量问题，必须建立一套数据质量评价模型，了解统计数据质量的状况，促使数据采集、传输、存储、交换、共享、分析等全过程人员规范相应工作，不断提升数据质量。本节将针对中医医院统计数据，采用综合评价法来构建中医医院统计数据质量评价模型。

一、综合评价法的基本思路

随着统计数据质量的概念由一维向多维发展，统计数据质量评价也从数据本身向整个数据生产过程各环节评价的扩展,产生了统计数据质量综合评价方法。这类方法的特点是根据统计数据质量的内涵,将统计数据质量划分成若干具体要求,进一步通过相应的基础指标来体现,再通过自评、互评或问卷调查等方式方法对各项基础指标进行判断与分析,给出相应的评价值,同时给出各项指标和各项质量要求的权重,最后汇总各项指标评价值,综合评价统计数据的整体质量。

二、中医医院统计数据质量综合评价指标体系

(一)构建的基本原则

中医医院统计数据质量评价指标的选取应遵循目的性、全面性、可操作性、独立性和科学性原则。

(1)目的性:从评价的内容来看,选取的评价指标应能反映中医医院统计数据质量的有关内容,如适用性指标偏向于统计制度或政策完善。

(2)全面性:选取的评价指标应尽可能地涵盖对中医医院统计工作全部流程的评价,并不是其中的某一过程,只有这样才能更加客观,而不是偏向某一方面。同时,应满足各级各类管理和业务人员对统计数据的需求。

(3)可操作性:选取的评价指标应切实可行,具有较强的可操作性,与中医医院高质量发展要求相适应。若选取的评价指标只符合研究理论,但获取困难,可操作性差,该指标统计结果肯定不尽如人意,该指标统计意义不大,不能满足预期目标。

(4)独立性:选取的评价指标相互之间应尽可能地避免高度相关,既能减少指标体系的冗余,又能避免提供重复的信息导致综合评价的结果出现偏差。

(5)科学性:各种指标的设计要具有科学的理论依据,含义明确,便于采集、分析和评价。

(二)中医医院统计数据质量影响因素分析

从前提条件、事前阶段、事中阶段、事后阶段四个阶段来分析中医医院统计数据质量维度。

1. 前提条件

前提条件指中医医院统计环境质量,中医医院统计环境是所有影响中医医院统计工作的外部因素和条件的总称。一个好的统计环境是生产高质量数据的必要条件,需要高素质的人员队伍、健全的中医药统计法规、统计管理体制机制、完备的基础设施和充足的经费保障等。针对数据质量方面,前提条件最主要的内容就是资料准备,准备好填表说明、指标解释等数据规范性文件,客观性、保密性等维度可以反映出中医医院统计环境质量的特点。

(1)客观性:客观是相对于主观而言,具有不以人的意志为转移的特点。客观性方面的影响因素主要有中医医院统计部门和人员的独立性、是否具有数据规范性文档。中医医院统计部门和人员的独立性主要指是否具有独立的统计机构或者统计人员。数据规范性文档包括填表说明、指标解释等限定数据范围、指导数据规范并准确地填写的文档。

(2)保密性:保密性是数据安全的要素之一,通常是相对的,根据数据使用的目的和客观需求,针对不同区域和不同人员进行保密,例如医院支出明细在财务科是公开的信息,对其他科室则是保密;同时,保密还具有时效性,医院内部人员当月工资收入情况到了下个月就不再具备保密性。中医医院统计数据应保证不被泄露给非授权的用户、实体或过程,保护网络中交换的统计数据安全,防止因数据被截获而造成泄密。

2. 事前阶段

事前阶段即指中医医院统计设计质量。事前阶段是指根据实际需求,在中医药行业背景

下,参照国家和行业准则,合理地进行中医医院统计设计。针对数据质量方面,事前阶段最主要的内容就是按照相关数据规范性文件采集数据,适用性、经济性、相关性、有效性等维度能反映尚未进行中医医院统计数据采集和处理阶段的特点。

(1)适用性:收集中医医院统计信息满足数据使用者的需求程度,中医医院统计数据及其相关产品的主要用户被识别程度,对反馈的意见和建议做出恰当的处理。如通过建立中医医院统计数据交流群,便于相关人员沟通交流和解决问题。

(2)经济性:在满足数据使用人员或团队的基本需求情况下所使用的最低成本,关注的是资源成本的合理使用和节约程度。

(3)相关性:统计数据包含所研究领域的相关信息,描述数据内容与用户期望或者需求之间的相关程度。

(4)有效性:主要指数值的有效性,即数据含义的有效表达,要求中医医院统计数据能正确有效地反映出中医医院医疗服务与运营管理的实际情况,能正确有效地进行统计分析。

3. 事中阶段

事中阶段即指中医医院统计调查与处理质量。事中阶段主要是确保源数据按照事前阶段的设计进行中医医院统计数据的收集整理,并尽可能减小此过程产生的误差,包括数据录入、数据传输、数据管理等过程,准确性、可靠性、可比性、有效性、可解释性等维度可体现事中阶段的特点。

(1)准确性:正确描述所计量现象的能力,数据结果与真实情况的接近程度,数据是否按照填表说明等规范性文件正确填写。如中医治疗人数指标,不同人员对该指标含义和采集范围的理解不同,导致该项指标的统计口径不一,数据差异较大。

(2)可靠性:一般多表示可信赖或可信任,一方面指中医医院统计数据的可靠性,统计数据正确、真实,能反映中医医院运营实际情况;另一方面指中医医院统计部门或团队的可靠性,统计部门或团队是独立的、专业的,具有一定的信服度。

(3)可比性:统计数据在空间、时间上的可比程度。空间上,在国内参考同一统计标准(国家标准、行业标准、团体标准等),同一统计指标在不同地域的统计口径保持一致;时间上,以日、月、季、年等时间长度对比分析数据。

(4)有效性:主要指数据表达的有效性,输入的字符有效,即输入的是有效数据,数据以合适的手段或方法进行填报,以正确有效的格式进行展现,数据录入符合规范要求。

(5)可解释性:数据所对应的中医医院统计指标是有意义的,有指标解释等说明文档,统计数据具有含义且能被解释,并且有理论支撑。

4. 事后阶段

事后阶段指中医医院统计数据的评估、修订和发布质量。事后阶段是形成统计分析报告后的阶段,包括按照国家标准、行业标准等相关标准及时发布数据,并开展积极有效的统计分析报告质量评估与修订工作。事后阶段最主要是数据输出,此阶段的质量可通过及时性、完整性、可获得性、一致性等维度来评估。

(1)及时性:为需求用户提供中医医院统计数据的快慢程度,事先告知用户统计数据发布的时间与间隔时间,确保数据发布日期与约定的发布日期尽可能接近,及时更新中医医院统计指标并改善中医医院统计信息系统或数据分析系统。

(2)完整性:在一次数据收集中所包含值的程度,主要保证实体、属性、记录、字段值不缺失。

(3)可获得性:适量的中医医院统计数据在适当的时间可通过一定的手段和方法获取,以及获取统计数据和相关辅助信息的容易程度。

(4)一致性:事务的基本特征或特性相同,其他特性或特征相类似,数据在数据集内部、前后期之间以及其他主要数据来源或统计框架之间相互一致,数值唯一,数据含义无二义性,主要包括统一数据来源、统一存储和统一口径。

(三)中医医院统计数据质量影响因素指标体系

通过中医医院统计数据质量维度来分析中医医院统计数据质量的主要影响因素,这些影响因素分布在前提条件、事前阶段、事中阶段、事后阶段四个阶段,任何阶段的影响因素出现问题都会影响最终的统计数据质量,因此中医医院统计数据质量的影响因素即可作为中医医院统计数据质量的重要评价指标。从中医医院统计数据质量影响因素的 15 个质量维度中,筛选出有效性、可靠性、客观性、及时性、完整性、可比性和可获得性 7 个数据质量维度来构建。

1. 客观性方面的因素

是否具有独立的统计部门或者统计人员;统计调查或数据收集工作是否公开、透明;相关法律法规或规章制度是否宣传到位,中医医院统计团队或统计人员是否遵循相关法律法规和规章制度。

2. 有效性方面的因素

数据采集是否正确有效,数据所表达的内容是否与实际情况相符;数据是否通过合理性审核,数据录入是否合规,数据是否符合规范性文件的要求,指标解释无二义性,输入的是有效字符,并且数值在有效范围内;数据录入是否正确,数据是否出现错填、漏填、误填的现象。

3. 可靠性方面的因素

数据来源的可靠性,统计人员是否从统计角度选择数据来源;中医医院统计部门或团队的信服度,是否有权威的统计部门或团队;数据处理的可靠性,是否采用完善成熟的统计技术来编制数据和分析数据;数据修正规则和程序的合理性与科学性,是否研究和分析数据的差异,是否制修订相关的调查手段和方法。

4. 可比性方面的因素

统计数据在时间上是否可比;统计数据在空间上是否可比。

5. 及时性方面的因素

中医医院统计数据公布的及时性,是否事先告知用户统计数据发布时间与间隔时间,数据发布日期与约定的发布日期是否接近;数据更新的及时性,对重要指标的更新频率是否满足要求,是否及时改进更新不完善的统计系统。

6. 完整性方面的因素

数据结果是否完整;数据之间的关联性是否完整;数据约束关系是否完整,数据是否通过逻辑性审核,数值大小是否与数据之间的逻辑关系一致。

7. 可获得性方面的因素

中医医院各级各类用户获取统计数据的难易程度,是否根据需求提供非保密文档;获取相关统计信息咨询服务的难易程度,获得及时的专业服务和技术支持的便利程度,当使用数据遇到困难时是否提供合适的解决办法。

以数据质量维度为纲,影响因素为目,构建一个四级结构的中医医院统计数据质量综合评价指标体系,第一层次是中医医院统计数据的整体质量;第二层次将中医医院统计活动的全过程划分为不同的阶段;第三层次列出了相应的数据质量维度。其中,客观性主要是对统计数据质量的前提条件的质量要求;有效性、可靠性和可比性主要是对统计数据质量事前阶段和事中阶段的质量要求;及时性、完整性和可获得性主要是对统计数据事后阶段的质量要求。在各质量维度之下又设置了若干基础指标,通过这些指标可以更确切地反映相应数据质量维度的内在要求。详见表4.1。

表4.1 中医医院统计数据质量评价指标体系

一级指标	二级指标	三级指标	四级指标
中医医院 统计数据质量	前提条件	客观性	统计部门或人员的独立性
			统计调查或数据收集工作的公正性
			法律法规和规章制度的普及
	事前阶段	有效性	数据采集的有效性
	事中阶段	有效性	数据录入的正确性
			合理性审核
		可靠性	数据来源的可靠性
			统计部门或团队的信服度
			数据处理的可靠性
			数据修正规则和程序的合理性与科学性
		可比性	时间上的可比性
			空间上的可比性
	事后阶段	及时性	数据公布的及时性
			数据更新的及时性
		完整性	数据结果的完整性
			数据关联的完整性
			数据约束的完整性
		可获得性	数据获取的难易程度
			相关信息获取的难易程度

三、中医医院统计数据质量综合评价指标权重

对数据整体质量而言,各评价指标间的相对重要性未必相同,评价指标之间的相对重要性大小,可应用权重系数来刻画。赋予对评价结果较重要的指标以较大的权数,反之,则赋予较小的权数,同时要求每个层次下各指标的权数之和都应等于100%。

指标权数的确定方法有两大类:主观赋权法和客观赋权法。主观赋权法的特点主要是利用专家的知识和经验来确定各指标的权数,常用的有层次分析法、专家调查法、环比评分法等。客观赋权法的特点是从统计数据出发,根据各指标所提供信息量大小来确定权数,常用的有熵权法、突变级数法、标准离差法、CRITIC法、TOPSIS模型法等。本节采用层次分析法来确定各项指标的权重,构建中医医院统计数据质量评价模型。

(一)利用层次分析法确定指标的权重

层次分析法(Analytic Hierarchy Process,AHP)是常用的一种系统分析方法,多应用于难以

用定量方法解决的课题,在我国政策制定、城市规划、教育发展、方案排序、科研评价、资源分配、工程计划等领域得到广泛应用。AHP 的实现过程大体分为构建层次结构模型、构造判断矩阵、层次单排序及其一致性检验、层次总排序及其一致性检验四个步骤。

1. 构建层次结构模型

一般将决策问题分为最高层、中间层、最底层三个层次,最高层也叫目标层,表示要解决的问题,即总目标,一般只有一个总目标;中间层也叫准则层,表示解决问题时要考虑的因素或需采取的措施,有一层或多层;最底层也叫方案层,表示用于解决问题的各种方案、措施等。AHP 方法实现最终目标是解决最高层与最底层的相对权重问题,根据权重对最底层的方案进行优劣排序。

2. 构造判断矩阵

判断矩阵是指该层因素针对上一层某个因素相对重要性的比较。若中间层有 n 个因素,则判断矩阵 $\mathbf{A}$ 为

$$\mathbf{A} = \begin{bmatrix} a_{11} & a_{12} & \cdots & a_{1n} \\ a_{21} & a_{22} & \cdots & a_{2n} \\ \vdots & \vdots & & \vdots \\ a_{n1} & a_{n2} & \cdots & a_{nn} \end{bmatrix}$$

其中元素 a_{ij} 表示因素 i 与因素 j 的相对重要程度比较,即有

$$a_{ij} = ss\frac{1}{a_{ji}} \quad a_{ii} = 1$$

使用 $1-9$ 标度方法来确定判断矩阵元素 a_{ij},详见表 4.2。

表 4.2 判断矩阵标度及含义

标度	含义
1	因素 i 和因素 j 同等重要
3	因素 i 和因素 j 稍微重要
5	因素 i 和因素 j 明显重要
7	因素 i 和因素 j 强烈重要
9	因素 i 和因素 j 绝对重要
2,4,6,8	上述两相邻判断的中间值
倒数	若因素 i 与因素 j 的重要程度之比为 a_{ij},则因素 j 与因素 i 的重要程度之比为 $a_{ij} = \dfrac{1}{a_{ji}}$

3. 层次单排序及其一致性检验

根据判断矩阵计算最大特征根及其特征向量,将归一化后的向量记为 w(即 w 中各元素之和等于 1),w 的元素为同一层次因素对于上一层次的某因素相对重要性的排序权值,即层次单排序。若通过一致性检验,则 w 为权向量;若不通过,则重新构造判断矩阵。

4. 层次总排序及其一致性检验

计算最底层元素对最高层的合成权重,形成组合权向量,若通过组合一致性检验,则选此组合权向量表示最终决策方案,否则应重新构造判断矩阵。在实际操作中,总排序一致性检验常常可以省略。

基于某省 2002—2017 年中医药综合统计年报数据,采用 AHP 方法构建中医医院统计数据

质量评价模型,其基本步骤如下:

步骤 1:以中医医院统计数据质量评价为目标层,评价原则为准则层,中医医院统计数据质量维度为方案层,构建中医医院统计数据质量维度评估分析的层次结构模型,详见图4.6。根据问卷调查结果对准则层进行赋值,然后求出该层的判断矩阵、相应的权重以及最大特征值等,最后得出数据质量维度对中医医院统计数据质量影响程度的优先序列排序。

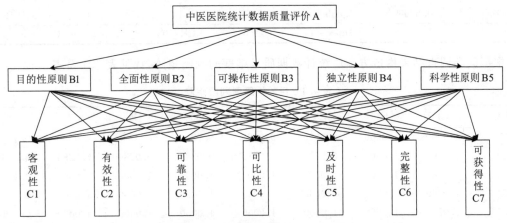

图4.6 中医医院统计数据质量评价的层次结构模型

步骤 2:对初始化数据进行预处理。采用的数据是根据该省公立中医医院上报年报数据进行整理统计,对于与历年数据相差较大的差异值和缺失值通过电话咨询获取或去除该条无效记录。在进行数据分析之前,对原始数据进行处理,将公立中医医院进行编码,并对整理过后的数据根据指标缺失情况进行统计。

步骤 3:构造判断矩阵。依据统计报表初始化数据以及层次结构模型构建中医药统计数据质量综合评价因子判断矩阵。

步骤 4:一致性检验。对构造的判断矩阵进行一致性检验,若没通过检验,则回到步骤3—步骤4。

步骤 5:综合评估排序。通过一致性检验的组合权向量可以作为最终的综合评估方案,由此权重得到各数据模块数据质量的综合评估排名。

(二)实证研究

对于准则层统计原则权重的确定,通过问卷调查及咨询有关专家,得到目的性原则、全面性原则、可操作性、独立性原则和科学性原则的平均分分别是4.29,3.40,4.26,3.17,3.59,根据问卷调查的结果,可求出该层的判断矩阵、最大特征值等。

对于模型的第二层统计原则权重的确定采用主观赋值法,通过问卷调查及咨询有关专家,对于中医医院统计数据质量而言,目的性原则和可操作性都是比较重要,全面性原则和独立性原则不太重要,而科学性原则是非常重要,由于统计数据分析与研究同信息用户的需求紧密相关,而获得中医医院统计数据的手段必须是切实可行的,其统计指标应该是可统计测量的,故而绝大多数专家认为目的性原则和可操作性原则相对重要,具体权重值见表4.3所示。

表 4.3　评价原则判断矩阵

	B1	B2	B3	B4	B5	权重
B1	1.0000	1.2618	1.0070	1.3533	1.1950	0.2293
B2	0.7925	1.0000	0.7981	1.0726	0.9471	0.1817
B3	0.9930	1.2529	1.0000	1.3438	1.1866	0.2277
B4	0.7389	0.9324	0.7441	1.0000	0.8830	0.1694
B5	0.8368	1.0559	0.8427	1.1325	1.0000	0.1919
	λmax=5		CI=0		CR=0	

根据问卷调查结果构造方案层统计数据质量维度的判断矩阵,详见表 4.4 至表 4.9。

表 4.4　目的性原则判断矩阵

B1	C1	C2	C3	C4	C5	C6	C7	权重
C1	1.0000	1.0000	0.9286	0.9286	0.9286	0.9286	0.9286	0.1354
C2	1.0000	1.0000	0.9286	0.9286	0.9286	0.9286	0.9286	0.1354
C3	1.0769	1.0769	1.0000	1.0000	1.0000	1.0000	1.0000	0.1458
C4	1.0769	1.0769	1.0000	1.0000	1.0000	1.0000	1.0000	0.1458
C5	1.0769	1.0769	1.0000	1.0000	1.0000	1.0000	1.0000	0.1458
C6	1.0769	1.0769	1.0000	1.0000	1.0000	1.0000	1.0000	0.1458
C7	1.0769	1.0769	1.0000	1.0000	1.0000	1.0000	1.0000	0.1458
	λmax=7		CI=0		CR=0			

表 4.5　全面性原则判断矩阵

B2	C1	C2	C3	C4	C5	C6	C7	权重
C1	1.0000	1.0000	1.0000	1.0000	1.0000	0.8125	1.0000	0.1383
C2	1.0000	1.0000	1.0000	1.0000	1.0000	0.8125	1.0000	0.1383
C3	1.0000	1.0000	1.0000	1.0000	1.0000	0.8125	1.0000	0.1383
C4	1.0000	1.0000	1.0000	1.0000	1.0000	0.8125	1.0000	0.1383
C5	1.0000	1.0000	1.0000	1.0000	1.0000	0.8125	1.0000	0.1383
C6	1.2308	1.2308	1.2308	1.2308	1.2308	1.0000	1.2308	0.1702
C7	1.0000	1.0000	1.0000	1.0000	1.0000	0.8125	1.0000	0.1383
	λmax=7		CI=0		CR=0			

表 4.6　可操作性原则判断矩阵

B3	C1	C2	C3	C4	C5	C6	C7	权重
C1	1.0000	0.8571	0.8000	0.7500	1.0000	1.0000	0.8000	0.1250
C2	1.1667	1.0000	0.9333	0.8750	1.1667	1.1667	0.9333	0.1458
C3	1.2500	1.0714	1.0000	0.9375	1.2500	1.2500	1.0000	0.1563
C4	1.3333	1.1429	1.0667	1.0000	1.3333	1.3333	1.0667	0.1667
C5	1.0000	0.8571	0.8000	0.7500	1.0000	1.0000	0.8000	0.1250
C6	1.0000	0.8571	0.8000	0.7500	1.0000	1.0000	0.8000	0.1250
C7	1.2500	1.0714	1.0000	0.9375	1.2500	1.2500	1.0000	0.1563
	λmax=7		CI=0		CR=0			

表 4.7　独立性原则判断矩阵

B4	C1	C2	C3	C4	C5	C6	C7	权重
C1	1.0000	1.0000	1.0000	1.1538	1.2500	1.2500	1.0714	0.1563
C2	1.0000	1.0000	1.0000	1.1538	1.2500	1.2500	1.0714	0.1563
C3	1.0000	1.0000	1.0000	1.1538	1.2500	1.2500	1.0714	0.1563
C4	0.8667	0.8667	0.8667	1.0000	1.0833	1.0833	0.9286	0.1354
C5	0.8000	0.8000	0.8000	0.9231	1.0000	1.0000	0.8571	0.1250
C6	0.8000	0.8000	0.8000	0.9231	1.0000	1.0000	0.8571	0.1250
C7	0.9333	0.9333	0.9333	1.0769	1.1667	1.1667	1.0000	0.1458

$\lambda max = 7$　　　　CI$=0$　　　　CR$=0$

表 4.8　科学性原则判断矩阵

B5	C1	C2	C3	C4	C5	C6	C7	权重
C1	1.0000	0.9333	0.9333	1.0000	1.0000	1.0000	1.0000	0.1400
C2	1.0714	1.0000	1.0000	1.0714	1.0714	1.0714	1.0714	0.1500
C3	1.0714	1.0000	1.0000	1.0714	1.0714	1.0714	1.0714	0.1500
C4	1.0000	0.9333	0.9333	1.0000	1.0000	1.0000	1.0000	0.1400
C5	1.0000	0.9333	0.9333	1.0000	1.0000	1.0000	1.0000	0.1400
C6	1.0000	0.9333	0.9333	1.0000	1.0000	1.0000	1.0000	0.1400
C7	1.0000	0.9333	0.9333	1.0000	1.0000	1.0000	1.0000	0.1400

$\lambda max = 7$　　　　CI$=0$　　　　CR$=0$

表 4.9　质量维度的合成权重

维度	目的性原则	全面性原则	可操作性原则	独立性原则	科学性原则	权重
客观性	0.1354	0.1383	0.1250	0.1563	0.1400	0.1380
有效性	0.1354	0.1383	0.1458	0.1563	0.1500	0.1446
可靠性	0.1458	0.1383	0.1563	0.1563	0.1500	0.1494
可比性	0.1458	0.1383	0.1667	0.1354	0.1400	0.1463
及时性	0.1458	0.1383	0.1250	0.1250	0.1400	0.1351
完整性	0.1458	0.1702	0.1250	0.1250	0.1400	0.1409
可获得性	0.1458	0.1383	0.1563	0.1458	0.1400	0.1457

　　由表 4.9 可知,中医医院统计数据质量维度的影响程度由高到低的排序是:可靠性、可比性、可获得性、有效性、完整性、客观性、及时性,权重分别为 0.1494,0.1463,0.1457,0.1446,0.1409,0.1380,0.1351。由此可见,从数据质量维度方面应更关注可靠性、可比性等维度对中医医院统计数据质量的影响。

第四节　统计数据质量问题分析

　　本节结合统计数据质量常见问题和中医医院统计工作实际,分析总结了中医医院统计数据的常见问题,并提出相应解决方法。

一、统计数据质量一般性问题分析

（一）数据不实、甚至弄虚作假

这是最常见的统计数据质量问题，也是危害最为严重的数据质量问题。这类统计数据可能完全是虚构的、杜撰的、毫无事实根据。造成统计数据虚假因素多种多样，如有意虚报、瞒报统计数据资料，指标制定不严密，统计制度不完善等。

（二）指标数值背离指标原意

这是由于对统计指标理解不准确、因指标含义模糊、指标计算的随意性大等原因造成的数据质量问题，表现为收集整理的统计数据不是所要求的统计内容，数据与指标原意出现走样情况。

（三）数据的不可比性

同一个指标在不同时期的统计范围、口径、方法、单位上有差别而造成的数据的不可比性。

此外，常见的统计数据质量问题还有数据录入错误、计算方法或公式错误等等。造成这些问题的原因主要有：一是统计观念缺乏创新，统计手段和方法不科学，造成统计数据获取的及时性、准确性、权威性"弱化"，指导决策和服务管理的职能作用"淡化"；二是统计基础工作薄弱，有些中医医院不重视统计工作，基础核算资料、原始记录、统计台账不健全、不完善、不规范，获取统计数据信息化支撑缺失，不能运用科学方法收集、整理、论证统计数据，凭印象填报数据，统计数据随意性较大；三是统计队伍还未形成，统计队伍人才队伍不稳定、统计人员经常更换，新手多，外行多，兼职人员承担相应工作，统计人员中存在业务素质偏低，复合型人才少，尖子人才少；四是盲目追求政绩造成对数据质量的负面影响，统计数字作为一定时期运营成果的客观反映，就被赋予了极为特殊的色彩，可能会受到人为的干扰使得统计数据的客观性、准确性、真实性受到严重影响。

二、中医医院统计数据质量问题

（一）统计数据缺失

中医医院医疗信息数量太多，并且分布不均匀，相关工作人员完成信息采集工作的过程中，在客观或者人为主观因素的影响下，会将某些医疗信息忽视。在医疗信息采集过程中，重要信息缺失、不完善等问题出现概率较高，特别在医院门诊、急诊更为明显。门急诊诊疗人次的数据统计来自挂号室计算机的记录，挂号室的主要数据工作是录入患者基本信息，自动生成患者 ID 号，但是在实际运行中存在一人多号，存在门诊量计算与实际不符的可能，究其原因可能是患者有意瞒报病史或就诊史，也有可能是门诊工作人员在信息输入过程中疏忽，此外还存在患者在门诊挂号后出于个人原因不再继续就诊而退还门诊挂号单，还存在着部分患者已经成功预约医生后却没有如约应诊或是没有按照规定程序预约，导致预约排队的数据与实际情况出现误差，但是在计算机统计中可能未及时将该情形信息过滤。

（二）统计数据格式不规范

由于医疗信息的特殊性，信息在填写登记时，很容易因填写人员主观错误，信息素质不足，出现录入指标数据之间存在着明显逻辑错误，未按照实际情况登记相关数据。填写格式不规范，如在统计住院数据时，容易出现因为数据错误而导致出院与住院数据不符合等情况。病案首页信息作为中医医院统计数据的重要来源之一，关乎医院统计数据质量水平。病案信息资料的输入通常以在线形式进行记录，依托医院信息系统（HIS、EMR 等系统），几乎所有的医务人员都需要使用 HIS 和 EMR 系统,部分医务人员由于自身责任感欠缺,对于信息的录入不够准确和全面,使得统计报表的数据失真;对于患者的原始情况记录片面,使得病案信息不全,在后续的病案查询环节中容易出现检索障碍。

（三）统计数据误报

医院相关人员编制统计分析报告时,容易因为自身的主观忽视或因为某些压力,漏报甚至故意瞒报某些医疗缺陷数据。例如,以病床使用率为例,在一定时期内受季节发病特点影响,部分科室病床会出现满床,而此时部分科室病床有余,为使床位分布更加均衡,医院会对原有床位进行重组调配,并将部分科室名称进行挪动和更换。若在这种情况下,依然使用原始病床使用数据进行科室病床利用率计算,那么病床使用率就会出现与实际情况不相符的问题。

（四）统计数据一致性差

各级各类中医医院均不同程度建立了 HIS、电子病历等业务信息系统,采用不同供应商产品,医疗业务数据标准使用不一、缺乏统一标准,每家医院信息各自成体系,呈现多个数据体系,信息孤岛现象严重,使得中医医院信息共享难以实现。门诊、住院、信息、统计等部门之间存在对某些数据指标的统计口径理解不统一情况,极易导致统计数据不一致。病案首页书写质量的好坏直接影响各项医疗质量指标的统计,影响疾病 ICD－10 编码、中医病证编码及手术 ICD－9－CM－3 编码的准确,也是影响病种、病证、手术数据统计准确的重要因素。

（五）数据挖掘有待强化

随着智慧医院建设,云计算、大数据、物联网、人工智能等新技术的深入应用,中医医院数据呈现出快速持续增长现象,蕴含的信息价值也丰富多样,分析挖掘利用价值很高,为开展中医临床科学研究提供着海量的数据。但目前医院信息化建设与发展过程中,普遍存在医院的计算资源无法共享、数据资源无法共享等问题,医院数据多系统、多业务存储,数据孤岛现象依然存在,底层数据结构不统一,建设的数据平台无法得到底层数据的全面支持,数据整合度不高,医院数据中心忙于业务系统建设,未能充分认识数据开放的重要性,未建立一整套的数据开放机制,临床医生、科研人员不能及时获取开放数据。在数据开发利用方面,很多数据处于"沉睡"状态,数据分析挖掘缺乏一定的深度和广度,未形成一整套的数据分析流程,数据分析模型建立不全面,基于医院管理决策的数据支持服务不够,数据驱动业务应用不足。

三、中医医院统计数据质量问题的解决方法

（一）提高医院统计人员专业素质

工作人员专业能力是医院提高统计数据质量、加强统计控制的重要基础。为有效提高中医医院统计人员的专业素质,医院有针对性地开展不同层级、不同岗位的工作人员的培训。例如,对于医院编码人员,可聘请编码专家直接针对病案部门专业编码人员培训,帮助他们及时了解编码技术。对医护人员,可通过组织活动提高数据重视程度,规范病历书写或数据填写。医院还应进一步引进专业数据统计人才、专业编码人才,提高医院统计人员的专业性,增加数据统计工作的熟练度,真正做到相关工作人员从统计视野科学选择统计方法,有效完成数据分析研究,尽可能避免统计人员对业务陌生而导致数据出现质量问题。编码人员引进与培训更是从根本上为数据统计提供重要支持和保障,专业编码人员可熟练区分手术操作码和疾病编码,有效避免医院编码混淆情况,尽可能减少因手术、疾病操作编码不准确导致病种分析不准确、评价不客观等问题。同时,依据现行法律法规和规章制度要求规范统计人员行为,引导统计人员严格履行职责,秉承认真态度完成统计工作,以免在人为因素影响下对医院统计数据质量造成影响。

(二)严格控制数据收集及处理过程

数据全过程监管是提升数据质量的有效途径,应利用现代信息技术构建相应的信息系统,通过系统对数据质量进行合理校验,多方面监测数据质量,实现数据全过程、全面面监管。如对数据进行完整性、时效性测试,定期对数据记录条目、项目进行检测,检查是否完善,检查数据是否按照指定时间获取或采集等。

对门诊数据检查方面,要秉持更加端正的审核态度,严肃认真地对各项数据进行实际审核,对比分析同比、环比数据,如门诊量应考察与各位医生接诊人次的符合程度,与以往数据的对比分析。对住院数据检查,要更加注重医疗行为数据的规范性、完整性等,特别是负性指标数据的检查审核,负性指标是反映医院医疗缺陷的重要依据,其中包括并发症发生率、手术感染率、院内感染率等等指标,提高对负性指标的重视度,可及时有效发现和处理问题,规避医疗风险或医疗事故。针对目前存在的数据统计制度漏洞,应建立相应的统计管理规范和制度,对于人工蓄意使出院患者数量虚增或减少住院天数的不良现象要及时查处和批评治理。

(三)完善统计数据审核评估方法

统计数据有效收集之后,评估数据是保证数据质量的重要环节。根据医院实际情况、数据的复杂程度,应对数据审核评估进一步完善与说明,不断加强统计审查工作的重视,安排专门的统计人员固定负责一定的指标数据审核,这样统计人员对指标数据的熟悉程度较深,容易产生数据质量审核的独到见解,有利于提高统计资料质量。同时,还应利用多种方法对数据进行全方位的评估分析,如针对某些较为复杂、特征不够明显的数据,可采用绘制折线图方法评估,将数据中的相对指标以及绝对指标通过坐标图形象反映出来,针对变化较大的折现图形,必须分析清楚导致的原因,查找问题。针对某些数量较庞大的数据,可采用随机抽样或者抽取典型数据方法进行评估分析。还可采用对比分析方法对数据进行评估,将现有数据水平变化、动态趋势与以往的水平变化、动态趋势相比较,对各种具体的相关指标进行比对,一旦发现数据变化较大情况,一定要查摆其原因。

(四)做好医院数据治理和应用深化

数据是医院智慧化的核心,质量是医院智慧化的灵魂。数据在创建、存储、应用、维护、迁移、报废的整个生命周期各个环节,都会产生不同程度的数据质量问题。医院应将数据质量提升作为健康医疗数据治理工作的核心内容,研究建立医院健康医疗数据质量控制管理体系,明确医院健康医疗数据质量管理目标、控制对象和指标,建设数据质量管理平台,从数据的定义、录入、存储、加工、交换、使用等全过程进行数据质量监控,定义数据质量检验规则、执行数据质量检核,善于应用数据质量管理工具发现问题,建立数据质量问题定义、问题发现、问题整改、问题跟踪、效果评估的闭环管理机制,生产数据质量报告。以健康医疗业务需求为导向,构建多维度、全方位、多元化的健康医疗大数据智能处理技术方法库,为医疗健康大数据分析管理与应用提供有效工具,加强数据抽取、数据清洗、数据转换、数据加载,充分应用常用统计检验、数据可视化、智能检索、医疗健康知识图谱等方法,构建多种医院健康医疗数据模型,让医院健康医疗数据"活"起来,让数据价值发挥出来。

第五章　中医医院统计信息化

"十三五"时期,中医药行业贯彻落实国家信息化发展总体部署,推进中医药信息化建设,中医医院统计信息化建设水平有较大的提升。《"十四五"中医药信息化发展规划》明确提出"依托现有资源建设国家、省级中医药综合统计信息平台,逐步建立完善中医药统计直报系统"。中医医院不断深入开展统计信息化建设,研究开发与应用中医病案首页管理信息系统、中医医院综合统计信息管理系统、中医医院统计决策支持系统等,强化统计数据上报信息化支持。

第一节　中医病案首页管理信息系统

中医病案首页管理信息系统是规范中医医院中医电子病历、中医病案首页管理的核心系统,主要功能是依据《中医电子病历基本规范(试行)》《中医(住院)病案首页数据填写质量规范(暂行)》《中医(住院)病案首页质量管理与质控指标(2017 年版)》和《中医住院病案首页质控考核细则(2017 年版)》,以及卫生行业标准《电子病历基本数据集 第 11 部分:中医住院病案首页》(WS/T 445.11－2014)、《电子病历共享文档规范第 33 部分:中医住院病案首页》(WS/T 500.33－2016)等,用以指导中医病案首页管理信息系统的建立、使用、数据保存、共享和管理。

为适应以中医电子病历为核心的中医医院信息化建设要求和医院业务发展的需求,中医病案首页管理信息系统需实现中医病案数据同步、中医病案首页录入、病案综合查询、日志录入及查询、数据验证、报表汇总及产出、字典设置、系统管理、数据上传管理等功能,能够满足医院、各级中医药管理部门的统计和管理需求,实现与省级、国家中医药综合统计平台对接。系统功能框架如图 5.1 所示。

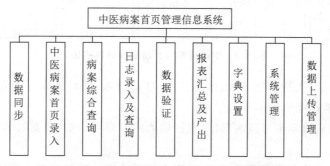

图 5.1　中医病案首页管理信息系统功能框架

一、中医病案数据同步

中医病案数据同步模块是将医院病案管理人员将医院信息系统(HIS)或中医电子病历系统中关于中医病案首页数据,同步进入中医病案首页管理信息系统,主要包括数据同步设置、同步字段设置、数据源查询等功能。该模块功能结构如图 5.2 所示。

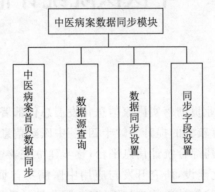

图 5.2　中医病案数据同步功能模块结构图

二、中医病案首页录入

中医病案首页录入模块主要包含基本信息、诊疗信息、费用信息三个方面,其中基本信息模块包括个人信息和联系信息 2 个部分;诊疗信息模块包括住院情况、门急诊情况、中医诊疗、出院诊断、手术与操作、其他、签名等 7 个部分;费用信息模块包括住院费用、综合医疗服务类、诊断类、治疗类、康复类、中医类、西药类、中药类、血液和血液制品类、耗材类及其他类 11 个部分。该模块功能结构如图 5.3 所示。

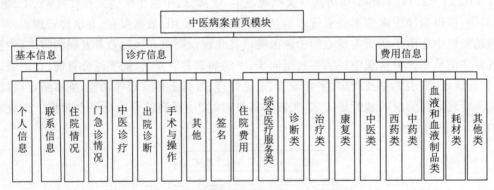

图 5.3　中医病案首页功能模块结构图

中医病案首页同时支持直接录入、选择录入、自动录入、代码录入等录入方式,根据中医病案首页不同模块的指标编辑框的不同类别。

直接录入:用户只需单击对应编辑框,直接输入内容即可。如"病案号",用户单击编辑框直接输入数字即可。

选择录入:当用户单击信息项编辑框,弹出下拉框或按空格键后弹出下拉框时,在其下拉框中单击选择内容即可录入。

自动录入:根据已经同步的中医病案信息自行生成与之匹配的内容,用户一般是不可编辑,但有个别信息项例外,如"实际住院"会根据"入院时间"与"出院时间"自动计算得出,若与实际情况有出入,用户也可单击其编辑框进行修改。

代码录入:系统主要的输入工具,是"医用文字信息处理技术"的一个具体应用,在输入汉字词条[如疾病诊断名称、手术名称、地址、医(护)师姓名等]及其特定编码(即代码)时,无须用汉字输入法打字一个个汉字输入,仅需按汉字词条的助记编码,输入几个字母或数字,就可以输入整个汉字词条及其代码的一种输入方法。

三、病案综合查询

病案综合查询模块指对病案首页资料进行查询,主要包括基本综合查询、组合查询、自定义查询、查询结果导出、查询结果打印,可根据用户需要自由组合查询条件和显示结果,满足医院各类查询需求。

基本查询:用户单击各信息项的编辑框输入或选择条件信息,信息项主要包括病案年度、科别、审核状态、出院起止日期、病案号等。搜索条件设置完毕后,单击"搜索"按钮将在"病案列表"输出满足条件的病案,单击选择病案即可查看其详细信息。

组合查询:支持基本信息、诊断信息、科室信息、手术信息、医生信息、费用信息等查询条件的组合查询,选取一个或多个条件进行组合查询。用户需要查询哪个条件,就选择此条件然后根据相应操作方法录入条件值,即可查询符合条件的病案记录。

自定义查询:分两步进行,第一步确定查询条件组(指一组相关条件的组合),检索符合条件的病案;第二步根据选取的条件组检索病历后,对病案输出的项目内容进行设置。用户首先需要确定输出项组(输出项组指一组病案首页项目的组合),若已经保存的输出项组中没有用户所需要的,用户需要新建输出项组,合理运用"增加""删除""插入"等功能对新建项目组的内容进行设置。用户设置完输出项组后,可输出该输出项组的所有病案项目信息。一个新的输出项组经建立并执行输出后,可保存该输出项组信息,下一次进行自定义查询输出时,可直接在已有输出项组选取列表框选定进行输出。

同时在系统编辑框方面设置了"分类、排序、求和、代码、输出"等栏目,均为开关选项,可修改其栏目中显示的值。

分类:在信息项所在行的"求和"栏内,反复单击时按"空→√→空"顺序显示。当该信息项所在行的"分类"栏为"√"时,表示对该项目分类合并输出。如新建"各科别住院总费用"输出项组,将"出院科别"信息项分类栏单击成"√",将"住院总费用"信息项求和栏单击成"√",即可输出相应报表。可以进行分类输出的信息项是病案首页中有共性的项目,如出院科别、疾病诊断、日期等。只能对信息组1个信息项进行分类,其他信息项可求和,如费用,住院天数等;否则,输出的报表列对整个报表是无意义的,如分类同时输出病案号、病人姓名等。

排序:在信息项所在行的"排序"栏内,反复单击时按"空→↑→↓→空"顺序显示。其中"↑"表示按升序排列(从小到大)输出,"↓"表示按降序排列(从大到小)输出,如输出"出院日期"信息项时,若为"↑",则按日期从前到后排列;输出"费用"时,若为"↓",则按费用从多到少排列。

求和:求和只能对数值型信息项(如费用、住院天数等)进行操作,表示对该信息项求和后输出,且只输出求和后的总数。若该信息组内有不能求和的项目,在输出时是无意义的。

代码:在信息项所在行的"代码"栏内,反复单击时按"空→√→空"顺序显示。当该项为"√"时,表示输出的报表中对应信息项按代码形式输出;否则按该信息项的汉字名称输出。

输出：当该项为"√"时，表示输出的报表中出现该信息项列，亦即输出报表中的列项目与该信息组中"输出"为"√"的信息项一一对应，否则，报表中无此信息项。

查询结果导出与查询结果打印是通过对病案的各类查询按照用户的实际需要选择导出电子版或者直接打印病案即可。

四、日志录入及查询

日志录入是指工作量的录入，如住院日志包含住院医生工作量、门急诊医生介绍入院病人数、门诊医生工作量、住院医师经管及手术工作量、录入员工作量等；门诊日志包含如科室门诊工作日志、医生门诊工作日志、专科门诊病人数、观察室工作日志、医技科室工作日志、急诊工作日志；住院工作动态日志如入院人数、出院人数、现有人数等。

所有工作日志的录入均提供表格导入方式，每种工作日志提供多种输入页面，如按日期输入页面、按科室输入页面、直接输入页面，用户可以根据个人习惯选择输入方式。自动加载基础字典库，部分列无须输入，如床位数、科号、科别、医生等，系统均自动加载。所有工作日志均可直接导入相应负责医生填写的工作日志，无需重复录入。

日志查询是以医院的病案室和统计室的工作人员为使用对象，主要内容包括查询明细、查询工作量、科室门诊工作日志、医生门诊工作日志、病房工作日志及台账，并提供按天、月、季度、年等多种频度来查询。

五、数据验证

数据验证模块是在提供默认数据验证基础上，定制病案首页有关指标的验证规则，提供验证规则设置、验证规则扩展、批量修改验证规则等功能。

验证规则设置主要包括合理性验证和逻辑性验证，如单个指标是否必须录入、限制最大位数、错误是否可以通过、弹出提醒或警告、特定的数值类型、特定的格式规范及多个指标之间的合理性以及逻辑性验证关系。验证规则扩展是在现有的验证规则基础上提供病案指标、或者指标之间的自定义验证规则，提高病案首页填写的数据质量。批量修改验证规则是病案首页的指标较多，验证规则也较多对于多个验证规则的修改提供批量修改的功能。

六、报表汇总及产出

统计报表分为基础统计报表、中医药统计报表、医疗管理报表、医院评审报表、绩效考核报表以及自定义报表。

基础统计报表主要包括医生工作量报表、住院手术报表、出院病人报表、临床路径管理报表、输血反应报表、死亡登记报表等；中医药统计报表主要包括中医药治疗及护理情况、中医临床路径管理报表、中医重点专科临床工作统计、中医分科质控评分表、中医疾病构成分析、中医病证西医疾病对照情况、中医疾病分类情况、中医病证诊断分类情况统计等；医疗管理报主要包括表住院工作报表、住院手术工作报表、住院手术明细报表、住院输血病人统计表、住院患者入院途径统计表、国际疾病分析基本情况表等；医院评审报表主要包括医疗服务与质量安全报表、重点监测指标表、医院评审指标采集表等；绩效考核报表主要包括绩效考核指标采集表、绩效考核统计表等；自定义报表根据医院实际需要，自定义选择报表时间段，自定义选择病案相关指标完成。该模块功能结构如图 5.4 所示。

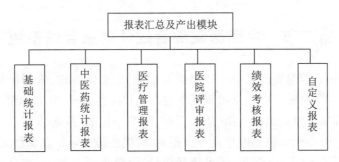

图 5.4 报表汇总及产出功能模块功能结构图

七、字典设置

字典设置模块主要指病案首页相关的字典设置与维护。数据字典内的数据按照适用范围划分为医（护）师、住院科室、门急诊、门诊留观科室、医技科室、医技项目、标准代码、诊断/地址、输入码九大类。用户可进入各大类的标准数据表界面，对各项标准进行维护。

八、数据上报管理

数据上报管理模块主要包括中医住院病案首页上报管理、绩效考核 HQMS 上报管理、DRG 上报管理、中医药管理部门上报管理以及医保上报管理等功能。该模块功能结构如图 5.5 所示。

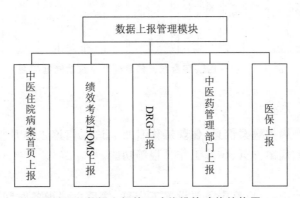

图 5.5 数据上报管理功能模块功能结构图

九、系统管理

系统管理模块主要包括权限管理、角色管理、操作日志查看、密码修改等模块。

权限管理：建立权限树状结构，通过勾选方式设置角色的相关权限，查看系统的所有权限、每条顶级权限下属的二级权限，提供关键字搜索权限。

角色管理：用户可以查看系统所有的角色信息，对角色信息进行查询与新增操作，在所选的角色的操作栏中对信息进行编辑、权限设置与删除操作。用户设置角色名称和角色 key 信息，当填写信息不完整时，应提示用户输入完整的信息。

操作日志管理：查看每条操作记录的详细内容，通过查看所选操作记录显示日志详情，可查看病案信息修改了哪些字段以及字段在修改前与修改后的内容。当用户需要查看特定的操作记录时，可通过编辑员代码、操作日期等设置查询条件输出查询结果。

第二节 中医医院综合统计信息管理系统

中医医院综合统计信息管理系统主要包括数据编辑、病案管理、常用统计报表、统计分析、数据上报、系统管理等模块,其中数据编辑模块包含门诊工作月报、日志编辑、病案首页、住院工作日报等;病案管理模块包括组合查询、随机查询、病案登记表、疾病索引卡、病案借阅、病案签收管理等;常用统计报表模块包括医疗业务日报表、医院感染分科信息反馈表、医院感染病种统计反馈表、医院感染手术切口反馈表、手术质量统计、急危重病人统计、部分医疗质量指标汇总等;统计分析模块包括病种分析、统计图表等;数据上报模块包括数据上报、绩效考核等;系统管理包括权限设置、角色管理、操作日志管理、数据审核、修改密码、数据字典等。系统模块功能结构如图5.6所示。

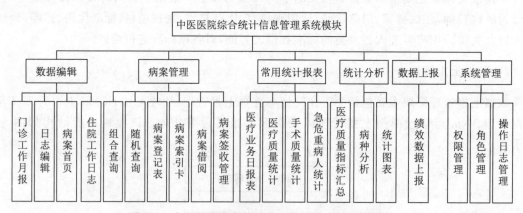

图5.6 中医医院综合统计信息管理系统功能框架图

一、数据编辑

数据编辑模块主要提供病案信息、住院工作日报、日志、门诊工作月报编辑,具体可分为门诊工作月报、日志编辑、病案首页、住院工作日报等功能。

(一)门诊工作月报

门诊工作月报功能中,用户首先需要设置工作日,然后再编辑各时间段各科室的门诊工作数据,可预先设置标准时间段的门诊期内实际工作日。系统提供门诊日志、门诊月报库两种生成报表方式,数据结果一致。若需要查询门诊工作月报,可采用年度、时间范围、科别名称等多种条件组合,其中时间范围与科别可使用代码录入方式。

(二)日志编辑

日志编辑功能模块中,可单击选择查看门诊工作日志、病室日志、急诊日志、观察室日志、医技日志、临床日志、健康检查和门急诊日志详细内容。用户可通过时间和医师姓名等条件组合查看并设置医师工作量信息。

病室日志编辑时,在登记表中"科别名称"与"实际开放病床"是不可编辑的,直接从数据库中自动提取。"原有人数"由提取科室前一日的留院人数作为当日的原有人数,不可修改,当日"留院人数"根据"原有人数+入院人数+他科转入=出院人数+转往他科+留院人数"自动调整。若需按病区录入登记表,可单击"按病区录入",改变表格的输出形式。若用户需查看或编辑其他日期的数据,可直接查询,也可单击"前一日"或"后一日"按钮,查看或编辑其他日期的数据。

观察室日志编辑时,不宜修改观察室工作日志登记表中提前设置好的"科别名称""观察床位数",其中,"原有病人数"由前一日的"留室病人数"提取。

在医技日志中,每个医技科室的登记表是分开的,需分别填写,其中各登记表数据的录入、查询与编辑功能。此外,日志编辑模块还具有录入、查询与编辑健康检查日志的功能,可每天连续录入,也可每月集中录入一次。

(三)住院工作日报

在系统菜单栏可单击"数据编辑"中的"住院工作日报",直接进入"住院工作日报"功能界面,操作简单。

二、病案查询

病案管理模块主要对病案的各种应用系统化、过程化,提高对病案的使用效率。该模块主要功能主要包括组合查询、随机查询、病案登记表等。

(一)组合查询

查询条件分为基本信息、诊断信息、科室信息、手术信息、医生信息、费用信息等六类,可根据需要,选取一个或多个条件进行组合查询。用户需要查询哪个条件就单击此条件的复选框,然后录入相应条件值,即可查询到对应信息。如图 5.7 为 2019 年全年所有儿科出院的年龄在 5—10 岁之间的男性患者所选取的条件组合查询示例图。

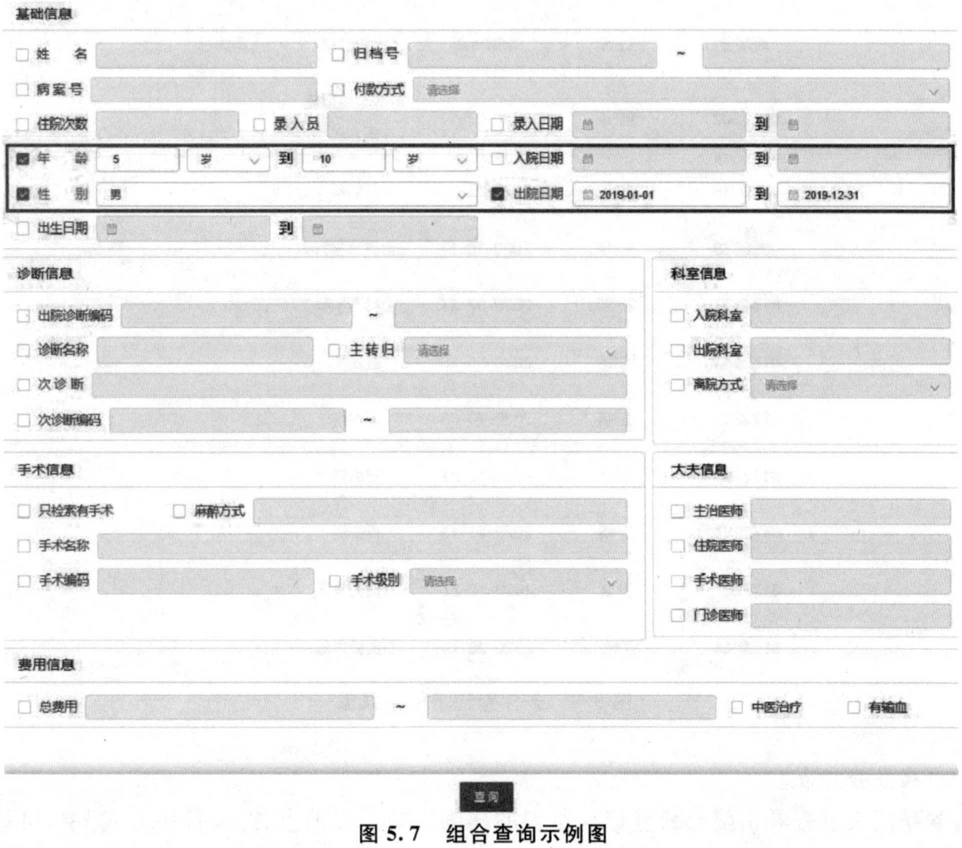

图 5.7 组合查询示例图

(二)随机查询

随机查询时,首先要确定条件组(条件组指一组相关条件的组合)。若该条件组已建立,即可单击界面右侧编辑框,在其下拉框中单击选择所需条件组,界面将输出查询结果。以选择"11"条件组为例。该功能示意图如图 5.8 和图 5.9 所示。

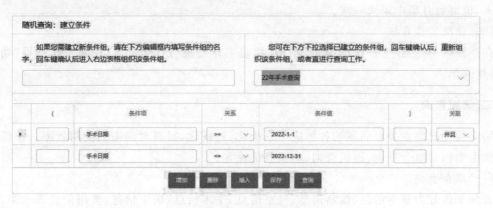

图 5.8 随机查询检索病案示例图

<table>
<tr><td colspan="5">查询病案结果 病案份数: 15331   输出</td></tr>
<tr><td>病案号</td><td>姓名</td><td>出院日期</td><td>出院科别</td><td>归档号</td></tr>
<tr><td>0067902</td><td>赵*东</td><td>2020-07-31</td><td>呼吸与危重症医学科</td><td></td></tr>
<tr><td>0090649</td><td>王*法</td><td>2020-05-13</td><td>肛肠科</td><td></td></tr>
<tr><td>0098879</td><td>朱*华</td><td>2020-10-17</td><td>全科医学科</td><td></td></tr>
<tr><td>0154637</td><td>张*湘</td><td>2020-07-27</td><td>全科医学科</td><td></td></tr>
<tr><td>0163543</td><td>周*岳</td><td>2020-05-10</td><td>肛肠科</td><td></td></tr>
<tr><td>0172287</td><td>金*娇</td><td>2020-10-05</td><td>肾内科</td><td></td></tr>
<tr><td>0172287</td><td>金*娇</td><td>2020-10-21</td><td>肾内科</td><td></td></tr>
<tr><td>0172287</td><td>金*娇</td><td>2020-11-12</td><td>骨伤科</td><td></td></tr>
<tr><td>0172287</td><td>金*娇</td><td>2020-12-31</td><td>肾内科</td><td></td></tr>
<tr><td>0183744</td><td>连*荣</td><td>2020-08-19</td><td>心血管内科</td><td></td></tr>
</table>

图 5.9 条件查询示例结果图

(三)病案登记表

病案登记表可查看出院分科登记一览表的详细内容。界面上方的"排序方式"中,可单击选择设置表格内容的排列方式。可通过选择"开始日期"和"结束日期"或"科室"等查询条件,查找符合条件的数据。该功能示例如图 5.10 所示。

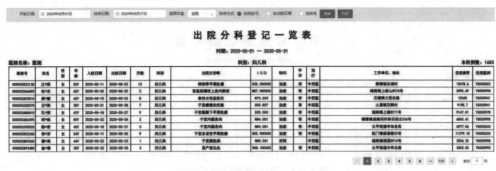

图 5.10 病案登记表示例图

（四）疾病索引卡

疾病索引卡模块主要包括病人姓名索引表、肿瘤索引表、疾病主索引、疾病次索引、手术索引、并发症索引、死亡病人索引、姓名索引等索引卡。

三、常用统计报表

常用统计报表模块为用户提供各种常用统计报表的查看功能，主要包括医疗业务日报表、医院感染分科信息反馈表、医院感染病种统计反馈表、医院感染手术切口反馈表、手术质量统计、急危重病人统计、部分医疗质量指标汇总等。

（一）医疗业务日报表

医疗业务日报表功能直接展示前一日医院医疗业务运营情况，也可通过选择日期展示其他时间的日报信息。同时提供按一级科室或二级科室生成日报表的选择功能。该功能示例如图 5.11 所示。

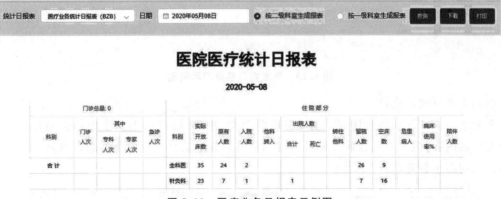

图 5.11 医疗业务日报表示例图

（二）手术质量统计

手术质量统计功能直接展示前一日医院手术例数、手术人数、切口相关情况等手术质量统计详细信息内容，也可通过选择开始日期与结束日期展示选择区域时间的手术质量统计详细信息内容。该功能示例如图 5.12 所示。

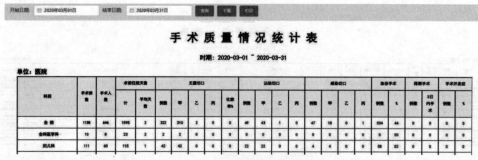

图 5.12　手术质量统计示例图

（三）医疗质量统计

医疗质量统计模块主要提供各种有关质量统计报表的查看功能，主要包括医院感染分科信息反馈表、医院感染病种统计反馈表、医院手术切口感染反馈表、手术质量统计、急危重病人统计以及部分医疗质量指标汇总等。可通过设置"开始日期"与"结束日期"查询指定时间范围内的医疗质量统计报表，该功能示例如图 5.13 所示。

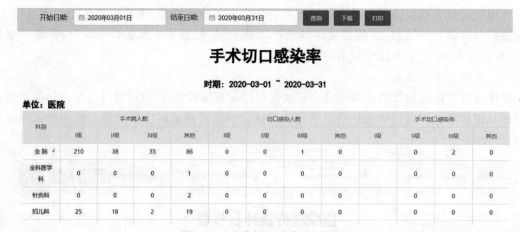

图 5.13　手术切口感染率示例图

（四）急危重病人统计

急危重病人统计功能直接展示前一日医院急症、危重、疑难病人关于中西医治疗相关指标统计的详细内容，也可通过选择开始日期与结束日期展示选择区域时间的急危重病人统计详细内容。该功能示例如图 5.14 所示。

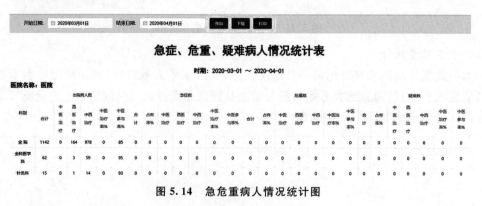

图 5.14　急危重病人情况统计图

（五）部分医疗质量指标汇总

部分医疗质量指标功能可通过选择开始日期与结束日期展示选择区域时间医院及分科的治疗质量指标、诊断质量指标等医疗质量指标详细内容，治疗质量指标主要包括治愈率、好转率、病死率、危重病人抢救成功率、治愈者平均住院天数、无菌切口甲级愈合率等；诊断质量指标主要包括门诊收治待诊率、入出院诊断符合率、出院待诊率、入院三日确诊率、入院到确诊平均天数、手术前后诊断符合率、临床病理诊断符合率等。该功能示例如图 5.15 所示。

开始日期：2020年03月01日　结束日期：2020年03月31日　查询　下载　打印

全院及分科部分医疗质量指标汇总表

时期：2020-03-01 ～ 2020-03-31

医院名称：医院

科别	治疗质量指标								诊断质量指标											医疗结构指标				费用
	治愈率	好转率	病死率	危重病人抢救成功率	治愈者平均住院天数	无菌手术率	无菌切口甲级愈合率	中西医治疗率	门出院诊断符合率	门诊收治待诊率	入出院诊断符合率	入院收治待诊率	出院待诊率	入院三日确诊率	入院到确诊平均天数	手术前后诊断符合率	术前平均占用天数	临床病理诊断符合率	住院四日手术率	无菌手术化脓率	并发症发生率	术后并发症发生率	医院感染发生率	出院者平均住院费用
内一病区		94.8		100				13.8	72.4		93.1			100	1		4	25	100					8746.28
针灸康复病区		60						6.7	80		93.3			100	1	100	1		100					14171.81
针灸康复病区		91.7							83.3		83.3			100	1	100	1.5		100					16806.37

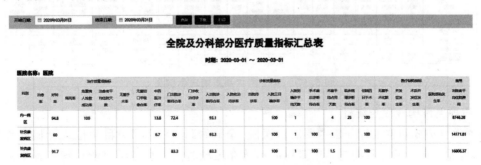

图 5.15　全院及分科部分医疗质量指标汇总

四、统计分析

统计分析模块以图表形式直观地反映医疗业务或效益统计指标的增减趋势，对比分析医院各项统计指标增减情况，主要包括病种分析和统计图表两大模块。

（一）病种分析

病种分析主要通过病种分类登记、分科病种构成统计、30 个病种分析、病种类目构成顺位统计、住院病种病名分析、疾病根本死因构成分析、自定义病种分析进行展示。

1. 病种分类登记

病种分类登记主要展示前一日中医疾病（TCD）分类情况统计的详细内容，可按病案号、按出院日期、按姓名等方式切换病种分类登记报表的排序方式。

2. 分科病种构成统计

分科病种构成统计主要展示按照科室展示疾病病名、例数以及占本科例数的比例等详细信息，可通过选择开始日期与结束日期展示选择区域时间分科疾病种类统计分析详细内容。分科疾病种类统计提供设置科别、输出前位数值等统计条件。该功能示例如图 5.16 所示。

开始日期：2020年03月01日　结束日期：2020年05月31日　输出前位数：0　选择科别：肾内科　查询　下载　打印

分科疾病种类统计表

时期：2020-03-01 ~ 2020-05-31

医院名称：医院　科别：肾内科　本科例数：103

序号	ICD	病名	例数	占本科例数%
	C25	胰恶性肿瘤	1	
	D69	紫癜及其他出血情况	2	
	E11	非胰岛素依赖型糖尿病	7	
	H81	前庭功能疾患	1	

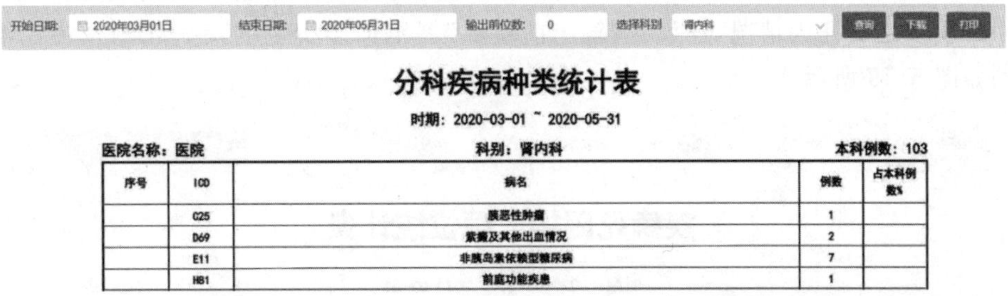

图 5.16　分科病种构成统计

3. 30 个病种分析

30 个病种分析主要展示医院规定的伤寒等 30 个病种关于出院病人数、治愈病人数、好转病人数、死亡病人数、手术病人数、住院医疗总费用等指标分析结果，可通过选择开始日期与结束日期展示选择区域时间病种分析详细内容。该功能示例如图5.17所示。

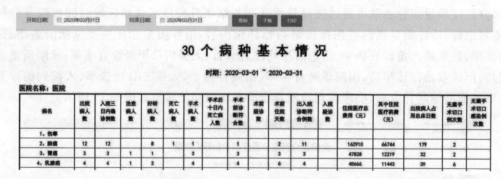

图 5.17　30 个病种基本情况示例图

4. 病种类目构成顺位统计

病种类目构成顺位统计分析主要展示医院"全病种【ICD－10】类目顺位统计概况表"的详细内容,可通过选择开始日期与结束日期展示选择区域时间内病种类目顺位统计详细内容,展示顺位数量可设置"输出前位数"进行相应控制。

5. 住院病种病名分析

住院病种病名分析表主要展示住院病种病名相关的出院人数、治疗类别、入院病情等详细内容,可通过选择开始日期与结束日期展示选择区域时间内住院病种统计分析的详细内容,该功能示例如图5.18所示。

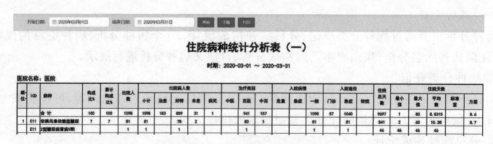

图 5.18　病种病名分析表

6. 疾病根本死因构成分析

疾病根本死因构成分析主要展示查询时间范围内所有疾病死亡原因的构成分析,用于分析医院某一时间段疾病死因情况,还设置"输出前位数"展示前多少位的疾病死因及占比情况,该功能示例如图5.19所示。

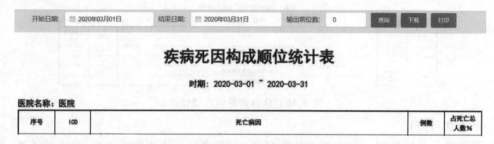

图 5.19　疾病根本死因构成分析

（二）统计图表

统计图表主要包括单项部门科室统计（数据）、单项部门科室统计（占比）与科室单项全年统计三个主要功能。

1. 单项部门科室统计（数据）

单项部门科室统计（数据）主要按照医院部门科室分类进行统计分析，并以柱形图方式展现，主要体现统计项目在各科室中的数据分布情况，可分为查询条件区域（供用户按需求设置输出数据的条件信息）、结果展示区域（以图表的形式展现查询数据），该功能示例如图 5.20 所示。

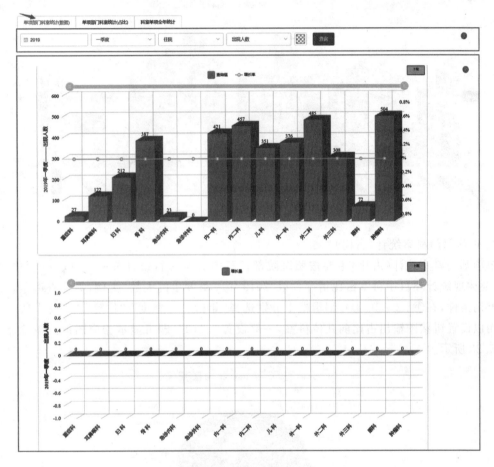

图 5.20　单项部门科室统计（数据）示意图

以查询"某年一季度出院人数"为例，需在查询条件区域设置查询条件，其中①号和②号编辑框用以设置统计时间段；③号编辑框用以设置住院或门诊类别；④号编辑框用以设置具体统计项目，如出院人数；⑤号编辑框用以设置输出图表的颜色。该功能示例如图 5.21 所示。

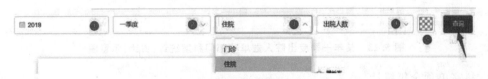

图 5.21　某医院某年一季度出院人数查询条件示例

　　输出展示图形在柱形图基础上,增加体现增长率的折线图,在系统中可查看展现对应科室的具体数据。图形提供图片下载功能,支持图片下载格式(PNG、JPG、SVG、PDF)的选择。同时,支持数据下载格式(XLSX、HTML)的选择。该功能示例如图 5.22 所示。

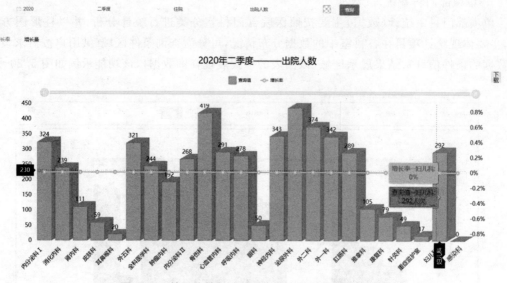

图 5.22　某医院某年一季度出院人数展现示例图

2. 单项部门科室统计(占比)

　　单项部门科室统计(占比)主要按照医院部门科室分类进行统计分析,并以饼状图形式展现,主要体现统计项目中科室占比情况。以"2019 年一季度出院人数"为例,需在查询条件区域设置查询条件,在①、②、③、④号编辑框中分别选择"年份""一季度""住院""出院人数",⑤编辑框用以设置饼状图输出占比前几位科室,一般设置为"10",即可显示相应图形。该功能示例如图 5.23 所示。

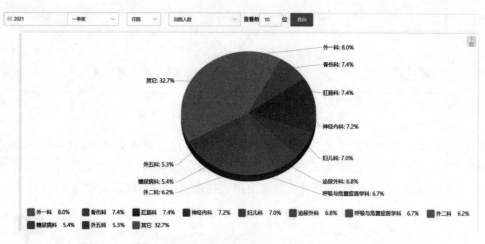

图 5.23　某年一季度出院人数单项部门科室统计(占比)示意图

3. 科室单项全年统计

　　科室单项全年统计主要将用户的统计项目信息以柱形图形式展现,体现所选科室在一年中统计项目的具体数据。

五、数据上报管理

数据上报管理主要指绩效考核数据上报功能。用户根据年度、月份等信息筛选出需要上报的绩效考核数据，系统将审核上报数据，审核结果会显示并定位有问题的所有病案数据，同时展示审核情况汇总数据及审核结果导出等功能。该功能示例如图 5.24 所示。

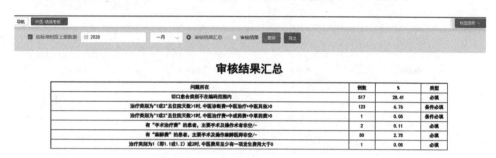

审核结果汇总

问题所在	例数	%	类型
切口愈合类别不在编码范围内	517	28.41	必填
治疗类别为"1或2"且住院天数>1时，中医诊断费+中医治疗+中医其他>0	123	6.76	条件必填
治疗类别为"1或2"且住院天数>1时，中医治疗费+中成药费+中草药费>0	1	0.05	条件必填
有"手术治疗费"的患者，主要手术及操作术者非空/-	2	0.11	必填
有"麻醉费"的患者，主要手术及操作麻醉医师非空/-	50	2.75	必填
治疗类别为1（即1.1或1.2）或2时，中医费用至少有一项发生费用大于0	1	0.05	必填

图 5.24　上报数据审核结果汇总

第三节　中医医院统计决策支持系统

中医医院统计决策支持系统主要包括中医特色分析、中医综合分析、数据治理、系统管理四大功能模块。中医特色分析模块包括中医病种分析、绩效考核指标趋势分析等；中医综合分析模块包括医生分析、床位资源分析、患者分析、中医适宜技术分析、处方服务分析、诊疗人次分析、高发病及用药分析、关键指标分析等；数据治理模块包括数据源台账、指标台账、人员证照主数据、数据治理、数据质控等；系统管理模块包括用户管理、角色管理、权限设置。系统功能结构如图 5.25 所示。

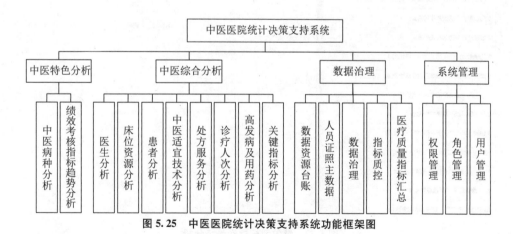

图 5.25　中医医院统计决策支持系统功能框架图

一、中医特色分析

（一）中医病种分析

中医病种分析主要统计分析不同医疗机构各中医病种的治疗情况，主要指标包括中医非药物疗法运用情况、中药饮片使用情况、中成药使用情况、人均诊疗费用、人均药品费用、人均中医非药物治疗费用、人均中药费用等。该功能示例如图 5.26 所示。

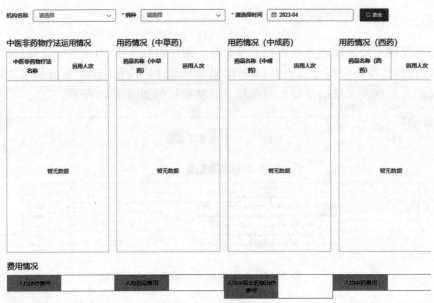

图 5.26 中医病种分析

(二)绩效考核指标趋势分析

绩效考核指标趋势分析主要统计分析绩效考核每个指标下机构的指标值,可选择年份进行查询不同年份的指标值,进行对比。该功能示例如图 5.27 所示。

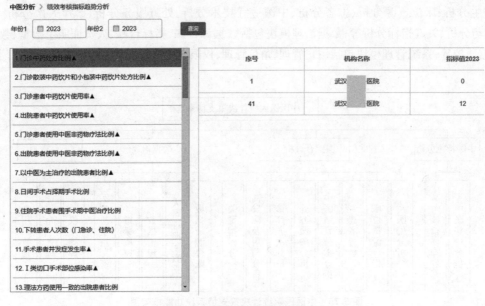

图 5.27 绩效考核指标趋势分析

二、中医综合分析

(一)医生分析

医生分析可查看科室名称、医生姓名、人员分类等相关信息,生成卫生技术人员分类占比图、执业(助理)医师分类占比图、中医执业(助理)医师分类占比等。

（二）床位资源分析

床位资源分析可查看开放床位数、特需服务床位数、负压床位数、优护床位数、ICU 床位数等相关信息，生成床位使用率趋势图、病床周转率趋势图等。

（三）患者分析

患者分析可查看患者所在科室名称、性别、现住址等相关信息，生成患者分布趋势图、患者性别分布占比图、患者年龄分布占比图等。

（四）中医适宜技术分析

中医适宜技术分析可查看中医适宜技术名称、医嘱类别、医嘱开立时间等信息，并生成适宜技术趋势图等。

（五）处方服务分析

处方服务量分析可查看处方分类、处方名称、医嘱项目类别等信息，可生成中药饮片处方对比图、中成药处方对比图等。

处方费用分析可查看科室名称、医生姓名、人员分类等相关信息，生成卫生技术人员分类占比图、执业医师分类占比图、中医执业医师分类占比图等。

（六）诊疗人次分析

诊疗人次分析可查看患者年龄、性别、年龄等信息，可根据医院名称等条件进行搜索。可生成诊疗人次趋势图、诊疗人次构成图等。

（七）高发病及用药分析

高发病分析可查看中医诊断名称、中医证候名称、西医诊断名称等信息，生成西医高发病排名、中医高发病排名等。高发病用药分析展示高发病中药使用情况，反映高发病与不同中药的关联情况。该功能示例如图 5.28 所示。

中医综合分析 > 高发病用药分析

2023-04

序号	病名	开立诊断次数	用药情况汇总	用药频次详情	用药参考
1	虚劳病	978	※干石斛,※枸杞子,※桑椹,※炒决明子,※罗汉果,※胎菊,※胖大海,※贡菊,※金银花,※陈皮,※黄芪,※龙眼肉,三七,三七片,东凌草,东阿阿胶,丝瓜络,中药筛,丹参,丹皮,丹皮颗粒剂J,乌梅,乌梅(复方),乌梢蛇(复方),乌药,二甲双胍格列吡嗪	查看	查看
2	骨折病	508	筋骨伤喷雾剂,0.9%)氯化钠注射液,0.9%氯化钠注射液,三七,三七颗粒剂J,丹参,丹参颗粒剂J,乌药颗粒剂J,乳果糖口服溶液(健伦),云茯苓,人血白蛋白,仙灵骨葆片,伤科灵喷雾剂,伸筋草颗粒剂J,低分子量肝素钙注射剂,低分子量肝素	查看	查看
3	眩晕病	448	0.9%)氯化钠注射液,40R)精蛋白人胰岛素混合注射液)(曾用名：精蛋白重组人胰岛素混合注射液40/60,5%葡萄糖注射液（非PVC双阀）,※三七粉,※盐酸氨基葡萄糖片(F九力),丁香,七叶皂苷钠片,三七粉,三七通舒胶囊,三七颗粒	查看	查看
4	腰痛病	385	0.9%)氯化钠注射液,0.9%氯化钠注射液（塑）,※枸杞子,※陈皮,七叶皂苷钠片,万通筋骨贴,三七,三七片,三七粉,三棱,中药筛,丹参,丹参颗粒剂J,丹皮,乌梅,乌梅(复方),乌梢蛇(复方),乌药,乌附片颗粒剂J,乳香,云南白药胶囊,五味子,	查看	查看
5	胃脘痛病	359	三七,三棱,丹参,丹皮,乌梅,乌梅(复方),乌药,五倍子,五加皮,五味子,仙茅,仙鹤草,代赭石,伸筋草,余甘子,佩兰,侧柏炭,健肝乐颗粒,僵蚕,党参,党参(复方),冠心舒通胶囊,冬瓜子,冬瓜皮,冬葵子,冬葵果,前胡,北沙参,升麻,半枝莲,半边莲,	查看	查看
6	咳嗽病	324	0.9%)氯化钠注射液,5%葡萄糖氯化钠注射液（非PVC双阀）,5%葡萄糖注射液（非PVC双阀）,※蓝芩口服液,丁香,七叶皂苷钠片,三七颗粒剂J,丙酸氟替卡松吸入气雾剂（辅舒酮,丙酸氟替卡松雾化吸入用混悬液,丝瓜络,中药筛,丹	查看	查看

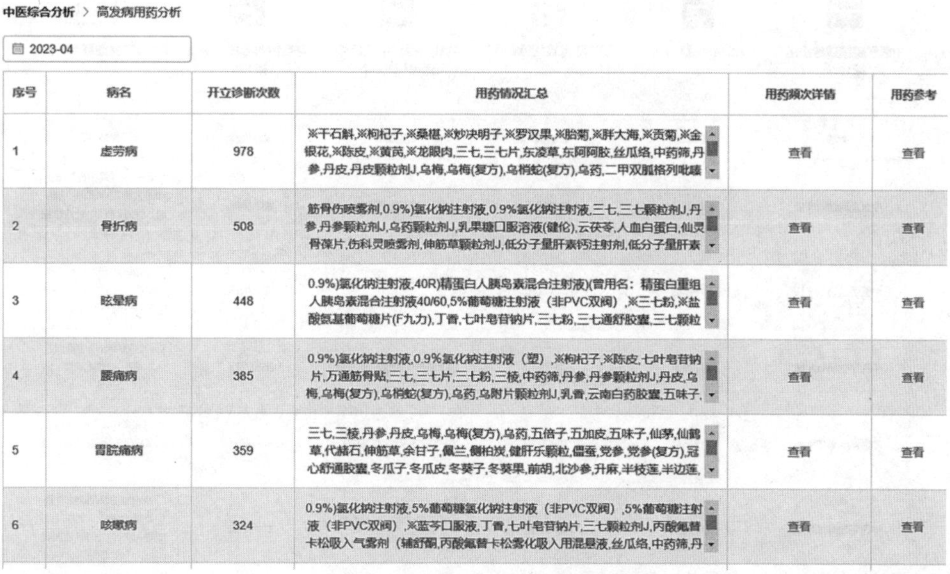

图 5.28　高发病用药分析示意图

（八）关键指标分析

关键指标分析可查看中医药人员数、门诊总处方数、门诊处方费用等信息。该功能示例如图 5.29 所示。

中医综合分析 > 关键指标分析
机构名称
********医院
搜索
门诊指标
住院指标

统计时间	中医药人员数	中医医师类数	门诊总处方数	门诊中医处方占比	门诊总诊疗人次	门诊中医诊疗人次占比	门诊处方费用	门诊中医处方费用占比	门诊中医非药物治疗开展次数	患者中医非药物治疗使用率
2023-04										
2023-03	629	292	107891		124101	45.12%	26111885.92	87.67%	43501	20.88%
2023-02	630	2046	79530		72283	65.84%	19485911.62	88.69%	31028	29.40%
2023-01	629	9055	65013		55558	64.75%	20964224.21	88.18%	16428	18.45%

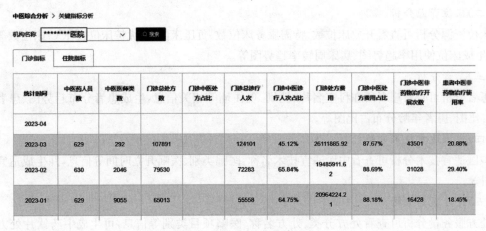

图 5.29　关键指标分析示意图

三、数据治理

（一）数据源台账

数据源台账可查看数据集分类、数据集名称、数据集编码等数据源信息，根据数据源类型进行分类查看。

（二）指标台账

指标台账可查看指标类别、指标名称、指标性质等指标信息，根据指标类型进行分类查看。该功能示例如图 5.30 所示。

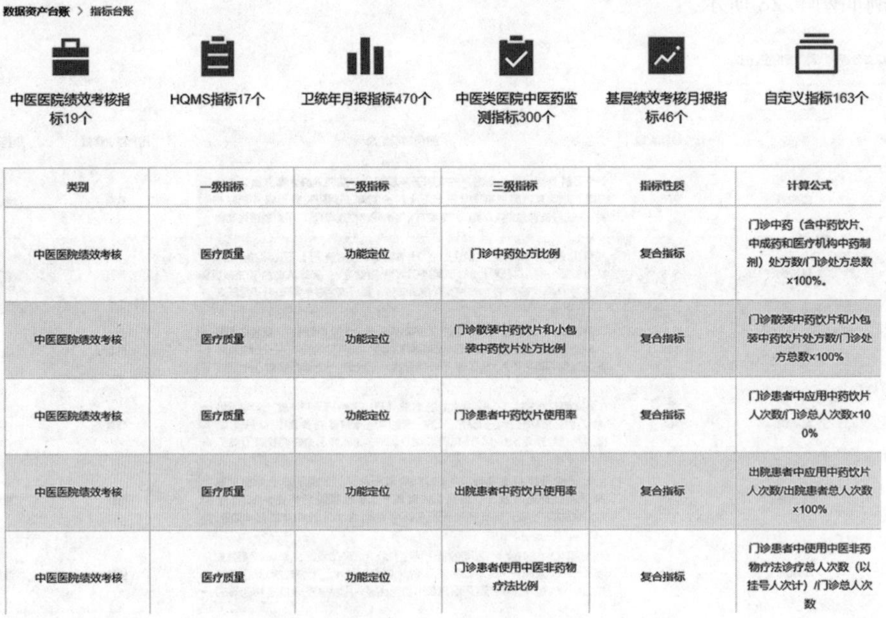

数据资产台账 > 指标台账
中医医院绩效考核指标19个
HQMS指标17个
卫统年月报指标470个
中医类医院中医药监测指标300个
基层绩效考核月报指标46个
自定义指标163个

类别	一级指标	二级指标	三级指标	指标性质	计算公式
中医医院绩效考核	医疗质量	功能定位	门诊中药处方比例	复合指标	门诊中药（含中药饮片、中成药和医疗机构中药制剂）处方数/门诊处方总数×100%。
中医医院绩效考核	医疗质量	功能定位	门诊散装中药饮片和小包装中药饮片处方比例	复合指标	门诊散装中药饮片和小包装中药饮片处方数/门诊处方总数×100%
中医医院绩效考核	医疗质量	功能定位	门诊患者中药饮片使用率	复合指标	门诊患者中应用中药饮片人次数/门诊总人次数×100%
中医医院绩效考核	医疗质量	功能定位	出院患者中药饮片使用率	复合指标	出院患者中应用中药饮片人次数/出院患者总人次数×100%
中医医院绩效考核	医疗质量	功能定位	门诊患者使用中医非药物疗法比例	复合指标	门诊患者中使用中医非药物疗法诊疗总人次数（以挂号人次计）/门诊总人次数

图 5.30　指标台账

（三）人员证照主数据

人员证照主数据可查看医疗机构名称、编码、行政区划、经济类型、隶属关系、机构级别、机构类别、机构等级等信息，根据指标类型进行分类查看。该功能示例如图 5.31 所示。

证照名称	证照编号	证照颁发机构	证照颁发日期	持证主体名称	持证主体代码
中华人民共和国医师执业证书	141420(*** 325	武汉市卫生健康委员会	2001-05-01	黎**	1770B4721B9 9574CCC527A 70296424AAC 69E24E
中华人民共和国医师执业证书	1104201*** 932	武汉市卫生健康委员会	2017-01-13	刘**	5AD4F388C33 0F40AB70C92 2AE29579B65 C0517C
中华人民共和国医师执业证书	1104201*** 741	武汉市卫生健康委员会	2018-07-30	伍**	FE27FE3A3F9 1D2583D3EDE 39A5F1574C8 E07892

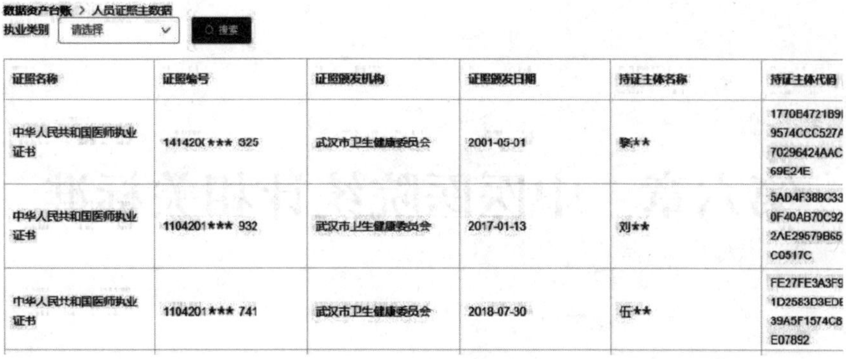

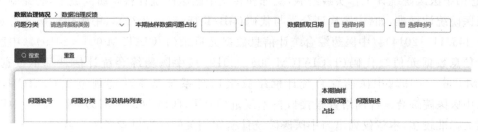

图 5.31 人员证照主数据

（四）数据治理

数据治理进展根据解决状态、问题大分类、问题小分类、批次/月等条件筛选展示问题治理进展信息。数据治理反馈可根据问题分类、本期抽样数据问题占比范围、数据抓取日期范围等条件筛选展示数据治理反馈信息。该功能示例如图 5.32 所示。

问题编号	问题分类	涉及机构列表	本期抽样数据问题占比	问题描述

图 5.32 数据治理反馈

（五）数据质控

数据质控可根据统计周期、指标名称、质控类型等条件筛选展示指标质控结果信息。指标质控结果可根据统计周期、指标名称、质控类型等条件筛选展示指标质控结果信息。该功能示例如图 5.33 所示。

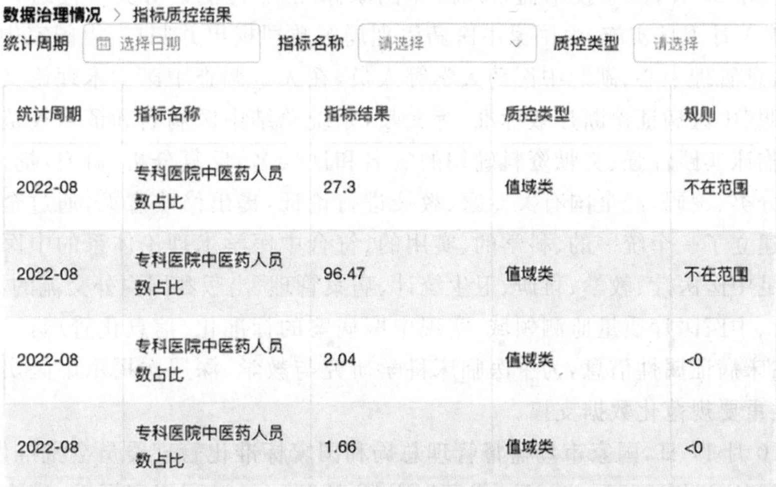

统计周期	指标名称	指标结果	质控类型	规则
2022-08	专科医院中医药人员数占比	27.3	值域类	不在范围
2022-08	专科医院中医药人员数占比	96.47	值域类	不在范围
2022-08	专科医院中医药人员数占比	2.04	值域类	<0
2022-08	专科医院中医药人员数占比	1.66	值域类	<0

图 5.33 数据指控结果

第六章　中医医院统计相关标准

　　中医医院统计相关标准是中医医院统计工作现代化、科学化、规范化的基础,是中医医院统计信息交换、数据共享的共同语言。为保障中医医院领域统计数据准确性、完整性和可比性,统一规范中医医院统计工作,根据我国经济社会管理现代化、医药卫生体制改革、中医药传承创新发展、中医医院高质量发展的需求,按照国家医疗健康与中医药行业有关统计管理制度和工作规范,总结中医医院统计工作实践经验,凝练和转化中医医院统计科学研究成果,研究制定一系列中医医院统计标准,如《中医病证分类与代码(GB/T 15657—2021)》《中医住院病案首页数据集(WS 445.11—2014)》《中医药综合统计信息数据元目录(T/CIATCM 004—2019)》《中医药综合统计信息数据元值域代码(T/CIATCM 005—2019)》《中医药综合统计信息基本数据集 T/CIATCM 006—2019》《中医药综合统计网络直报信息系统基本功能规范 T/CIATCM 007—2019》《中医医院综合统计网络直报接口技术规范(T/CIATCM 063—2020)》等。由于中医医院统计相关标准较多,本章仅列出与中医医院统计密切相关的标准供参考和学习。

第一节　中医病证与分类代码

一、标准制修订

　　1995 年 7 月 25 日,国家技术监督局发布国家标准《中医病证分类与代码》(GB/T 15657—1995),1996 年 1 月 1 日实施,由国家中医药管理局医政司提出并归口,由国家中医药管理局全国中医医院信息管理中心、湖北中医药大学等人员,在大量调查中医学术理论文献和临床病案的基础上,参照《中医病证诊断疗效标准》等文献,系统总结中医病名和证名规范研究的宝贵经验,注重发掘临床实践性强、文献资料确切的病名和证候名,反复分析、研究,提出以病、证并列的方式,给予分类、编码,经全国有关专家、教授进行论证,提出修改意见,通过全国部分中医医院临床验证,建立了一个统一的、科学的、实用的、符合中医学术理论体系的中医疾病分类和代码体系,以满足中医医疗、教学、科研、卫生统计、病案管理、出版和国内外交流的需要,应用于中医药综合统计、中医医疗质量监测领域,实现中医病案的标准化、信息化管理,可获取大量具有特色的中医临床病证属性信息,为中医临床科学研究与教学、深层次揭示中医疾病发生发展的演变规律提供重要规范化数据支撑。

　　2021 年 10 月 11 日,国家市场监督管理总局和国家标准化管理委员会批准发布了《中医病证分类与代码》(GB/T 15657—2021),代替"GB/T 15657—1995"国家标准,完全兼容 ICD—11 传统医学章节,新增 741 个中医疾病名和 974 个中医证候名,符合国际标准规范,合乎中医的临床诊断思维,便于临床使用和学术交流。在中医病名分类方面,将原内科病、外科病、妇科病、儿科病、眼科病、耳鼻喉科病、骨伤科病的临床科别分类更改为外感病类术语、寄生虫病类术语、中毒与意外伤害病类术语、脏腑病及相关病类术语、情志病类术语、气血津液病类术语、头身形体病类术语、皮肤黏膜病类术语、生殖病类术语、小儿相关病类术语、眼病类术语、耳病类术语、鼻病类术语、咽喉病类术语、口齿病类术语、瘤癌病类术语、临时诊断用术语等 17 个大类,删除了原疾病部分的"外感高热病"。在中医证候分类方面,将"闭病"移入证候部分,将原病因证候、阴阳气血津液痰证候、脏腑经络证候、六经证候、卫气营血证候、其他证候 6 个大类更改为八纲证候类术语、病因证候类术语、气血阴阳精髓津液证候类术语、脏腑官窍证候类术语、经络证候类术语、六经证候类术语、三焦证候类术语、卫气营血证候类术语、其他证候术语、期度类术语 10 个大类。在分类编码方面,将原病证分类编码所采用的汉语拼音字母和阿拉伯数字符混合编码,固定 6 位字符码长的编码方式,更改为以"A"代表中医疾病部分,以"B"代表中医证候部分,以"."表示分类层级,再加上序号给出病证名代码的编码方式。另外还增加了附录 A"中医治法名术语与分类代码"。该标准对中医临床诊断、卫生统计、病历书写、病案首页填报、医保结算清、医疗机构绩效考核、质量控制与评价等具有不可或缺的作用。

二、标准主要内容

《中医病证分类与代码》(GB/T 15657—2021)在《中医病证分类与代码》(GB/T 15657—1995)的基础上修订,由前言、范围、规范性引用文件、术语和定义、编制原则、分类与代码、附录和参考文献。

(一)中医疾病分类

中医疾病名是中医根据中医基础理论和临床实践所形成的对专指疾病本质概括性的表述。中医疾病分类遵从中医学术理论本体,满足中医临床诊断需求,参考国际医学术语标准的发展趋势,对中医疾病名术语进行分类和编制,将其分为外感病类术语、寄生虫病类术语、中毒及意外伤害病类术语、脏腑病及相关病类术语、情志病类术语、气血津液病类术语、头身形体病类术语、皮肤黏膜病类术语、生殖病类术语、小儿相关病类术语、眼病类术语、耳病类术语、鼻病类术语、咽喉病类术语、口齿病类术语、瘤癌病类术语、临时诊断用术语等 17 个大类,根据术语类属关系归入类目及系统,共收录 1369 个中医疾病名(含 113 个类目词和 53 个临时诊断用术语)。

(二)中医证候分类

中医证候名是中医对疾病过程中人体对"邪正交争"态势及其反应的判断结果,是对疾病阶段性病理改变与特定患者形神气质特异性反应的即时概括。中医证候分类遵从中医学术理论本体,满足中医临床诊断需求,参考国际医学术语标准的发展趋势,对中医证候名术语进行分类和编制,将其分为八纲证候类术语、病因证候类术语、气血阴阳精髓津液证候类术语、脏腑官窍证候类术语、经络证候类术语、六经证候类术语、三焦证候类术语、卫气营血证候类术语、其他证候术语(无法归入上述各类的证候术语)、期度类术语 10 个大类,根据术语类属关系归入类目及系统,共收录 2060 个中医证候名(含 406 个类目次)。

(三)分类编码

1. 编码原则

中医病证分类编码依据中医病证名术语的类属关系进行分类和分层次的混合编码结构,将病证名术语按照中医学术本体及其类目隶属关系形成大类,再分门别类,形成若干类目、子类、细类,直至术语名,以此来确立每个病证名术语的类属关系。

2. 术语编码

按照中医病证分类编码原则,以"A"代表中医疾病名术语的标识符,以"B"代表中医证候名术语的标识符,以"C"代表中医治法名术语的标识符,中医治法名术语来源于《中医临床诊疗术语 治法部分》(GB/T 16751.3)。以"."表示分类层级,再加上序号来给具体的术语条目编码,"."两边的病证名术语是上下层关系,编码末尾带"."的病证名辨识该属于具有类目属性,具有类目属性的术语一般不宜于临床诊断。如暑脱和余湿未尽证的分类编码结构,"暑脱"的编码是"A01.01.02.03.01",其分类编码结构如图 6.1,其中"A"表示它是中医疾病概念属性,4 个"."表示它是该疾病术语范畴内疾病分类四个层级下的疾病名术语,4 个分类层级从大到小[(即从左至右)依次为外感病类术语(A01.)、外感时令类病(A01.01.)、暑病(A01.01.02.)、中暑(A01.01.02.03)],"暑脱"是在"中暑"疾病分类中序号为 01 的疾病名术语;"余湿未尽证"的编码是"B02.01.01.03.01.02",其分类编码结构如图 6.2,其中"B"表示它是中医证候概念属性,5 个"."表示它是该证候术语范畴内证候分类五个层级下的证候名术语,5 个分类层级从大到小(即从左至右)依次为病因证候类术语(B02.)、邪证类(B02.01.)、正邪相搏证(B02.01.01.)、正虚邪衰证(B02.01.01.03.)、余邪未尽证(B2.01.01.03.01.),"余湿未尽证"是在"余邪未尽证"证候分类中序号为 02 的证候名术语。

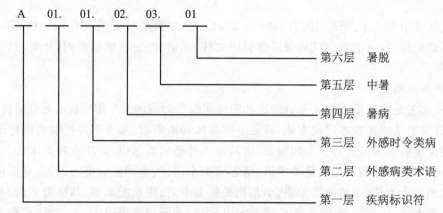

图 6.1 "暑脱"中医疾病编码结构分层图

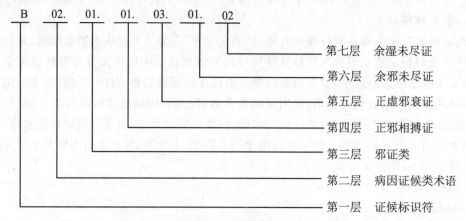

图 6.2 "余湿未尽证"中医证候编码结构分层图

三、推广应用情况

中医疾病及证候分类与代码是推进中医医疗服务规范化、标准化管理的重要基础。国家标准《中医病证分类与代码》(GB/T 15657—1995)发布初期,国家中医药管理局和多个省(自治区、直辖市)组织举办了多种形式的推广应用学习班,参加单位近700个,参加学习人数达千余人,发售标准5000余册。国家中医药管理局还将国家标准《中医病证分类与代码》实施情况纳入到全国中医医院等级评定的条件,并一直将其作为《中医病案首页》执行的标准。为全面了解和掌握国家标准《中医病证分类与代码》的应用价值和实施情况,国家中医药管理局专门组织项目组开展了"《中医病证分类与代码》应用研究",在中医药学术发展史中第一次依照国家标准《中医病证分类与代码》和《国际疾病分类》对20余万份中医病案首页的疾病诊断信息进行标准化处理,并应用计算机技术开展分析研究,历时3年获得了全国中医医院出院患者人群的中医病、证诊断分布状况特征等资料,提出中医疾病诊断的内涵联系模型和建立中医疾病监测体系的思路与方法,属开创性中医学术研究成果,对中医药学现代化、中医临床诊断规范化、中医临床医疗科研教学等方面均具有重要学术意义。《中医病证分类与代码》的应用不仅促进了中医临床诊断的规范化和标准化,而且基于该标准建立了全国统一的中医医疗质量监测网络,开展疾病监测、临床疾病动态跟踪。该标准研究成果和应用研究成果先后获得国家中医药管理局(部级)和湖北省科学技术进步二等奖。2009年获得国家标准化管理委员会"中国标准创新贡献奖"二等奖。在深化公立医院改革、推进现代医院管理制度建设过程中,国家专门开展公立医院、公立中医医院绩效考核、加强综合医院中医药工作推动中西医协同发展、中医病案质量控制等工作,要求使用全国统一的《中医病证分类与代码》,规范中医病历书写。

2009年5月,世界卫生组织(WHO)在香港举行传统医学疾病分类与代码编制工作会议,决定启动传统医学国际疾病分类项目。我国成立专门的工作团队,建立了包括中医、医政、信息、标准、分类等各领域专家组成的专家委员会负责技术指导,历时近10年,完成了以"病、证内容模板和病证分类框架",兼顾日韩传统医学内容的病证分类体系构建,筛选和审定了传统医学疾病名150条和证候名196条(不含特指和非特指病证)条目纳入ICD-11传统医学章节。2019年5月25日,第72届世界卫生大会审议通过了《国际疾病分类第十一次修订本(ICD-11)》,首次正式纳入起源于中医药的传统医学章节,涵盖了脏腑系统疾病、外感病、八纲证、脏腑证等中医病证名称。

在国家标准《中医病证分类与代码》(GB/T 15657-2021)发布之前,国家卫生健康委、国家中医药管理局大力加强病案管理,先后明确要求医疗机构在病案书写中统一使用ICD-9、ICD-10,中医病证诊断编码统一使用《中医病证分类与代码》。2020年11月16日,国家中医药管理局、国家卫生健康委员会专门印发《中医病证分类与代码》,积极推进中医病证分类与代码全面使用,要求各级各类医疗机构认真组织做好培训,结合中医病证分类与代码特点,修订完善病案首页填写等相关管理制度,更新电子病历系统,也要求各级中医医疗机构、非中医医疗机构的中医临床科室及基层提供中医药服务为主的医师按照印发的《中医病证分类与代码》规范中医病案首页填报及中医病历书写,同时还要求在医疗机构绩效考核、质量控制与评价等工作时均应当采用印发的《中医病证分类与代码》进行医疗数据统计分析。2021年12月21日,国家医疗保障局、国家中医药管理局联合印发《关于做好医保版中医病证分类与代码更新工作的通知》,要求按照《中医病证分类与代码》(GB/T 15657-2021)对医保信息系统中医保疾病诊断和手术操作分类与代码中的中医病证分类与代码进行全面更新,确保医保业务编码标准及数据库的完整性,破除信息壁垒,促进数据共享互认。

第二节　中医病案首页标准与规范

一、中医住院病案首页基本数据集

(一)标准制修订

《电子病历基本数据集 第 11 部分:中医住院病案首页》(WS 445.11—2014)是《电子病历基本数据集》标准的第 11 部分,由国家卫生健康委(原国家卫生和计划生育委员会)于 2014 年 5 月 30 日发布,2014 年 10 月 1 日实施,由上海中医药大学附属曙光医院(中医医院医疗质量监测中心)、广东省中医院、无锡市中医医院、第四军医大学卫生信息研究所和卫生部统计信息中心联合研制。该数据集的发布方为国家卫生标准委员会信息标准专业委员会,在中医住院病案首页基础上,依据《卫生信息基本数据集编制规范》(WS 370—2014)和《卫生信息数据集分类与编码规则》(WS/T 306—2009)编制,主要为患者在医疗机构住院采用中医、中西医结合、民族医方法治疗所产生的主要的临床观察(检查/检验)、诊断、用药、手术(操作)、费用等信息,包括治疗类别代码、实施临床路径标志代码、使用医疗机构中药制剂标志、使用中医诊疗设备标志、使用中医诊疗技术标志、辨证施护标志、出院中医诊断－主病编码、出院中医诊断－主证编码、中医类－中医诊断费、中医类－中医治疗费、中药类－中成药费医疗机构中药制剂费、中药类－中草药费等数据集特征数据元。

(二)标准主要内容

《电子病历基本数据集 第 11 部分:中医住院病案首页》是为满足中医住院病案首页管理信息系统规范化建设或中医住院病案首页数据交换与共享需要,归纳集合了中医住院病案首页的最小数据元素,规范了中医病案首页子集的数据元公用属性和数据元专用属性,数据元专用属性采用摘要式进行描述,选取内部标识符、数据元标识符、数据元名称、定义、数据元值的数据类型、表示格式、数据元允许值 7 个专用属性,对医疗机构基本信息、患者基本信息、过敏史、生命体征、诊断信息、主要健康问题、入院信息、实验室检查、手术操作、转科记录、出院信息、治疗信息、费用信息等数据元进行规范和描述,形成了 177 个中医住院病案首页数据元,规定了 Rh(D)血型代码表、入院病情代码表、手术切口类别代码表、手术切口愈合等级代码表、手术级别代码表、治疗类别代码表、离院方式代码表、医疗付费方式代码表、入院途径代码表等 9 个代码表,按照数据元名称首字的汉语拼音顺序建立了数据元索引表。

(三)推广应用情况

该标准规定了中医住院病案首页基本数据集的数据集元数据属性和数据元属性,适用于指导中医住院病案首页基本信息的采集、存储、共享以及信息系统的开发,为各级各类医疗机构建立中医住院病案首页管理信息系统或信息平台建设奠定了坚实的数据标准基础,提供着中医住院病案首页数据指标名称与内涵,在国家中医药管理局组织实施的 101 项中医药信息标准研究与制定项目中应用广泛,如《中医药综合统计信息数据元目录》《中医药综合统计信息基本数据集》《中医电子病历基本数据集》《针灸科电子病历基本数据集》《推拿科电子病历基本数据集》《骨伤科电子病历基本数据集》《中医医院资源管理信息基本数据集 第 4 部分:综合管理》《中医医院护理管理信息数据元目录》等标准编制过程中均被参考或引用。

二、中医住院病案首页共享文档规范

（一）标准制修订

《电子病历共享文档规范 第33部分：中医住院病案首页》（WS/T 500.33—2016）是《电子病历共享文档规范》标准的第33部分，由国家卫生健康委（原国家卫生和计划生育委员会）于2016年8月23日发布，2017年2月1日实施，由无锡市中医医院、浙江大学医学院附属第一医院和浙江数字医疗卫生技术研究院联合研制。《卫生信息数据元目录》（WS 363）、《卫生信息数据元值域代码》（WS 364）、《电子病历基本数据集》（WS 445）等标准已在数据语义层实现了标准化，统一规范的《健康档案共享文档规范》（WS/T 483）和《电子病历共享文档规范》（WS/T 500）等信息共享文档是进一步实现信息传输与交换层标准化的有效手段，满足各级各类医院信息传输与交换层面的规范、统一需求，实现了医院信息跨机构、跨区域交换与共享，为区域医疗健康和医院信息互联互通标准化成熟度测评提供数据标准支持量，进一步提升了区域医疗卫生健康信息平台和医院信息集成平台的建设质量和管理水平。

（二）标准主要内容

《电子病历共享文档规范 第33部分：中医住院病案首页》主要由文档内容构成、文档头规范、文档体规范、中医住院病案首页文档示例组成。中医住院病案首页共享文档内容主要由文档头和文档体两部分组成。

文档头由文档活动类信息、患者信息、创作者信息、数据录入者信息、文档管理者信息、关联活动信息6个信息模块组成，规范了文档活动类、参与者类、关联活动类、元素组成及其与数据元的对应关系。

文档体主要由生命体征章节、诊断记录章节、主要健康问题章节、转科记录章节、出院诊断章节、过敏史章节、实验室检查章节、手术操作章节、住院史章节、行政管理章节、住院过程章节、治疗计划章节、费用章节等13个章节模块组成，规范了生命体征章节由新生儿入院体重和新生儿出院体重2个条目构成，诊断记录章节由门急诊诊断－中医诊断、门急诊诊断－中医证候、门急诊诊断－西医诊断、病理诊断4个条目构成，主要健康问题章节由治疗类别、实施临床路径、住院患者疾病状态、住院患者损伤和中毒外部原因、颅脑损伤患者入院前后昏迷时间5个条目构成，转科记录章节由转科科别条目构成，出院诊断章节由出院中医诊断－主病、出院中医诊断－主证、出院西医诊断－主要诊断、出院西医诊断－其他诊断、离院方式代码、拟接受医疗机构名称6个条目构成，过敏史章节由药物过敏标志、住院患者过敏源2个条目构成，实验室检查章节由血型代码条目构成，手术操作章节由手术操作条目构成，住院史章节由住院次数条目构成，行政管理章节由死亡患者尸检标志、病案质量2个条目构成，住院过程章节由书记住院天数、出院科室病房2个条目构成，治疗计划章节由出院31d再住院标志计划条目组成，费用章节由医疗付款方式、住院总费用、综合医疗服务费、诊断类服务费、治疗类服务费、康复费类服务费、使用医疗机构中药制剂标志、使用中医诊疗技术标志、辩证施护标志、中医类费用、西药类费用、中药费用、血液和血液制品类服务费、使用中医诊疗设备标志、耗材类费用、其他费用16个条目构成，每章节均从元素名称、属性、基数、约束、说明与描述、对应的数据元标识符等方面对章节元素组成进行了详细的描述。

（三）推广应用情况

该标准规定了中医住院病案首页的文档模板以及对文档头和文档体的一系列约束，适用于电子病历中的中医住院病案首页的规范采集、传输、存储、共享交换以及信息系统的开发应用。

标准的推广应用有利于为医院信息互联互通标准化成熟度测评、区域医疗健康信息互联互通标准化成熟度测评，满足了各级各类医院进行信息传输、数据交换层面的统一规范的业务需求，实现了跨机构、跨区域的中医病案首页交换与共享，有力促进了医疗健康和中医药信息共享和业务协同。在《基层医疗卫生机构中医诊疗区（中医馆）电子病历共享文档规范》（T/CIATCM 042—2019）制定中被引用。

三、中医病案首页管理规范

2017 年 1 月，为加强中医住院病案首页质量管理与控制，提高中医住院病案首页填报质量，国家中医药管理局参照《住院病案首页数据填写质量规范（暂行）》和《住院病案首页数据质量管理与控制指标（2016 版）》，组织制定了《中医（住院）病案首页数据填写质量规范（暂行）》《中医（住院）病案首页质量管理与质控指标（2017 年版）》《中医住院病案首页质控考核细则（2017 年版）》，各省级中医药管理部门可根据本地实际增加中医（住院）病案首页质量管理与质控指标、质控考核细则内容，但不可删减。

（一）中医病案首页数据填写质量规范

《中医住院病案首页数据填写质量规范（暂行）》是依据《中华人民共和国统计法》《中医病历书写基本规范》《住院病案首页数据填写质量规范（暂行）》等相关法律法规和规范而制定，共 4 章 33 条。

基本要求章节规定了中医住院病案首页填写应当客观、真实、及时、规范，项目填写完整，准确反映住院期间中医诊疗信息，常用的标量、称量应当使用国家计量标准和卫生行业通用标准。中医住院病案首页应当使用规范的疾病、证候诊断和手术操作名称，诊断依据应在病历中可追溯。规定中医诊断名称由中医病名和证候名构成，西医诊断名称一般由病因、部位、临床表现、病理诊断等要素构成，中医病证诊断编码统一使用《中医病证分类与代码》（GB/T 15657），西医疾病诊断编码统一使用 ICD－10，手术和操作编码统一使用 ICD－9－CM－3。

填写规范章节明确了入院时间、出院时间的内涵以及记录时间的精确度，要求精确到分钟。规范了患者住院期间接受治疗的类别，即中医治疗是指针对中医主病主证采用以中医药（含民族医药）为主进行的治疗，中西医治疗是指针对中医主病主证和西医第一诊断采用中医药（含民族医药）和现代医学技术方法进行的治疗，西医治疗是指针对西医诊断实施的现代医学治疗。对实施中医临床路径、使用医疗机构中药制剂、使用中医诊疗设备、使用中医诊疗技术、辨证施护等指标明确了定义和内涵。规范了主要诊断选择的一般原则，以及住院过程中出现比入院诊断更为严重的并发症或疾病时选择主要诊断的原则，并规定填写其他诊断时，应先填写主要疾病并发症，后填写合并症；先填写病情较重的疾病，后填写病情较轻的疾病；先填写已治疗的疾病，后填写未治疗的疾病。

填报人员要求章节规定了临床医师应按照规范要求填写中、西医诊断及手术操作等诊疗信息，编码员应准确编写中医病证代码、西医疾病分类与手术操作代码，信息管理人员应按照《中医电子病历基本规范（试行）》中数据传输接口标准及时上传数据，确保住院病案首页数据完整、准确。

医疗机构应做好中医住院病案首页质量控制工作，确保病案首页数据真实、准确、可靠。

（二）中医病案首页质量管理与质控指标

《中医住院病案首页数据质量管理与控制指标（2017 年版）》主要由住院病案首页填报完整率、治疗类别准确率、医疗机构中药制剂使用填报正确率、出院中医诊断中医主病辨病正确率、主证辨证准确率、出院中医诊断中医主病编码正确率、主证编码准确率、西医主要诊断选择正确率、主要手术及操作选择正确率、西医其他诊断填写完整正确率、西医主要诊断编码正确率、西医其他诊断编码正确率、手术及操作编码正确率、病案首页数据质量优秀率、医疗费用信息准确率、病案首页数据上传率等 14 项内容组成。

每项数据质量管理与控制指标均给出了定义和计算公式,并阐述了制定这项质控指标的意义。如住院病案首页填报完整率定义为首页必填项目完整填报的病案份数占同期出院病案总数的比例,反映医疗机构填报住院病案首页的总体情况,是衡量住院病案首页数据质量的基础指标,是应用首页数据客观评价医院服务能力和医疗质量的工作基础;病案首页数据质量优秀率为病案首页数据质量优秀的病案数(病案信息完整性≥95 分,且无逻辑校验错误)占同期出院病案总数的比例,全面反映病案首页数据填报质量的主要指标,医疗机构应当对中医住院病案首页数据质量进行全面管理,使首页内容填报全面、准确;医疗费用信息准确率是医疗费用信息准确的病案数占同期出院病案总数的比例,为医疗费用分析的重要指标,用于评价医院是否启用标准收费字典库及按照收费分类要求进行信息系统改造,并对照接口标准准确上传住院医疗费用信息。

(三)中医住院病案首页质控考核细则

《中医住院病案首页质控考核细则(2017 年版)》从基本信息、诊疗信息、费用信息 3 大类 20 小类 133 个具体项目对病案信息完整性进行了分值分配,明确了每个具体项目的细化分值、必填项或条件必填项情况,并规定了 20 个逻辑性校验指标。

基本信息大类分值为 18.5 分,主要包括个人信息(15.5 分)、联系信息(3 分)2 个小类,其中个人信息包括医疗机构、组织机构代码、医疗付费方式、住院次数、病案号、姓名、性别、出生日期、年龄、月龄、国籍、新生儿出生体重、新生儿入院体重、出生地、籍贯、民族、身份证件号码、职业类别代码、婚姻状况代码、现住址、电话号码、现住址邮编、户口地址、户口地址邮编、工作单位及地址、工作单位电话、工作单位邮编 27 个具体项目;联系信息包括联系人姓名、与患者的关系代码、联系人地址、电话号码 4 个具体项目。

诊疗信息大类分值为 53 分,主要包括住院情况(9.5 分)、门急诊诊断(4 分)、中医诊疗(7分)、出院诊断(14.5 分)、手术与操作(5 分)、其他诊疗信息(7 分)、签名(6 分)7 个小类,其中住院情况包括入院途径、治疗类别、入院日期时间、入院科别、入院病房、转科科别、出院日期时间、出院科别、出院病房、实际住院天数 10 个具体项目;门急诊诊断包括门急诊中医诊断名称、门急诊中医诊断编码、门急诊西医诊断名称、门急诊西医诊断编码 4 个具体项目;中医诊疗包括实施临床路径、使用医疗机构中药制剂、中医诊疗设备、中医诊疗技术、辨证施护 5 个具体项目;出院诊断分为西医诊断、中医诊断、损伤中毒和病理诊断,其中西医诊断包括疾病名称、疾病编码、入院病情 3 个具体项目,中医诊断包括中医主病名称、中医主病编码、中医主证名称、中医主证编码、入院病情 5 个具体项目,损伤中毒包括外部原因和疾病编码 2 个具体项目,病理诊断包括病理诊断名称、病理诊断编码、病理号 3 个具体项目;手术与操作包括手术/操作代码 1、手术/操作名称 1、手术/操作日期时间、手术级别、手术者签名、Ⅰ助签名、Ⅱ助签名、手术切口愈合等级、麻醉方式、麻醉医师签名 10 个具体项目;其他诊疗信息分为药物过敏、尸检、血型输血反应、离院方式、再住院计划、颅脑损伤昏迷,其中物过敏包括有无药物过敏、过敏药物 2 个具体项目,尸检为死亡患者尸检,血型输血反应包括 ABO 血型代码、RhD 血型代码 2 个具体项目,离院方式包括离院方式、拟接受医疗机构名称 2 个具体项目,再住院计划包括出院 31 天内再住院标志、出院 31 天内再住院目的 2 个具体项目,颅脑损伤昏迷包括入院前昏迷时间、入院后昏迷时间 2 个具体项目;签名包括科主任签名、主任(副主任)医师签名、主治医师签名、住院医师签名、责任护士签名、编码员签名 6 个具体项目。

费用信息大类分值为 28.5 分,主要包括住院费用(2 分)、综合医疗服务类(4 分)、诊断类(2分)、治疗类(2 分)、康复类(0.5 分)、中医类(中医和民族医医疗服务)(8 分)、西药类(1 分)、中药类(4 分)、血液和血液制品类(2.5 分)、耗材类(1.5 分)、其他类(0.5 分)11 个小类,其中住院费用包括住院总费用、自付费用 2 个具体项目,综合医疗服务类包括一般医疗服务费、中医辨证论治费、中医辨证论治会诊费、一般治疗操作费、护理费、其他费用 6 个具体项目,诊断类包括病理诊断费、实验室诊断费、影像学诊断费、临床诊断项目费 4 个具体项目,治疗类包括非手术治疗项目费、临床物理治疗费、手术治疗费、麻醉费、手术费 5 个具体项目,康复类为康复费项目,中医类包括中医诊断费、中医治疗费、中医外治费、中医骨伤治疗费、针刺与灸法治疗费、中医推拿治疗费、中医肛肠治疗费、中医特殊治疗费、中医其他治疗费、中药特殊调配加工费、辨证施膳费 11 个具体项目,西药类包括西药费、抗菌药物费用 2 个具体项目,中药类包括中成药费、医疗机构中药制剂费、中草药费 3 个具体项目,血液和血液制品类包括血费、白蛋白类制品费、球蛋白类制品费、凝血因子类制品费、细胞因子类制品费 5 个具体项目,耗材类包括检查用一次性医用材料费、治疗用一次性医用材料费、手术用一次性医用材料费 3 个具体项目。

第三节　中医药综合统计数据类标准

一、中医药综合统计信息数据元目录

(一)标准制修订

《中医药综合统计信息数据元目录》(T/CIATCM 004—2019)是中国中医药信息学会发布的第一批团体标准之一,为首次制定,于 2019 年 3 月 20 日发布,2019 年 5 月 1 日实施,由中国中医药信息学会归口,由湖北中医药大学牵头,联合上海中医药大学附属龙华医院、广东省中医院、浙江省中医院、湖北省中医院、医疗信息企业等单位共同研究编制。在标准制定过程中,项目团队基于国家卫生健康委发布的《卫生信息数据元目录》(WS 363—2011)要求,以《全国卫生资源与医疗服务调查制度》《全国中医医疗管理统计报表制度》《全国中医药资源与医疗服务调查制度(送审稿)》等为依据,组织开展专题研究,多次组织中医医疗机构、科研机构、教育机构、学术组织、医疗 IT 企业及专家学者征求意见和建议,会同电子政务协作组项目承担单位、中医药综合统计数据集编制单位等单位共同研究讨论,组织行业内中医类医院进行验证评价,开展形式审查、初步审查、技术审核等。该标准与中国中医药信息学会发布的《中医药综合统计信息数据元值域代码》《中医药综合统计信息基本数据集》《中医药综合统计网络直报信息系统基本功能规范》《中医药综合统计网络直报接口技术规范》等为同系列同业务的信息标准,相互之间配合使用,共同为规范中医药综合统计工作体制机制、构建中医药综合统计体系、搭建中医药综合统计管理平台提供基础保障和技术支撑。

(二)标准主要内容

中医药综合统计信息数据元是在中医药领域中属综合统计特定范围内,用一组属性规定其定义、标识、表示和允许值的数据单元或同一类信息的一组数据项。《中医药综合统计信息数据元目录》收录了标识、人口学及社会经济学特殊部分、健康史、主诉与症状、体格检查、实验室检查、医学诊断、医学评估、计划与干预、卫生费用、卫生机构、卫生人员、药品设备与材料、卫生管理等类别 612 个数据元,其中采用卫生信息数据元 76 个、中医药信息数据元 11 个。中医药综合统计信息数据元名称、定义、数据元值的数据类型、表示格式、允许值范围等属性的设置和描述规则遵照《卫生信息数据元目录 第 1 部分:总则》(WS 363.1—2011)。中医药综合统计信息数据元名称与卫生信息数据元名称、中医药信息数据元名称相同时,直接采用卫生信息数据元、中医药信息数据元的标识符、定义、数据元值的数据类型、表示格式、允许值范围等属性。

中医药综合统计信息数据元标识符同卫生信息数据元(DE)标识符编码方法相同,采用字母数字混合码,包含数据标识符(DI)和版本标识符(VI)两级结构。数据标识符(DI)按照分类法和流水号相结合的方式,采用字母数字混合码。按照数据元对应的主题分类代码、大类代码、小类代码、顺序码、附加码从左向右顺序排列,数据标识符结构见图 6.3。中医药综合统计信息数据元名称与卫生信息数据元名称、中医药信息数据元名称不同时,其数据元标识符以卫生信息数据元标识符编码方法为基础,数据元标识符的主题分类代码、大类代码、小类代码遵循 WS 363.1—2011,顺序码由中国中医药信息学会统一从 A01 开始顺序编码(字母大写,且字母 I 和 O 不列入编码)。

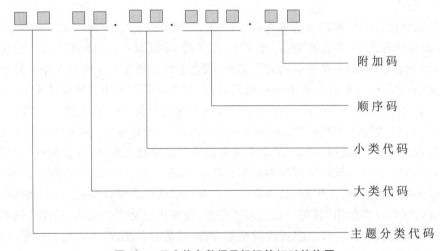

图 6.3　卫生信息数据元标识符(DI)结构图

——主题分类代码:用 2 位大写英文字母表示。卫生信息领域代码统一定为"DE"。

——大类代码:用 2 位数字表示,数字大小无含义。

——小类代码:用 2 位数字表示,数字大小无含义;无小类时则小类代码为 00。小类与大类代码之间加"."区分。

——顺序码:用 3 位数字表示,代表某一小类下的数据元序号,数字大小无含义;顺序码与小类代码之间加"."区分。

——附加码:用 2 位数字表示,代表一组数据元的连用关系编码;从 01 开始顺序编码,附加码与顺序号之间加"."区分。无连用关系的数据元其附加码为"00"。

版本标识符(VI)结构由 4 部分组成,为"V"+"$m..m$"+"."+"$n..n$",其中"$m..m$"和"$n..n$"为阿拉伯数字构成,在数学上应是具有意义的正整数。"$m..m$"表示主版本号,"$n..n$"表示次版本号。如果数据元更新前后可以进行有效的数据交换,则更新后主版本号不变,次版本号等于当前次版本号加 1;如果数据元更新前后无法进行有效的数据交换,则更新后主版本号等于当前主版本号加 1,次版本号归 0。

（三）推广应用情况

该标准是我国第一次研究制定中医药综合统计领域方面的数据元目录标准，为中国中医药信息学会团体标准的首次发布，规定了中医药综合统计信息数据元属性与描述规则、索引编制规范，以及中医药综合统计信息数据元标识符、数据元名称、定义、数据元值的数据类型、表示格式和数据元允许值等内容，适用于中医药综合统计信息管理、共享与利用，以及相关信息系统的建设。标准规范中医药综合统计数据元的定义及表示方法，有利于中医药综合统计信息共享、数据交换、数据集成，是中医药综合统计数据收集的重要应用形式，也是保障中医药综合统计信息的连续性、一致性和共享性的重要基石，将为各级中医药主管部门发布年度中医药工作报告、实施统计调查和评价，以及编制各种统计报表提供参考依据。2022年4月，国家统计局首次正式批准实施《国家中医药综合统计制度》，是我国中医药行业综合统计事业发展的里程碑，《中医药综合统计信息数据元目录》标准中的数据元被纳入其中。

二、中医药综合统计信息数据元值域代码

（一）标准制修订

《中医药综合统计信息数据元值域代码》(T/CIATCM 005—2019)是中国中医药信息学会发布的第一批团体标准之一，为首次制定，于2019年3月20日发布，2019年5月1日实施，由中国中医药信息学会归口，由湖北中医药大学牵头，联合上海中医药大学附属龙华医院、浙江省中医院、湖北省中医院、广东省江门市五邑中医院、医疗信息企业等单位共同研究编制。在标准制定过程中，项目团队以满足中医药综合统计和管理需要为目标，基于《卫生信息数据元值域代码》(WS 364—2011)要求，开展数据元值域代码编制方面的专题研究，多次组织中医医疗机构、科研机构、教育机构、学术组织、医疗IT企业及专家学者征求意见和建议，会同电子政务协作组项目承担单位、中医药综合统计数据集编制单位等共同研究讨论，组织行业内中医类医院进行验证评价，开展形式审查、初步审查、技术审核等。在中医药综合统计信息数据元值域代码结构设计时，注重代码的标识作用，避免承载过多的信息，保证代码结构的简练，确保代码的添加、删除和修改不破坏代码结构，符合信息处理的基本方法，尽量与系统内、外的相关标准结构协调一致；描述时，应明确描述所采用的代码种类、代码结构以及编码方法，当代码结构复杂时，可用示意图表示或示例进行说明。该标准与中国中医药信息学会发布的《中医药综合统计信息数据元目录》《中医药综合统计信息基本数据集》《中医药综合统计网络直报信息系统基本功能规范》《中医药综合统计网络直报接口技术规范》等为同系列同业务的信息标准，相互之间配合使用。

（二）标准主要内容

《中医药综合统计信息数据元值域代码》遵循《卫生信息数据元值域代码》(WS 364—2011)编制原则与要求，根据中医药综合统计信息数据元的特征和中医药统计信息管理的需要，按照中医药信息标准研究与制定要求，编制中医药综合统计信息数据元值域代码，规定了行政/业务管理职务代码、医疗卫生机构业务科室分类代码、设置/主办单位代码、信息系统建设代码、中医临床教学任务代码、政府办医疗卫生机构隶属关系代码、执业单位类别代码、人员流动类别代码、从事专业类别代码、编制情况代码等10项值域代码。中医药综合统计信息数据元值域编码方法、值域代码格式和表示要求遵循《卫生信息数据元值域代码第1部分：总则》(WS 364.1—2011)，其值域代码表标识符编码是在卫生信息数据元值域代码表标识符编码方法的基础上，针对中医药综合统计信息数据元的特点，采取以代码表标识符结构中的"顺序码"分段来区分的编码方法，顺序码为A01之后的表示是中医药综合统计信息数据元值域代码表。

（三）推广应用情况

该标准是我国第一次研究制定中医药综合统计领域方面的数据元值域代码标准，为中国中医药信息学会团体标准的首次发布，规定了中医药综合统计信息数据元值域的编码方法、代码表格式和表示要求、代码表的命名与标识、以及反映中医药综合统计数据元的值域代码适用于中医药综合统计信息管理、共享与利用，以及相关信息系统的建设。标准列举了中医药综合统计信息数据元值域代码表，对中医药综合统计信息数据元的值域范围进行了有序的规范，为中医药综合统计数据字典建设提供了基础，是规范中医药综合统计数据收集的重要依据。

三、中医药综合统计信息基本数据集

（一）标准制修订

《中医药综合统计信息基本数据集》（T/CIATCM 006—2019）是中国中医药信息学会发布的第一批团体标准之一，为首次制定，于 2019 年 3 月 20 日发布，2019 年 5 月 1 日实施，由中国中医药信息学会归口，由上海中医药大学附属龙华医院、湖北中医药大学标准化与信息技术研究所共同研究编制。在标准制定过程中，项目团队严格按照卫生行业标准、中国中医药信息学会团体标准制定的流程规范、采用统一的工作程序、工作要求和工作文件规范，遵循《卫生信息基本数据集编制规范（WS 370—2012）》规定，参照《电子病历基本数据集（WS 445—2014）》，选取 5 类 14 项必选数据元基本属性，采用集中方式和摘要式目录描述格式分别描述数据元公用属性和专用属性，多次组织专家学者征求意见，会同电子政务协作组项目承担单位、中医药综合统计信息数据元目录编制单位等讨论分析与协调，组织行业内中医类医院进行验证评价。该标准与中国中医药信息学会发布的《中医药综合统计信息数据元目录》《中医药综合统计信息数据元值域代码》《中医药综合统计网络直报信息系统基本功能规范》《中医药综合统计网络直报接口技术规范》等为同系列同业务的信息标准，相互之间配合使用。

（二）标准主要内容

中医药综合统计信息基本数据集是为满足中医药综合统计信息系统规范化建设、数据交换与共享需求，设计归纳的各个子系统（或功能模块）所包含的最小数据元素的集合。

《中医药综合统计信息基本数据集》包括中医医院年报、中医医院医疗服务月报、中医医院人力基本信息调查、中医医院医用设备调查、中医住院病案首页、中医重点专科（专病）年报、中医门诊部诊所年报、中医门诊部诊所人力基本信息调查等 8 个子集、345 个数据元，提出了政府办医疗卫生机构隶属关系代码表、中医临床教学任务代码表、执业单位类别代码表、从事专业类别代码表、编制情况代码表、获得证书类别代码表等 9 个数据元值域代码表。

中医药综合统计信息基本数据集标识符采用字母数字混合码，为 HDSC00.A1_V1.0，结构为数据集类目编码（DCC）_版本标识符（VI），其中数据集类目编码为 9 位长度的字母数字混合码，由业务领域代码（卫生信息领域统一用 HDS 表示）、一级类目代码（卫生管理，用 C 代码表示）、二级类目代码（卫生管理下无二级类目，用 00 代码表示）、顺序号（从 A1 开始顺序编码）共同组成，在业务领域代码、一级类目代码、二级类目代码与卫生信息基本数据集分类代码保持一致，与卫生信息基本数据集之间的协同、共享。

中医药综合统计信息基本数据集的数据元主要包括标识类（内部标识符、数据元标识符、数据元名称、版本、注册机构、相关环境 6 项）、定义类（定义 1 项）、关系类（分类模式 1 项）、表示类（数据类型、表示格式、数据元允许值 3 项）、管理类（主管机构、注册状态、提交机构 3 项）5 类 14 项必选基本属性。中医药综合统计信息基本数据集的数据元描述格式采用摘要式，采用集中方

式描述版本、注册机构、相关环境、分类模式、主管机构、注册状态、提交机构等7个数据元公用属性,采用摘要式目录描述格式描述内部标识符、数据元标识符、数据元名称、定义、数据元值的数据类型、表示格式、数据元允许值等7个数据元专用属性。数据元内部标识符是数据元在某特定数据集中的唯一标识代码,同一个数据元在中医药综合统计信息基本数据集中的内部标识符一致,采用13位的字母数字混合码,由9位数据集分类编码与3位数据元顺序号组成,两者中间加"."区分。顺序码代表数据元在某特定数据集中的序号,从001开始编码。

(三)推广应用情况

该标准是我国第一次研究制定中医药综合统计领域方面的数据集标准,为中国中医药信息学会团体标准的首次发布,规定了中医医院统计年报、中医医院医疗服务月报、中医医院人力基本信息调查、中医医院医用设备调查、中医住院病案首页、中医重点专科(专病)年报、中医门诊部(诊所)年报、中医门诊部(诊所)人力基本信息调查等中医药综合统计信息基本数据集的数据集元数据属性和数据元属性,适用于中医药综合统计管理和信息采集、存储、共享以及信息系统的研发。该标准是中医药综合统计数据采集、存储、交换、处理、分析的基础,是建立中医药综合统计信息平台与信息系统数据库的最小数据元素的集合,有利于中医药综合统计信息共享、数据交换、数据集成,为各级中医药主管部门发布年度中医药工作报告、实施统计调查和评价,以及编制各种统计报表提供参考依据。2022年4月,国家统计局发布实施的《国家中医药综合统计制度》是我国中医药行业综合统计事业发展的里程碑,纳入了《中医药综合统计信息基本数据集》标准中的部分数据元。

四、中医医院主数据标准

(一)标准制修订

2018年5月,国家中医药管理局立项"中医药基准(主)数据标准研究"标准化项目,由湖北中医药大学牵头,湖北省中医院、中国中医科学院广安门医院、上海中医药大学附属龙华医院、河南省洛阳正骨医院、广东省中医院、江门市五邑中医院、安徽中医药大学第一附属医院、江苏省中医院八家医院作为项目协作单位参与项目研究,其后四川省绵阳市中医医院、山西省中医院派人加入其中参与编制和标准验证工作,通过资料收集、框架研究、标准起草、征求意见汇总、分析、处理意见、标准验证、专家验收等一年多的研究,完成了项目研究任务。2020年10月,湖北中医药大学在前期项目研究成果基础上,向中国中医药信息学会提交了团体标准立项申请,经中国中医药信息学会专家立项评审,于2020年11月27日正式立项《中医医院基准(主)数据》团体标准,要求编制《中医医院主(基准)数据目录》团体标准。

团体标准立项后,湖北中医药大学组织项目组在前期研究成果基础上,进一步修改完善并编制形成《中医医院主(基准)数据目录(征求意见稿)》,2021年5月,基于我国中医医院信息化建设现状以及调查的三级甲等中医医院数据资料,对《中医医院主(基准)数据目录(征求意见稿)》的479个主数据征求中医药行业内外专家意见和建议,新增中医医院主数据2个、修改3个、删除11个。10月,再次组织湖北省医疗卫生系统信息化专家征求专家意见,进一步研究和讨论《中医医院主(基准)数据目录(征求意见稿)》医院信息系统、主数据目录,并召开中医医院主数据属性含义专题咨询会,以"为避免引起歧义,对表示数量的不纳入"和"特定疾病的信息分类不纳入"为原则,对470个中医医院主数据目录再次讨论研究,新增中医医院主数据2个、修改5个、删除78个,修改形成具有394个主数据的《中医医院主(基准)数据目录(征求意见稿)》。同年11月,对照《中医医院信息系统基本功能规范(试行)》《中医医院信息系统基本功能规范(修订)(征求意见稿)2019 版》的业务应用系统,梳理和讨论征求意见稿中 83 个医院信息系统,合并 5 个业务系统、修改 3 个业务系统,删除不适宜所有中医医院建设的 27 个系统,确定51 个中医医院业务应用系统,修改 8 个主数据、删除 10 个主数据,形成《中医医院主(基准)数据目录(送审稿)》。目前,已提交中国中医药信息学会中医药信息标准专家技术委员会进行技术审查。

(二)标准主要内容

主数据是满足跨部门业务协同需要的、反映核心业务实体状态属性的组织机构基础信息,一定范围内系统间共享的、核心的、变化缓慢的、有价值的数据。《中医医院主(基准)数据目录》规定了中医医院主数据标识符、数据元标识符、数据元名称、定义、数据元值的数据类型、表示格式和数据元允许值内容,适用于中医医院相关信息管理、数据标识信息交换与共享,中医医院主数据专用属性分为临床诊疗、临床药学、临床护理、医技检查、康复医疗、养生保健、人力资源、财力资源、物力资源、综合管理(医务、教研、协同办公)10 个部分、383 个主数据。

1. 主数据属性

中医医院主数据属性设置依据《卫生信息数据元目录 第 1 部分:总则》(WS 363.1—2011),规定主数据的版本、注册机构、相关环境、分类模式、主管机构、注册状态、提交机构等公用属性,数据元标识符、数据元名称、定义、数据元值的数据类型、表示格式、数据元允许值等专用属性(专用属性示例如表 6.1),以及主数据标识符和应用系统两个属性。

表 6.1 中医医院主数据专用属性示例

主数据标识符	MDC.01.00.001
数据元标识符	DE02.01.017.00
数据元名称	患者与本人关系
定义	个体近亲中患病成员与其关系的类别在特定编码体系中的代码
数据元值的数据类型	S3
表示格式	N2
数据元允许值	GB/T 4761 -2008 家庭关系代码
应用系统	C101 、C102 、C103 、C104 、C105 、C106 、C107 、C108 、C201 、C202 、C203 、C204 、C205 、C301 、C302 、C303 、C304 、C401 、C402 、C403 、H201 、H202 、H203 、H204 、H205 、H206 、H304 、H305 、H401 、H402 、H409 、Z01

2. 主数据属性描述规则

(1)主数据标识符

主数据标识符采用长度为 10 位的字母数字混合码,按主题分类代码、一级类目代码、二级类目代码、三级类目代码、顺序号从左向右顺序排列。结构见图 6.4。

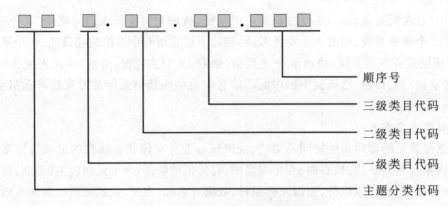

图6.4　中医医院主数据标识符结构

主题分类代码:用2位大写英文字母表示,中医医院领域代码统一为"MD",Master Data。

一级类目代码:用1位字母表示,C表示中医医院临床数据(CDR),H表示中医医院经营管理(HRP)。

二级类目代码:用2位数字表示,数字大小无含义。

三级类目代码:用2位数字表示,数字大小无含义。无三级类目时三级类目代码为00。三级类目和二级类目代码之间加"."区分。

顺序号:用3位数字表示,代表某一三级类目下的主数据序号,从001开始顺序编码,顺序号与三级类目代码之间加"."区分。

主数据分类代码详见表6.2。

表6.2　中医医院主数据分类代码

一级类目名称	一级类目代码	二级类目名称	二级类目代码	三级类目名称	三级类目代码
临床服务	C	临床诊疗	01	—	00
		临床药学	02	—	00
		临床护理	03	—	00
		医技检查	04	—	00
		康复医疗	05	—	00
		养生保健	06	—	00
运营管理	H	人力资源管理	01	—	00
		财力资源管理	02	—	00
		物力资源管理	03	—	00
		综合管理	04	医务	01
				教研	02
				协同办公	03

(2)应用系统

应用系统属性在参照《中医医院信息系统基本功能规范(试行)》《中医医院信息系统基本功能规范(修订)(征求意见稿)2019版》中应用系统的基础上,根据中医医院实际情况新增,并对其进行编码,收录了51个中医医院业务应用系统。

第四节　中医药综合统计信息系统功能与接口规范

一、中医药综合统计网络直报信息系统基本功能规范

(一)标准制修订

《中医药综合统计网络直报信息系统基本功能规范》(T/CIATCM 007—2019)是中国中医药信息学会发布的第一批团体标准之一,为首次制定,于2019年3月20日发布,2019年5月1日实施,由中国中医药信息学会归口,由湖北中医药大学牵头,联合上海中医药大学附属龙华医院、黑龙江中医药大学附属第一医院、医疗信息企业等单位共同研究编制。在编制过程中,项目团队主动参加中医药信息标准"建设指南、功能规范"类标准制修订培训、中医药信息标准研究与制定专题讨论、中医药信息系统功能规范类标准规范化编制培训,学习中医药信息系统功能规范编制方法和技术,将编制的中医药综合统计网络直报信息系统基本功能规范征求中医医疗机构、科研机构、教育机构、行业组织、医疗 IT 企业及专家学者等的意见和建议,根据专家意见和建议修改完善,组织中医类医院进行同行验证评价。与中国中医药信息学会发布的《中医药综合统计信息数据元目录》《中医药综合统计信息数据元值域代码》《中医药综合统计信息基本数据集》《中医药综合统计网络直报接口技术规范》等为同系列同业务的信息标准,相互之间配合使用。

(二)标准主要内容

中医药综合统计网络直报信息系统是由计算机硬件、网络和通信设备、计算机软件、信息资源、信息用户和规章制度组成的以实现中医药综合统计信息网络直报为目的的信息系统,主要用于中医医疗机构、中医药主管部门年报、月报、人力资源、医用设备、中医住院病案首页、中医重点专科(专病)等相关信息的采集交换、数据管理、统计分析和质量控制。

《中医药综合统计网络直报信息系统基本功能规范》主要规范了中医药综合统计网络直报信息系统各功能单元的定义、适用范围、功能要求等,其主要功能分为基层单位填报、省级管理、国家中医药主管部门管理和系统管理等模块,基层单位填报包括用户密码修改、报表数据录入、审核、上报、报表导出、报表导入、问题反馈等功能;省级管理包括用户管理、角色管理、机构管理、字典管理、数据审核、统计分析等;国家中医药主管部门管理包括用户管理、角色管理、机构管理、字典管理、数据审核、统计分析等;系统管理包括资源管理、日志管理、配置管理、系统帮助等。系统用户主要包括系统管理员、操作用户和一般用户三种角色,系统管理员包括组织机构信息管理、字典库维护等权限,操作用户拥有数据的填报、查询等权限,一般用户只有查看数据的权限,不可修改。

(三)推广应用情况

该标准是我国第一次研究制定中医药综合统计领域方面的功能规范类标准,为中国中医药信息学会团体标准的首次发布,规定了应用于中医医疗机构、中医药主管部门的中医药综合统计网络直报信息系统及其各功能单元的定义、适用范围以及功能要求,具有统计年报、月报上传,以及人力资源、医用设备、患者中医住院病案首页、中医重点专科(专病)、教学科研等相关数据管理功能,主要满足中医医疗机构中医药综合统计数据的直报(包括数据导入和手工输入,在线、离线填写数据,审核数据之间的逻辑关系,汇总、查询相关统计数据等),省级中医药主管部门对基层中医医疗机构提交报表的审查与分析、统计报表产出以及汇总上报省中医药综合统

计数据,实现中医药综合统计数据录入功能用于录入省本级相关报表及对其他具有特殊情况不能自行上报数据单位的数据代报,为各级中医药管理部门定期全面把握中医药事业发展的客观现状,深入挖掘制约中医药事业发展的关键因素、科学谋划中医药发展战略、提升中医药科学决策和管理水平发挥了重要作用。目前该标准已在湖北省、海南省等省份中医药综合统计信息化建设中得到应用,研发出了中医药综合统计直报信息系统和省级中医药综合统计数据管理平台等。

二、中医医院综合统计网络直报接口技术规范

(一)标准制修订

《中医医院综合统计网络直报接口技术规范》(T/CIATCM 063—2020)是中国中医药信息学会发布的第二批团体标准之一,为首次制定,于 2020 年 10 月 15 日发布,2020 年 10 月 31 日实施,由中国中医药信息学会归口,由上海中医药大学附属龙华医院与湖北中医药大学联合研究编制。在编制过程中,项目团队主动参加中医药信息标准"数据元、数据集"类规范化工作培训、中医药信息标准研究与制定专题讨论,学习标准方法和技术,掌握标准体例格式,征求中医药信息标准研究与制定项目电子政务协作组、中医临床(医疗)协作组、中医临床(护技)协作组、中医临床(药物)协作组、医院管理协作组以及中医医疗机构、科研机构、教育机构、行业组织、医疗IT 企业等领域专家意见,达成共识,组织同行验证评价。与中国中医药信息学会发布的《中医药综合统计信息数据元目录》《中医药综合统计信息数据元值域代码》《中医药综合统计信息基本数据集》《中医药综合统计网络直报信息系统基本功能规范》等为同系列同业务的信息标准,相互之间配合使用。

(二)标准主要内容

《中医医院综合统计网络直报接口技术规范》规范了中医药综合统计网络直报信息系统接口服务统一的交换报文格式,并根据服务请求和响应动作的不同,将交换报文结构分为请求类交换报文结构和响应类交换报文结构,分别对应服务的入参封装格式和出参封装格式。提出了数据业务范围、数据采集方式、采集流程处理步骤、数据标准要求、接口程序要求、字段填写要求等,规定了数据采集上传服务、结果接受服务、数据对账接受服务,并对数据交换、前置机硬件、操作系统软件、防病毒软件以及网络情况监控和维护等安全进行了规范。

在数据采集方面,要求采用 XML 数据采集方式,数据直报方(各中医类医院)需了解中医药综合统计网络直报信息系统数据交换标准,并按照数据交换标准将业务生产库中的业务数据进行清洗转换后,调用 XML 采集服务,将数据生产的 XML 上传给省级中医药主管部门统计信息系统,解析写入到前置机数据库,基于前置库的数据进行验证,验证后采集正确的数据,错误的数据留给上传方,并将校验报告通过回调采集结果接收服务反馈给数据上传方。数据上传方需要记录每次上传数据的相关信息,并定时上传给平台用于双方数据对账,明确数据在合环节造成差异性。

在采集流程处理步骤方面,上传方调用中医药综合统计网络直报信息系统提供的【XML 数据采集上传服务】 上传 XML 数据,中医药综合统计网络直报信息系统接收到 XML 数据,解析主要信息后同步返回消息通知接收成功,中医药综合统计网络直报信息系统对 XML 数据进行校验、去重、搬运、生成索引等若干步骤处理后调用上传方提供的【数据采集结果接收服务】 回传数据采集结果。

对于数据标准遵循方面,要求数据格式必须遵循交换标准;交换标准中值域字段必须按照

标准要求进行值域转换，且有值域名称匹配的必须值域代码与值域名称字段匹配；值域为多选的情况需要以"\`\`\`"符号进行分隔；数据转换清洗必须满足数据交换标准接口文档对数据内容的详细规则要求；必填的字段必须按照标准要求填写，非必填字段，也需按照数据情况完成填写，不可全部不填；所有中文内容应统一采用 UTF－8 编码格式；生成的 XML 文件使用无 BOM 的 UTF－8 的文件格式上传。

对于接口程序方面，要求数据上传接口能够指定上传指定业务、指定时间段的数据，完成手动及自动定时上传，满足规定时间内完成增量数据上传的效率，解析结果并获取数据处理情况及总体数据校验报告，记录每次数据上传结果，定时上传每日对账信息。

对于字段填写方面，要求保证上传数据的完整性，各标识必填的字段必须按照规则填写完整，填写内容在字段允许范围内（包括生成规则，日期、整型、字符型、浮点型、数值等数据型的格式要求，值域代码是否在取值范围内等）。

（三）推广应用情况

该标准是我国第一次研究制定中医药综合统计领域方面的功能规范类标准，为中国中医药信息学会团体标准的首次发布，规定了中医类医院信息系统与中医药综合统计网络直报信息系统的数据接口要求，适用于各级各类中医类医院应用中医药综合统计网络直报信息系统的接口建设，统一了数据接口标准，便于不同类别、不同层级的中医药机构上报中医药统计数据，有利于中医药综合统计信息化建设、数据整合，对促进中医药综合统计直报信息系统的研发与实施具有很好的促进作用，实现中医药综合统计数据逐层汇聚集中，为各级中医药主管部门中医药综合统计业务处理提供底层数据支持。目前该标准已在湖北省、海南省等省的中医药综合统计信息化建设中得到应用。

第七章　中医医院统计方法

中医医院统计指标众多,可分为绝对数和相对数两大类。绝对数是计算各种统计指标的基础数据,可以派生出很多相对指标。相对数一般是统计分析中重点关注的指标,也是反映医院业务情况的具有代表性的指标,包括率、构成比、相对比以及反映增长趋势的同比、环比等。在实际统计工作中,可根据统计数据的特性和分析目的来选择合适的相对数指标。为满足中医医院临床、管理与决策方面的需要,还要进一步对某个专项工作进行深入分析,需要统计人员从需求角度出发,选用适宜的统计分析方法来完成。

第一节　常见统计描述方法

统计描述是研究如何用科学的方法去收集、整理、分析经济和社会发展的实际数据,并通过统计特有指标和指标体系,表明所研究的社会经济现象的规模、水平、速度、比例和效益,以反映社会经济现象发展规律在一定时间、地点、条件下的作用,描述社会经济现象数量之间的关系和变动规律。本节主要从医院统计数据的集中趋势、离散趋势描述进行论述。

一、集中趋势描述

平均数是指在一组观察数据中所有数据之和再除以这组数据的总个数得出的数值。它是小于最大值、大于最小值的数,用于描述一组观察值集中位置或表示平均水平的统计指标,常作为一组数据的代表值用于统计分析和组间的对比。常用的有算术平均数、几何平均数和调和平均数等。

（一）算术平均数

算术平均数又称均数,是统计学中最基本、最常用的一种方法。算术平均数又分为简单算术平均数和加权算术平均数。

1. 简单算术平均数

将所有的观察数据 $X_1,X_2,\cdots,X_n$ 直接相加再除以总观察例数,公式表示为

$$\bar{X}=\frac{(X_1,X_2,\cdots,X_n)}{n}=\frac{\sum X}{n} \tag{7.1}$$

公式(7.1)中, $\bar{X}$ 表示样本均数; $\sum$ 是在统计学中表示求和的符号; n 为样本观察例数。

2. 加权算术平均数

加权算术平均数是计算具有不同比重数据(或平均数)的一种方法,主要用于经过分组整

理,并得出频数分布的观察数据,是根据各个数据的重要系数(即权重)计算平均数的一种方法。公式表示为

$$\bar{X} = \frac{f_1 x_1 + f_2 x_2 + \cdots + f_k x_k}{n} = \frac{\sum fx}{n} \tag{7.2}$$

公式(7.2)中 k 表示频数表的组段数;$f_1,f_2,\cdots,f_k$ 及 $X_1,X_2,\cdots,X_k$ 分别表示 1 至 k 组的频数及观察值,但是在样本例数较多的情况下,每个观察值权重相差很小时,简单算术平均数与加权算术平均数计算结果相差不大。

(二)几何平均数

几何平均数常用于描述存在少数偏大的极端值的正偏态分布或观测值之间呈倍数关系或近似倍数关系数据的集中位置。与算术平均数不同,几何平均数常用于不呈正态分布的数据。几何平均数通常用 G 表示为

$$G = \sqrt[n]{X_1 X_2 \cdots X_n} \tag{7.3}$$

即将 n 个观察值连乘后开 n 次方。为计算方便,通常将开 n 次方改用对数的形式计算,得

$$G = \lg^{-1}\left(\frac{\lg X_1 + \lg X_2 + \cdots + \lg X_n}{n}\right) = \lg^{-1}\left(\frac{\sum \lg X}{n}\right) \tag{7.4}$$

对比(7.3)和(7.4)的数学公式,几何均数相当于各观察值对数的均值再取反对数。对于频数表资料,若用 $f_1,f_2,\cdots,f_k$ 及 $X_1,X_2,\cdots,X_k$ 分别表示 1 至 k 组的频数及各组中位取值,则几何平均数为

$$G = \lg^{-1}\left(\frac{f_1 \lg x_1 + f_2 \lg x_2 + \cdots + f_k \lg x_k}{n}\right) = \lg^{-1}\left(\frac{\sum f \lg x}{n}\right) \tag{7.5}$$

【例 7.1】　某市 6 名 3 岁以上儿童接种麻疹疫苗后,麻疹 IgG 抗体滴度水平分别为 1∶200,1∶800,1∶800,1∶800,1∶3200,1∶12800,计算 6 名儿童麻疹 IgG 抗体滴度的几何均数。

$$G = \sqrt[6]{200 \times 800 \times 800 \times 800 \times 3200 \times 12800} = 1270$$

再求 G 的倒数,得到 6 名儿童接种麻疹疫苗后麻疹 IgG 抗体滴度的几何均数为 1∶1270。

(三)调和平均数

调和平均数又称倒数平均数,是计算观察数据倒数的算术平均数的倒数。由于根据观察数据的倒数计算,所以又称倒数平均数。调和平均数的计算结果通常小于或等于算术平均数。调和平均数用 H 表示

$$H = \frac{n}{\dfrac{1}{x_1} + \dfrac{1}{x_2} + \dfrac{1}{x_3} + \cdots + \dfrac{1}{x_n}} \tag{7.6}$$

【例 7.2】　某人在一天的头 4h 内排尿 500ml,排尿率为 125ml/h(500ml/4h);后 8h 内排尿 500ml,排尿率为 62.5ml/h(500ml/8h);在后 2h 内排尿 500ml,排尿率为 250ml/h(500ml/2h),求此人在此段时间(14h)内的平均排尿率。

$$H = \frac{3}{\dfrac{1}{125} + \dfrac{1}{62.5} + \dfrac{1}{250}} = 107.14$$

算术平均数、几何平均数、调和平均数是三种不同形式的平均数,分别有各自的应用条件。统计数据分析时,适宜采用算术平均数时就不能用调和平均数或几何平均数;适宜用调和平均

数时,同样也不能采用其他两种平均数。计算三种平均数的结果:算术平均数大于几何平均数,几何平均数大于调和平均数;当所有的变量值都相等时,三种平均数完全相等。因此,三种平均数的关系可用不等式 $H \leqslant G \leqslant \bar{X}$ 表示。

(四)中位数

中位数又称中值,是将一组观察值按从小到大顺序进行排列 $X_1 \leqslant X_2 \leqslant X_3 \cdots \leqslant X_n$,居于中间位置的数称为中位数(Median),记为 M。当观察例数 n 为奇数时,中位数是按顺序排列在第 $(n+1)/2$ 项的观察值;当观察例数为偶数时,则中位数是取按顺序排列在第 $n/2$ 项和第 $(n/2)+1$ 项两项的平均值。

【例 7.3】 某研究者调查 12 名成年人耳垂血的白细胞数,12 名成年人耳垂血的白细胞数分别为 9.7,6.2,7.0,5.3,8.1,9.9,4.7,5.8,7.8,8.6,6.1,9.9(10g/L)试计算其中位数。

先对数据按从小到大进行排列:4.7,5.3,5.8,6.1,6.2,7.0,7.8,8.1,8.6,9.7,9.9,9.9。选取排列第六位与第七位两项观察值的平均值,中位数 $M = (7.0+7.8)/2 = 7.4(10g/L)$。

二、离散趋势描述

衡量变异程度大小的指标大体可分为两类:一类是按间距计算,有极差和四分位数间距;另一类按平均差距计算,有方差、标准差和变异系数等。

(一)极差

极差也称作全距,是用来表示观察值中最大值和最小值之间的差距,通常用符号 R 表示,是变异指标中最简单的一种。极差越大说明变异程度越大,反之说明变异程度小,但极差不能用于不同种观察值之间比较,且极差没有充分利用观察值全部信息,通常仅适用样本容量较小($n<10$)的情况。

极差是描述数据离散程度的最简单测度值,计算时仅用到极大值和极小值,不能反映中间数据的分散状况。随着观察例数增多,抽到较大或较小数值的可能性越大,极差也会随之变大,尤其当资料呈明显偏态时会显得不稳定,因而不能准确描述出数据的分散程度。

(二)四分位数

四分位数也称四分位点,是通过 3 个点将全部数据等分成 4 个数目相等的段落,每个段落的观察值数目各占总例数的 25%,四分位数间距用符号 Q 表示。第一四分位数(Q1),又称"较小四分位数",等于该样本中所有数值由小到大排列后第 25% 的数字;第二四分位数(Q2),又称"中位数",等于该样本中所有数值由小到大排列后第 50% 的数字;第三四分位数(Q3),又称"较大四分位数",等于该样本中所有数值由小到大排列后第 75% 的数字;第三四分位数与第一四分位数的差距又称四分位距(Inter Quartile Range,IQR)。在实际应用中通常去掉两端的 25%,取中间 50% 观察值进行统计分析。

确定四分位数的位置:Q1 的位置 $=(n+1) \times 0.25$,Q2 的位置 $=(n+1) \times 0.5$,Q3 的位置 $=(n+1) \times 0.75$,其中 n 表示项数。对于四分位数的确定,还有一种方法基于 $n-1$ 基础,即 Q1 的位置 $=1+(n-1) \times 0.25$,Q2 的位置 $=1+(n-1) \times 0.5$,Q3 的位置 $=1+(n-1) \times 0.75$。

(三)方差

方差(Variance)是各观察值与其平均数离差平方的平均数。在分析过程中为避免正负抵消,将每个观察值与均数之差的绝对值相加,然后取平均,即计算 $\sum |X-\bar{X}|/n$,这是一个很直观的变异量度,但因为使用了绝对值,在数学上可以通过取平方来避免正负抵消,即使用方差

衡量数据的变异程度,其计算公式(7.7)为:

$$S^2 = \frac{\sum (X - \bar{X})^2}{n-1} \tag{7.7}$$

式(7.7)中 S^2 为样本方差,其值越大说明数据的变异越大。分子 $\sum (X-\bar{X})^2$ 称为离均差平方和,描述每个观测值相对于集中位置 $\bar{X}$ 的分散程度。通过推导、转换可以列出公式

$$\sum (X - \bar{X})^2 = \sum X^2 - \frac{\left(\sum X\right)^2}{n} \tag{7.8}$$

分母 $n-1$ 称为自由度(Degree of Fredom,简记为 df),表示在所有的 n 个离均差平方项中,由于样本均数 $\bar{X}$ 的限制,只有 $n-1$ 个离均差平方和是独立的,且在所有的离均差平方项中只要有 $n-1$ 个已知,最后一个离均差平方项自动确定。方差能较好地反映出数据的离散程度,是实际中应用最广的离散程度测度值。

【例7.4】 某中医医院年末在岗职工人数分别为 207 人,266 人,335 人,250 人,386 人。求中医医院年末在岗职工人数方差值。

$$S^2 = \frac{(207 - 288.8)^2 + (266 - 288.8)^2 + (335 - 288.8)^2 + (250 - 288.8)^2 + (386 - 288.8)^2}{4}$$

$$= 5074.7$$

即该中医医院年末在岗职工人数的方差值为 5074.7。

(四)标准差

方差开方后即得到标准差,与方差不同的是标准差具有量纲,计算公式为:

$$S = \sqrt{\frac{\sum (X - \bar{X})^2}{n-1}} \tag{7.9}$$

式(7.9)中 S 称为标准差(Standard Deviation),有时也记为 SD。一组观察值的标准差越大说明其变异程度越大。将式中的离均差平方和展开,标准差也可写为:

$$S = \sqrt{\frac{\sum X^2 - \left(\sum X\right)^2 / n}{n-1}} \tag{7.10}$$

(五)离散系数

为消除变量值水平高低和计量单位不同对离散程度测度值的影响,需要计算离散系数。离散系数也称为变异系数(Coefficient of Variation),是一组数据的标准差与其相应的平均数之比。其计算公式为:

$$CV = \frac{S}{\bar{X}} \times 100\% \tag{7.11}$$

离散系数是测量数据离散程度的相对统计量,主要是用于比较不同样本观察数据的离散程度。离散系数越大,说明观察数据的离散程度也越大;离散系数越小,说明观察数据的离散程度也越小。

第二节　相关与回归分析

研究客观事物的相互关系,既要做定性分析,也要做定量分析,测定它们之间联系的紧密程度,揭示其变化的具体形式和规律性。相关与回归分析是定量分析的重要统计方法,在自然科

学、工程技术和社会经济领域得到广泛应用。特别是在计量经济的研究中，相关和回归的统计方法已成为经济模型构造、结构分析、政策评价、预测和控制的重要工具。

一、直线相关分析

（一）基本思想

在自然界和社会中，如果用变量来代表不同的事物，则变量与变量之间有各种各样的关系，概括起来可分为两类：一类是确定性关系，也称为函数关系，给定一个自变量数值时便有一个相应的因变量数值；另一类是非确定性关系，也称为相关关系，指变量之间的不确定的相互依存关系。

相关关系中，相关变量之间相互对应，一个变量数值对应的另外一个变量可能有几个甚至多个数值。如人的身高与体重，一般来说，身高者体重也大；但是具有同一身高的人体重却有差异。在医院管理中，追加一定的固定资产投入实际能吸引多少病人是不确定的，影响病人来源因素中除固定资产投入外，还有医院管理水平、医疗技术水平、环境因素等，这些因素在不同方向、不同程度上影响病人来源。相关关系按照相关的表现形式，可分为直线相关（也称线性相关）和曲线相关（也称非线性相关）。当一个变量每增（减）一个单位，另一个相关变量按一个大致固定的增（减）量变化时，称为直线相关。反之，相关变量不按固定增（减）量变化时，变量之间的关系可近似表现为曲线状（如抛物线、指数曲线、双曲线等），称为曲线相关。目前直线相关的应用较多。

（二）直线相关的分类

1. 按相关变量的多少分类

按相关变量的多少分为一元相关（也称单相关）和多元相关（也称复相关）。两个变量的相关关系称为一元相关，如医院门诊开放时间长短与门诊量的关系等。三个及三个以上变量之间的相关关系称为多元相关，如自费药品使用量、价格和病人及家庭成员收入之间的相关关系等。

2. 按变量变化的方向分类

按变量变化的方向分为正相关和负相关。相关变量按同一方向变化，即一个变量由小到大或由大到小变化时，相关变量随之由小到大或由大到小变化，称为正相关。相关变量按反方向变化，即一个变量由小到大变化，而另一个变量却由大到小变化，称为负相关。

3. 按变量之间关系的密切程度分类

按变量之间关系的密切程度分为完全相关、不完全相关和不相关。当变量之间的依存关系密切到近乎函数关系时，称为完全相关（变量间变化趋势相同，则为完全正相关；变量间变化趋势相反则为完全负相关）。当变量之间不是一一对应的确定关系时，则为不完全相关。当变量间不存在依存关系，当一个变量发生变动时，另一个变量不发生变动，或者发生不规则变动，称为不相关或零相关。

相关分析时，首先需要绘制散点图来判断变量之间的关系形态，如果是线性关系，则可利用相关系数来测度两个变量之间的关系强度，然后对相关系数进行显著性检验，以判断样本所反映的关系能否代表两个变量总体上的关系。图7.1体现几种直线相关关系。

（三）直线相关系数

通过散点图可以判断两个变量之间有无相关关系，并对变量间的关系形态作出大致描述，但散点图不能准确反映变量之间的关系强度。为准确度量两个变量之间的关系强度，需要计算相关系数。相关系数（Correlation Coefficient）是根据样本数据计算的度量两个变量之间线性关系强度的统计量。若相关系数是根据总体全部数据计算的，称为总体相关系数，记为 p；若是根

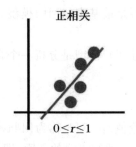
正相关

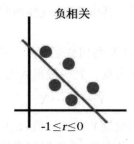
负相关

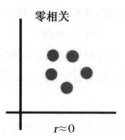
零相关

$0 \leq r \leq 1$　　　　　　$-1 \leq r \leq 0$　　　　　　$r \approx 0$

图 7.1　几种直线相关关系

据样本数据计算的,则称为样本相关系数,记为 r,样本相关系数 r 的计算公式为:

$$r = \frac{n\sum xy - \sum x \sum y}{\sqrt{n\sum x^2 - \left(\sum x\right)^2} \cdot \sqrt{n\sum y^2 - \left(\sum y\right)^2}} \tag{7.12}$$

按上述计算公式计算的相关系数也称为线性相关系数,或称为 Pearson 相关系数。相关系数具有两个优点:

1. 利于相关程度得比较

它是一个系数,不受变量值水平和计量单位的影响,便于在不同资料之间对相关程度进行比较。

2. 相关系数 r 的数值有一定范围

相关系数 r 的数值有一定范围,即 $|r| \leq 1$。当 $|r| = 1$ 时,表示变量 X 与 Y 为完全线性相关;当 $|r| = 0$ 时,表示两变量不存在线性关系;当 $0 < |r| < 1$ 时,表示两变量存在不同程度的线性关系。通常认为:

$0 < |r| \leq 0.3$ 为微弱相关;

$0.3 < |r| \leq 0.5$ 为低度相关;

$0.5 < |r| \leq 0.8$ 为显著相关;

$0.8 < |r| < 1$ 为高度相关。

【**例 7.5**】　某中医院出院人数与病床周转次数如下表 7.1 所示,计算其相关系数。

表 7.1　某中医院出院人数与病床周转次数

月份(月)	1	2	3	4	5	6	7	8	9
出院人数 X(人)	537	556	530	586	580	606	618	620	634
病床周转次数 Y(次)	1.79	1.83	1.77	1.91	1.89	1.99	2.01	1.98	2.05

根据相关系数计算公式,代入相应数值后,得到相关系数 r 为 0.99,表明该中医院病床周转次数与出院人数为高度正相关,即病床周转次数越快,出院人数越多。

二、回归分析

回归分析(Regression Analysis)是指确定两种或两种以上变量间相互依赖的定量关系的一种统计分析方法。其研究的变量既具有相关关系又具有因果关系。回归分析中,被估计或被预测的变量称为因变量(也称反应变量),常用 Y 表示;Y 所依存的变量称为自变量(也称解释变量、预测因子),常用 X 表示。回归分析按照涉及的变量多少,分为一元回归和多元回归分析;按照因变量的多少,分为简单回归分析和多重回归分析;按照自变量和因变量之间的关系类型,分为线性回归分析和非线性回归分析。其中,一元线性回归模型是最基本的回归模型。

（一）一元线性回归

回归分析时,首先需要确定自变量 X 与因变量 Y。一元线性回归模型是分析一个自变量 X 与一个因变量 Y 之间线性关系的数学方程。其一般形式为:

$$\hat{Y} = a + bX \tag{7.13}$$

式(7.13)中,X 为自变量,$\hat{Y}$ 是因变量 Y 的估计值(也称理论值),a 和 b 称为回归模型的参数。该方程在平面坐标系中表现为一条直线,也称回归直线。a 是回归直线的截距,即当 $X = 0$ 时 $\hat{Y}$ 的值;b 是回归直线的斜率,也称回归系数,表示自变量每变化一个单位时 $\hat{Y}$ 的增量。参数 a 和 b 的数值通常用最小二乘法(最小平方法)来确定。根据最小二乘法,求得下列标准方程式组:

$$\begin{cases} \sum Y = na + b \sum X \\ \sum XY = a \sum X + b \sum X^2 \end{cases} \tag{7.14}$$

通过式(7.14),可以求得 a 和 b 两个参数的计算公式:

$$a = \frac{\sum Y}{n} - b \frac{\sum X}{n} \tag{7.15}$$

$$b = \frac{n \sum XY - \sum X \sum Y}{n \sum X^2 - (\sum X)^2} \tag{7.16}$$

【例7.6】 某中医医院 2010－2017 年出院人数和重危病人抢救人数如表 7.2 所示,求拟合回归模型。

表 7.2　某中医医院 2010－2017 年出院人数和重危病人抢救人数资料

年份(年)	2010	2011	2012	2013	2014	2015	2016	2017
出院人数 X(人)	941	976	1332	1251	1348	1494	1559	1684
重危病人抢救人数 Y(人)	59	53	51	43	87	144	138	128

根据直线相关计算公式,代入相应数值后,计算得到相关系数 r 为 0.787,表明该中医医院的出院人数和重危病人抢救人数之间存在显著正相关。再建立一元线性回归模型,运用最小二乘法,求解回归参数 a 为 -80,b 为 0.127,由此可以得出回归方程为 $\hat{Y} = -80 + 0.127X$。该方程表明,若该医院出院病人增加 1000 人,则重危病人抢救人数约增加 $-80 + 0.127 * 1000 = 47$ 人。

（二）多元线性回归

多元回归分析(Multiple Regression Analysis)是指在相关变量中将一个变量视为因变量,其他一个或多个变量视为自变量,建立多个变量之间线性或非线性数学模型数量关系式并利用样本数据进行分析的统计分析方法。设与因变量 Y 有关的自变量有 k 个,记为 $X_1, X_2, X_3, \cdots, X_k$。若因变量 Y 与 $X_1, X_2, X_3, \cdots, X_k$ 构成线性依存关系,则其多元线性回归方程可写为:

$$\hat{Y} = b_0 + b_1 X_1 + b_2 X_2 + \cdots + b_k X_k \tag{7.17}$$

式(7.17)中,$\hat{Y}$ 为 $X = (X_1, X_2, \cdots, X_k)$ 时应变量 Y 总体平均值的估计值;$b_0, b_1, b_2, \cdots, b_k$ 为待定系数。式中 b_0 相当于一元直线回归方程中的常数项 a,表示当所有自变量为 0 时应变量 Y

的总体平均值的估计值;$b_j(j=1,2,\cdots,k)$为自变量X_j的偏回归系数,b_j表示除X_j以外的其他自变量固定不变的情况下,X_j每改变一个测量单位时所引起的因变量Y的平均改变量。根据观察到的n例数据,代入公式,可得第i例的因变量Y_i的估计值$\hat{Y}_i$,并得到估计残差:

$$SS_{\text{残}} = \sum_{i=1}^{n} (Y_i - \hat{Y}_i)^2 \tag{7.18}$$

1. 确定自变量和因变量

(1)筛选自变量

在进行多重线性回归分析时,需要对自变量进行筛选,常用的方法有向前筛选法、向后筛选法、逐步筛选法。由于逐步筛选法考虑得更全面,在多重回归分析中一般采用逐步筛选法。

①向前筛选法(Forward)

该方法首先选择与因变量具有最高相关关系的自变量进入回归模型,并进行回归系数检验;再从已进入模型中的自变量中寻找偏相关系数最高的变量进入回归模型,并进行回归系数检验。一般 SPSS 默认回归系数检验的概率值小于 0.05 时才被允许进入模型。反复上述筛选过程,直到没有可进入模型的变量为止。

②向后筛选法(Backward)

该方法先将所有自变量引入回归方程,然后进行 t 检验,将 t 值最小的变量剔除,然后重新拟合方程并进行回归系数检验,默认剔除回归系数检验的概率值大于 0.1 的自变量。反复上述过程,直到没有变量可剔除。

③逐步筛选法(Stepwise)

该方法结合向前筛选法和向后筛选法,既考虑在变量进入回归模型时进行检验以选择符合条件的变量,又考虑变量引入模型后可能存在变量之间的共线性问题,进入模型的变量还会再次进行检验以提出不符合条件的变量。

(2)多重共线性的诊断

当回归方程引入多个自变量时,可能会出现一个变量与其他变量之间存在较强的相关性,导致我们无法准确估计回归方程的各参数,这就是多元回归分析中常会遇到的多重共线性问题。因此,在进行多元回归分析时,需要进行多重共线性的诊断。常用的诊断方法有容许度法、方差膨胀因子法两种。

①容许度法(Tolerance)

该方法基本逻辑是将每个自变量视为因变量,分别建立与其他自变量的线性回归模型,并计算各回归模型的判断系数 R^2。R^2 越大,说明其所对应的自变量与其他自变量存在较强的线性关系。容许度 Tolerance$=1-R^2$,R^2 越大,容许度就越小,说明该自变量与其他变量的共线性越强。

②方差膨胀因子法(Variance Inflation Factor,VIF)

方差膨胀因子为容许度的倒数,即 VIF$=1/(1-R^2)$。本质上,方差膨胀因子和容许度是等效的。一般来说,当 VIF$\geqslant 10$,即容许度$\leqslant 0.1$ 时,自变量之间存在严重的多重共线性问题;而当 VIF<10,即容许度>0.1 时,说明回归方程的自变量不存在共线性问题。

若存在共线性问题,解决方法主要有两种:从存在共线性问题的自变量中剔除对因变量影响不大的自变量;增加样本容量或者重新抽样(由于成本太高一般不采用)。

2. 估计回归模型参数

多重线性回归方程可通过最小二乘法来估算偏回归系数。

3. 方程拟合优度检验

通过样本得到的回归方程,其预测的准确度需要对方程进行拟合优度的检验,来评估回归方程的拟合效果。拟合优度检验主要通过判定系数 R^2 来检验,R^2 的值越大,对因变量的解释力越强。其计算公式如下:

$$R^2 = \frac{SSR}{SST} = 1 - \frac{SSE}{SST} \tag{7.19}$$

式(7.19)中 $SST = SSR + SSE$,$SST = \sum (Y_i - \bar{Y})^2$ 为总平方和;$SSR = \sum (\hat{Y}_i - \bar{Y})^2$ 为回归平方和;$SSE = \sum (Y_i - \hat{Y}_i)^2$ 为残差平方和。

4. 显著性检验

由样本得到的回归方程能否代表总体数据,还需要进行显著性检验。在多重线性回归中,F 检验显著,只能说明 y 对各自变量整体的线性回归效果是显著的,但并不意味着每个自变量对 y 都起作用,有可能只是其中的某些自变量起作用。但是反过来说,如果某个或者某几个的自变量系数不显著,该回归方程的 F 检验仍有可能是显著的。因此,在多重线性回归分析时,需要进行针对整体回归效果的 F 检验,以及对回归系数的 T 检验。

5. 利用回归模型预测

经过检验,如果回归方程的拟合效果很好,且 F 检验和 T 检验均具有显著性,回归方程具有统计推论意义,那么就可以通过回归方程进行预测。预测分为点预测和区间预测。

（1）点预测

即给定一个自变量值,代入回归方程中,即可得到因变量的点估计值。

（2）区间预测

即给定一个自变量值,来预测对应因变量均值的区间估计。

（三）逻辑回归

逻辑回归也称 Logistic 回归分析,是一种广义的线性回归分析模型,属于机器学习中的监督学习,主要用来解决二分类问题(也可以解决多分类问题)。通过给定的 n 组数据(训练集)来训练模型,并在训练结束后对给定的一组或多组数据(测试集)进行分类。其中每一组数据都是由 p 个指标构成,当 $p=2$ 时,逻辑回归训练后的模型是平面的一条直线;当 $p=3$ 时,是平面;当 $p>3$ 时为超平面。并且这条线或平面把空间中的散点分成两半,属于同一类的数据大多数分布在曲线或平面的同一侧。

逻辑回归的思路:先拟合决策边界,再建立边界与分类的概率联系,得到二分类情况下的概率。其优点有:

第一,直接对分类的概率建模,无需实现假设数据分布,避免假设分布不准确带来的问题(区别于生成式模型);

第二,不仅可预测出类别,还能得到该预测的概率,对一些利用概率辅助决策的任务很有用;

第三,对数几率函数是任意阶可导的凸函数,有许多数值优化算法都可以求出最优解。

第三节　多元统计分析

采用多元统计的方法,对评价对象的影响因素进行分析。通常采用聚类分析、判别分析、因子分析、主成分分析、因素分析等方法。

一、聚类分析

聚类是按照个体特征进行分类,让一个类别内的个体之间具有较高相似度,而不同类别之间具有较大的差异性。通常使用"距离"和"相关系数"来划分类别,即距离越近或者相关系数越大的点归为一类。聚类分析分为 Q 型(分类对象为样品)和 R 型(分类对象为变量)两种。

(一)距离和相似系数

距离和相似系数是相似性度量。样本之间的距离和相似系数有着各种不同的定义,而这些定义与变量的类型有着非常密切的关系。常用的距离有明考夫斯基距离、兰氏距离与马氏距离等。当各变量的单位不同或测量值范围相差很大时,应先对各变量的数据作标准化处理。最常用的标准化处理公式如下:

$$x_i^* = \frac{x_i - \bar{x}_i}{\sqrt{S_{ii}}}, \quad i = 1, 2, \cdots, p \tag{7.20}$$

式(7.20)中 $\bar{x}_i$ 和 S_{ii} 分别为 x_i 的样本均值和样本方差。

1. 明考夫斯基距离

明考夫斯基距离(简称明氏距离)为

$$d(x, y) = \Big[\sum_{i=1}^{p} |x_i - y_i|^q \Big]^{1/q} \tag{7.21}$$

式(7.21)中 $q \geqslant 1$。明氏距离还有三种特殊形式:

(1)当 $q = 1$ 时,$d(x, y) = \sum_{i=1}^{p} |x_i - y_i|$,称为绝对值距离,常被形象地称作"城市街区"距离;

(2)当 $q = 2$ 时,$d(x, y) = \Big[\sum_{i=1}^{p} |x_i - y_i|^2 \Big]^{1/2} = \sqrt{(x-y)'(x-y)}$,称为欧氏距离,聚类分析中最常用的一个距离;

(3)当 $q = \infty$ 时,$d(x, y) = \max_{1 \leqslant i \leqslant p} |x_i - y_i|$,称为切比雪夫距离。

2. 兰氏距离

当所有的数据皆为正时,可定义 x 与 y 之间的兰氏距离为:

$$d(x, y) = \sum_{i=1}^{p} \frac{|x_i - y_i|}{x_i + y_i} \tag{7.22}$$

该距离与各变量的单位无关,且适用于高度偏斜或含异常值的数据。

3. 马氏距离

x 和 y 之间的马氏距离为:

$$d(x, y) = \sqrt{(x-y)'S^{-1}(x-y)} \tag{7.23}$$

式(7.23)中 S 为样本协方差阵。聚类过程中的类一直变化着,S 一般难以确定,除非有关于不同类的先验知识。在实际聚类分析中,马氏距离一般不是理想的距离。

4. 相似系数

变量之间的相似性度量,在一些应用中要看相似系数的大小,而在另一些应用中要看相似系数绝对值的大小。相似系数(或其绝对值)越大,认为变量之间的相似性程度就越高;反之,则越低。聚类时,比较相似的变量倾向于归为一类,不太相似的变量归属不同的类。变量 x_i 与 x_j

的夹角余弦定义为

$$c_{ij}(1) = \frac{\sum_{k=1}^{n} x_{ki} x_{kj}}{\left[\left(\sum_{k=1}^{n} x_{ki}^2 \right) \left(\sum_{k=1}^{n} x_{kj}^2 \right) \right]^{1/2}} \tag{7.24}$$

式(7.24)是 R_n 中变量 x_i 的观测向量 $(x_{1i}, x_{2i}, \cdots, x_{ni})$ 与变量 x_j 的观测向量 $(x_{1j}, x_{2j}, \cdots, x_{nj})$ 之间夹角 θ_{ij} 的余弦函数,即 $c_{ij}(1) = cos\theta_{ij}$。

变量 x_i 与 x_j 的相似系数为

$$c_{ij}(2) = r_{ij} = \frac{\sum_{k=1}^{n} (x_{ki} - \bar{x}_i)(x_{kj} - \bar{x}_j)}{\left\{ \left[\sum_{k=1}^{n} (x_{ki} - \bar{x}_i)^2 \right] \left[\sum_{k=1}^{n} (x_{kj} - \bar{x}_j)^2 \right] \right\}^{1/2}} \tag{7.25}$$

如果变量 x_i 与 x_j 已标准化,则它们间的夹角余弦就是相似系数。

(二)k-means 聚类法

系统聚类法(或层次聚类法)是通过一系列相继的合并或相继的分割来进行聚集和分割,适用于样品数目 n 不是非常大的情形。k-means 聚类法属于系统聚类法。其基本思想:开始时将 n 个样品各自作为一类,并规定样品之间的距离和类与类之间的距离,然后将距离最近的两类合并成一个新类,计算新类与其他类的距离;重复进行两个最近类的合并,每次减少一类,直至所有的样品合并为一类。k-means 聚类法基本步骤:

第一,选择 k 个样品作为初始凝聚点,或者将所有样品分成 k 个初始类,然后将这 k 个类的重心(均值)作为初始凝聚点;

第二,对所有的样品逐个归类,将每个样品归入凝聚点离它最近的那个类(通常采用欧氏距离),该类的凝聚点更新为这一类目前的均值,直至所有样品都归类;

第三,重复步骤二,直至所有的样品都不能再分配为止。

最终的聚类结果在一定程度上依赖于初始凝聚点或初始分类的选择。经验表明,聚类过程中绝大多数重要变化均发生在第一次再分配中。故 k-means 聚类法对凝聚点的初始选择有一定敏感性。k-means 聚类法有时也可用来改进系统聚类的结果,如先用类平均法聚类,然后将其各类的重心作为 k-means 聚类法的初始凝聚点重新聚类,可使得系统聚类时错分的样品有机会获得重新的分类。

(三)两步聚类法

两步聚类(Two Step Clustering)也称二阶聚类,是 BIRCH 层次聚类算法的改进版本,旨在揭示数据集中不明显的自然集群。两步聚类法是整个聚类过程分成两个阶段来完成的,第一阶段是预聚类阶段,需要构建聚类特征树(CFT),分成很多子类;第二阶段是正式聚类,以第一步完成的预聚类结果作为输入,对之使用常规聚类方法再聚类。

使用两步聚类法的前提条件有两个:变量之间不存在多重共线性(变量独立);连续变量服从正态分布,类别变量是多项式分布(卡方检验)。该方法常用于中医住院病例诊断相关分组研究,对中医病例进行病组归类;预测重要变量、挖掘重要影响因素、挖掘医院等级、医院信息部门人数、医院职工年龄分布、医院收入、医院地理位置所在人口密度等对医院信息化建设水平的重要因素,为提升医院信息化建设水平提供策略。基于两步聚类分析的中医医院住院患者满意度研究,如选取指标如地区、住院环境、护理服务、诊疗服务、医患关系、总体满意度等方面具有较好的适用场景。详见本书第九章第三节。

二、判别分析法

判别分析又称"分辨法"(Discriminant Analysis),是在分类确定的条件下,根据某一研究对象的各种特征值判别其类型归属问题的一种多变量统计分析方法。其基本原理是按照一定的判别准则,建立一个或多个判别函数,用研究对象的大量资料确定判别函数中的待定系数,并计算判别指标。判别分析有距离判别、贝叶斯(Bayes)统计、费歇(Fisher)判别等多种方法。距离判别法的数学模型如下:

$$\begin{cases} x \in G_1, \ d(x, G_1) < d(x, G_2) \\ x \in G_2, \ d(x, G_2) < d(x, G_1) \\ \text{待判}, \ d(x, G_1) = d(x, G_2) \end{cases} \tag{7.26}$$

式(7.26)中 G_1 和 G_2 符合正态分布,且协方差阵相等($\sum_1 = \sum_2 = \sum$)时选用的距离公式为:

$$\begin{cases} d^2(x, G_1) = (x - \mu_1)' \sum_1' (x - \mu_1) \\ d^2(x, G_2) = (x - \mu_2)' \sum_2' (x - \mu_2) \end{cases} \tag{7.27}$$

第一,进行判别分析时,常用马氏距离,因为欧式距离对每一个样品同等对待,将样品各分量视作互不相关,而马氏距离考虑样品数据之间的依存关系,从绝对和相对两个角度考察样品,消除单位不一致的影响,更具合理性。

第二,作距离判别时,μ_1 和 μ_2 要有显著的差异,否则判别的误差较大,判别结果没有意义。

判别分析法在医院管理领域应用较多,将各种因素结合起来,定量地评判各医院的等级类别,也可以评判同一医院不同科室的医疗质量等级,还可以评判各年或各月的医疗质量变化情况等。

三、因子分析法

因子分析是指从变量群中提取共性因子的统计方法。其目的是在许多变量中找出隐藏的具有代表性的因子,将相同本质的变量归入一个因子,以减少变量的数目,还可检验变量间关系的假设。因子分析步骤如下:

第一,确定原有变量是否能够进行因子分析。因子分析要求原有变量之间具有比较强的相关性,可以使用相关性矩阵进行验证,如果相关系数小于 0.3,那么变量间的共性较小,不适合使用因子分析;也可以用 KMO 和 Bartlett 检验来判断是否适合做因子分析,一般来说 KMO 的值大于 0.5 适合做因子分析,越接近 1 越好。Bartlett 检验主要看 Sig 值,值越小越适合做因子分析。

第二,构造因子变量。有多种确定因子变量的方法,如基于主成分模型的主成分分析法和基于因子分析模型的主轴因子法、极大似然法、最小二乘法等。分析过程中的公共因子是不可直接观测但又客观存在的共同影响因素,每个变量都可以表示成公共因子的线性函数与特殊因子之和,即

$$X_i = a_{i1}F_1 + a_{i2}F_2 + \cdots + a_{im}F_m + \varepsilon_i, \ i = 1, 2, \cdots, p \tag{7.28}$$

式(7.28)中的 $F_1, F_2, \cdots, F_m$ 称为公共因子,ε_i 称为 X_i 的特殊因子。

第三,利用旋转使因子变量更具有可解释性。实际工作中,根据因子分析得到因子和原变量的关系,对新的因子进行命名和解释。

第四,计算因子变量的得分。因子变量确定后,对每一样本数据计算其在不同因子上的具体数据值,即因子得分。

因子分析主要应用在医院医疗绩效评价、医院科室综合效益评价等方面。如选取反映工作效率和医疗质量的统计指标,应用因子分析法对某医院的某几年工作情况进行综合评价,进行评分和排名。该方法可通过 SPSS 软件进行处理,得出该医院医疗工作综合评价最好的是哪一年,最差的是哪一年。因子分析法还应用在医院竞争力综合评价、医院手术科室绩效评价、医院医疗质量评价、医院经营机制转变等方面。

四、主成分分析法

主成分分析(Principal Component Analysis,PCA)是一种常用的线性降维方法,通过正交变换将一组可能存在相关性的变量转换为一组线性不相关的变量,转换后的这组变量叫主成分。将原来众多具有一定相关性的 P 个指标,重新组合成一组新的互相无关的综合指标来代替原来的指标。也就是从原始变量中导出少数几个主成分,使它们尽可能多地保留原始变量的信息,且彼此间互不相关。通常数学上的处理就是将原来 P 个指标作线性组合,作为新的综合指标。其步骤如下:

第一,对所有特征进行中心化:去均值。计算每一个特征的平均值,再对所有样本计算每一个特征减去自身的均值。假设有 M 个样本 $\{X_1,X_2,\cdots,X_M\}$,每个样本有 N 维特征 $X_i = (X_1^i,X_2^i,\cdots,X_N^i)^T$,每一个特征$X_j$都有各自的特征值。特征$X_1$的平均值为 $\bar{X}_1 = \frac{1}{M}\sum_{i=1}^{M}X_1^i$,特征$X_2$的平均值为 $\bar{X}_2 = \frac{1}{M}\sum_{i=1}^{M}X_2^i$。

第二,求协方差矩阵 C。

$$C = \begin{bmatrix} \mathrm{Cov}(X_1,X_1) & \mathrm{Cov}(X_1,X_2) \\ \mathrm{Cov}(X_2,X_1) & \mathrm{Cov}(X_2,X_2) \end{bmatrix} \tag{7.29}$$

矩阵中,对角线上分别是特征 X_1 和 X_2 的方差,非对角线上是协方差。协方差大于 0 表示 X_1 和 X_2 若有一个增,另一个也增;小于 0 表示一个增,一个减;协方差为 0 时,两者独立。协方差绝对值越大,两者对彼此的影响越大,反之越小。$\mathrm{Cov}(X_1,X_2)$的求解公式如下:

$$\mathrm{Cov}(X_1,X_1) = \frac{\sum_{i=1}^{M}(X_1^i - \bar{X}_1)(X_1^i - \bar{X}_1)}{M-1} \tag{7.30}$$

第三,求协方差矩阵 C 的特征值和相对应的特征向量。利用矩阵知识,求协方差矩阵 C 的特征值 λ 和相对应的特征向量 u。特征值 λ 会有 N 个,每一个 λ_i 对应一个特征向量 u_i。将特征值 λ 按照从大到小的顺序排序,选择最大的前 k 个,并将其相对应的 k 个特征向量组合得到一组$\{(\lambda_1,u_1),(\lambda_2,u_2),\cdots,(\lambda_k,u_k)\}$。

第四,将原始特征投影到选取的特征向量上,得到降维后的新 K 维特征。对于每一个样本 X_i,原来的特征是$(X_1^i,X_2^i,\cdots,X_N^i)^T$,投影之后的新特征是$(Y_2^i,Y_2^i,\cdots,Y_k^i)^T$,新特征的计算公式为

$$\begin{bmatrix} Y_1^i \\ Y_2^i \\ \vdots \\ Y_K^i \end{bmatrix} = \begin{bmatrix} u_1^T \cdot (X_1^i, X_2^i, \cdots, X_n^i)^T \\ u_2^T \cdot (X_1^i, X_2^i, \cdots, X_n^i)^T \\ \vdots \\ u_K^T \cdot (X_1^i, X_2^i, \cdots, X_n^i)^T \end{bmatrix} \tag{7.31}$$

主成分分析在医院统计中的应用和因子分析在医院统计的应用相似,主要用于对医院工作质量、医院住院工作进度以及医院住院科室效益综合评价等。

五、因素分析法

因素分析法(Factor Analysis Approach),又称指数因素分析法,是依据分析指标与其影响因素的关系,利用统计指数体系,从数量上分析确定各因素对分析指标影响方向和影响程度的一种统计分析方法。其包括连环替代法、差额分析法、指标分解法等。

因素分析法主要应用有两方面:一是寻求基本结构,简化观测系统,将具有错综复杂关系的对象(变量或样品)综合为少数几个因子(不可观测的随机变量),以再现因子与原始变量之间的内在联系,如对医院门诊、住院业务收入的变动建立指数体系,再应用连环替代因素分析法对医院业务收入进行分析来评价医院效益;二是用于分类,对 p 个变量或 n 个样品进行分类。

第四节 时间序列分析

通过对某个变量的时间序列分析,了解该变量的发展趋势,采用季节调整等分析技术,分析时间序列的各项影响因素,并对时间序列进行短期预测。

一、时间序列

时间序列是以时间为单位的一组观察数据。由于时间单位的差异,一年内的数据频率也是不一样的。通常以年、季度或月记录的资料,在一年中很少出现,称之为低频率资料;以周、日等记录资料为高频资料;一天之内所录的资料,例如一分钟或一小时,是一种非常高频率的资料。在对各种数据分析时,所使用的方法和模型也各有差异。时间序列分析的前提是将分析对象转化为时间序列对象,包括预测值、起始时间、终止时间以及周期(如月、季、年)的结构,才能用各种时序方法对其分析。

时间序列的数字特性中含有大量的时间序列重要信息,它们既能精确地描述时间序列,又能评估选择的模型。当时间序列的均值、方差和自协方差都不取决于时间变量,说明该时间序列是弱平稳。对于所有稳定的时间序列中,均值和方差都是和时间变量无关的常数。

时间序列分析的主要任务是对时间序列的观测样本建立尽可能合适的统计模型。合适的模型会对所关心的时间序列的预测、控制和诊断提供帮助。

二、季节变动预测法

(一)季节性分解

存在季节性因素的时间序列数据(如月度数据、季度数据等)可以被分解为趋势因子、季节因子和随机因子。趋势因子能捕捉到长期变化,季节性因子能捕捉到一年内的周期性变化,随机(误差)因子则能捕捉到那些不能被趋势或季节效应解释的变化。大量时间序列的观测样本都表现出趋势性、季节性和随机性，或者只表现出三者中的其一或其二。这样，可认为每个时间序列，或经过适当的函数变换的时间序列，都可以分解成三个部分。此时，可以通过相加模型，也可以通过相乘模型来分解数据。在相加模型中，各种因子之和应等于对应的时序值，即

$$Y_t = T_t + S_t + R_t, \quad t = 1, 2, \cdots, n \tag{7.32}$$

式(7.32)中$\{T_t\}$是趋势项，$\{S_t\}$是季节项，$\{R_t\}$是随机影响，时刻t的观察值即这一时刻的趋势项、季节项以及随机影响之和。

而相乘模型则将时间序列表示为：

$$Y_t = T_t \times S_t \times R_t, \quad t = 1, 2, \cdots, n \tag{7.33}$$

即趋势项、季节项和随机影响相乘。图7.2给出对应的实例。

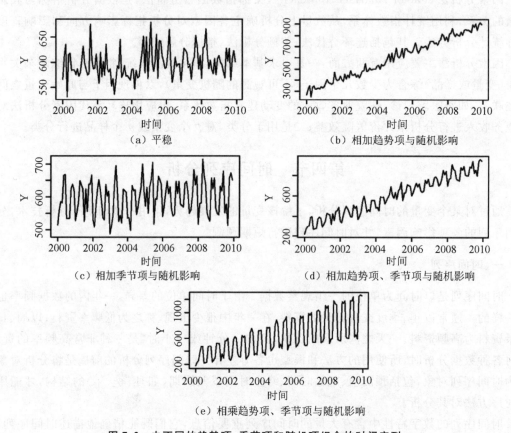

图 7.2　由不同的趋势项、季节项和随机项组合的时间序列

图7.2(a)的序列没有趋势项也没有季节项，序列中的波动都表现为一个给定水平上的随机波动；

图7.2(b)的序列中有一个向上的趋势，以及围绕这个趋势的一些随机波动；

图7.2(c)的序列中有季节效应和随机波动，但并没有表现出某种趋势；

图7.2(d)的序列中则同时出现了增长性趋势、季节效应以及随机波动；

图7.2(e)的序列也同时出现三种因子，但此时时间序列通过相乘模型分解；

注意图7.2(e)中序列的波动是与趋势成正比的，即整体增长时波动越大。这种基于现有水平的放大(或者缩减)决定相乘模型更适合这类情况。

（二）模型的参数估计

在模型辨识后,再进行一系列的参数估算,分为两个步骤:

步骤一,通过采样的自相关关系,初步估算模型参数,并给出初值;

步骤二,在初始估算的基础上,通常采用最小二乘法法和最大似然法对参数做最后的估计。

【例 7.7】　已知某中医院 2018－2022 年门诊诊疗人次数(如表 7.3 所示),预测 2023 年 1 至 4 季度门诊诊疗人次数。

表 7.3　某中医院门诊诊疗人次数趋势值与季节指数计算表

年份	季度	季度序号 t	诊疗人次数 Y(万人)	趋势值 T_t	季节指数 S_t
	1	1	1.939	1.931	1.004
2018	2	2	2.113	1.949	1.084
	3	3	2.203	1.966	1.126
	4	4	1.698	1.984	0.856
	1	5	1.676	2.002	0.837
2019	2	6	2.055	2.019	1.018
	3	7	2.487	2.037	1.221
	4	8	1.957	2.055	0.952
	1	9	1.888	2.073	0.911
2020	2	10	1.909	2.090	0.913
	3	11	2.492	2.108	1.182
	4	12	1.945	2.126	0.915
	1	13	1.959	2.143	0.914
2021	2	14	2.184	2.161	1.011
	3	15	2.412	2.179	1.017
	4	16	1.874	2.196	0.853
	1	17	2.185	2.214	0.987
2022	2	18	2.196	2.232	0.984
	3	19	2.688	2.250	1.195
	4	20	2.115	2.267	0.933

第一步:兼顾趋势性和季节性的影响,建立预测模型

$$Y_t = T_t \times S_t \tag{①}$$

第二步:计算趋势值

(1)以季节序号 t 为自变量,诊疗人次数 Y 为因变量,利用表 7.3 中的数据,采用最小二乘法求得直线回归方程:

$$T_t = 1.913 + 0.018t \tag{②}$$

(2)计算 $t=1,2,\cdots,20$ 的趋势值 T_t,结果见表 7.3 的第 5 列。

第三步:计算季节指数 $S_t = Y_t/T_t$,结果见表 7.3 的第 6 列。

第四步:计算季节调整指数,通过计算 2018－2022 年第 1 至 4 季度各季季节指数的平均值,得出 1 至 4 季度平均调整季节指数 S_t,结果见表 7.4 的第 4 列。

第五步:模型预测,根据公式②,计算 2023 年各季的趋势值 T_t,结果见表 7.4 的第 3 列,将所求得每季调整季节指数和趋势值,代入公式①计算 2023 年各季度的预测值,见表 7.4 的第 5 列。

表 7.4　趋势季节模型预测某中医院 2023 年门诊诊疗人次数计算表

预测季度	季度序号 t	趋势值 T_t	季节调整指数 S_t	预测值
第 1 季度	21	2.285	0.931	2.127
第 2 季度	22	2.303	1.002	2.308
第 3 季度	23	2.32	1.148	2.663
第 4 季度	24	2.338	0.902	2.109

三、ARIMA 季节模型预测法

（一）基本思想

在 ARIMA 预测模型中，预测值表示为由最近的真实值和最近的预测误差组成的线性函数。ARIMA 主要用于拟合具有平稳性（或可以被转化为平稳序列）的时间序列。本节仅讨论对季节性时序建立 ARIMA 模型的问题。

1. 自回归模型

自回归模型 AR 通过该变量本身的历史数据进行预测分析，描述当前数值、未来数值与历史数值的关系。在一个 p 阶自回归模型中，序列中每一个值都可以用它之前 p 个值的线性组合来表示：

$$AR(p): Y_t = \mu + a_1 Y_{t-1} + a_2 Y_{t-2} + \cdots + a_p Y_{t-p} + \varepsilon_t \tag{7.34}$$

式（7.34）中 Y_t 是时间序列中任一观测值，μ 是序列的均值，α_i 是自回归模型系数，p 是自回归模型阶数，ε_t 是白噪声序列，满足 $E(\varepsilon_t) = 0, D(\varepsilon_t) = \sigma^2$。

2. 移动平均模型

移动平均模型 MA 侧重于累积自回归模型中的偏差项。在一个 q 阶移动平均模型中，时序中每个值都可以用之前的 q 个残差的线性组合来表示：

$$MA(q): Y_t = \mu - b_1 \varepsilon_{t-1} - b_2 \varepsilon_{t-2} - \cdots - b_q \varepsilon_{t-q} + \varepsilon_t \tag{7.35}$$

其中 b_i 是移动平均模型阶数，ε 是预测的残差。

3. 自回归移动平均模型

自回归移动平均模型 ARMA(p, q) 是自回归模型和移动平均模型的组合，其表达式为：

$$Y_t = \mu + a_1 Y_{t-1} + a_2 Y_{t-2} + \cdots + a_p Y_{t-p} - b_1 \varepsilon_{t-1} - b_2 \varepsilon_{t-2} - \cdots - b_q \varepsilon_{t-q} + \varepsilon_t \tag{7.36}$$

4. 差分自回归移动平均模型

ARIMA(p, d, q) 全称为差分自回归移动平均模型。其中 AR 是自回归，MA 是移动平均，d 是为保持稳定性而要求的差分次数。其基本原理是将混乱、不稳定的序列转化为具有良好稳定性的时间序列，只对其滞后、随机波动误差的当前值和滞后值进行回归。ARIMA(p, d, q) 模型意味着时序被差分了 d 次，且序列中每个观测值都是用过去的 p 个观值和 q 个残差的线性组合表示的。

（二）基本步骤

第一步：验证序列的平稳性。对原始序列判断，并进行平稳性测试检验。主要通过画出序列的折线图并判别其平稳性，序列不平稳，则进行差分变换，确保时序是平稳的。

第二步：选择模型。找到一个（或几个）合理的模型（即选定可能的 p 值和 q 值），通过对 ACF 自相关系数和 PACF 偏自相关系数计算，得到模型的阶数 p 和 q。

第三步：拟合模型。估计模型的参数，验证参数的显著性和模型的合理性。通过比较 AIC

值得到最合理的模型,比较的准则是 AIC 值越小越好。另外,准确性度量也可以帮助判断模型是否足够准确。AIC 准则函数:

$$\text{AIC} = -2\ln 极大似然值 + (模型独立参数个数)$$

AIC 准则则是使上式达到极小。运用于时间序列模型则可以写成:

$$\text{AIC}(p,q) = T\ln\hat{\sigma}_\varepsilon^2 + 2(p+q+1) \tag{7.37}$$

第四步:模型的评价。从统计假设和预测准确性等角度评估模型,通过对所得到的模型进行拟合,验证该模型与观测到的数据特性一致。一般来说,一个模型如果合适,模型的残差应该满足均值为 0 的正态分布,并且对于任意的滞后阶数,残差自相关系数都应该为零。换句话说,模型的残差应该满足独立正态分布(即残差间没有关联)。

第五步:预测。如果模型残差不满足正态性假设或零自相关系数假设,则需要调整模型、增加参数或改变差分次数。

四、灰色预测法

灰色预测通过对原始序列进行累加生成处理,得到具有近似指数规律的序列数据,然后建立相应的灰色模型,进而预测系统的未来趋势。GM(1,1)模型是灰色预测模型中最流行最经典的模型之一,也是研究灰色预测模型的理论基础。GM(1,1)在进行预测时,首先需要对原始数据用累加的方式生成一组趋势明显的新数据序列,然后利用新的生成数据序列的增长趋势建立模型进行预测,最后利用累减的方法进行逆向计算,恢复原始数据序列,进而得到预测结果;最后利用一阶累减生成算子处理时间响应序列得到还原值,从而完成对未来的预测。具体过程如下:

第一步:设时间序列 $X^{(0)}$ 有 n 个观察值 $x^{(0)} = \{x^{(0)}(1), x^{(0)}(2), \cdots, x^{(0)}(n)\}$,通过一次累加生成新序列 $x^{(1)} = \{x^{(1)}, x^{(1)}(2), \cdots, x^{(1)}(n)\}$,其中

$$x^{(1)}(k) = x^{(0)}(1) + x^{(1)}(2) + x^{(1)}(n), \quad k=1,2,\cdots,n$$

生成 $x^{(1)}$ 的近邻均值等权序列 $z^{(1)} = (z^{(1)}(2), z^{(1)}(3), \cdots, z^{(1)}(n))$

则 GM(1,1)模型相应的微分方程为:

$$\frac{dX^{(1)}}{dt} + aX^{(t)} = b \tag{7.38}$$

式(7.38)中,a 称为发展灰数,b 称为内生控制灰数。

第二步:设 a 为待估参数向量,运用最小二乘法求解可得

$$(a,b)^T = (B^TB)^{(-1)}B^TY_N \tag{7.39}$$

$$B = \begin{bmatrix} -z^{(1)}(2) & 1 \\ -z^{(1)}(3) & 1 \\ \vdots & \vdots \\ -z^{(1)}(n) & 1 \end{bmatrix} \qquad Y_N = \begin{bmatrix} -x^{(0)}(2) \\ -x^{(0)}(3) \\ \vdots \\ x^{(0)}(n) \end{bmatrix} \tag{7.40}$$

求解 a,b 后,进而求得出方程的时间响应式

$$\hat{x}^{(1)}(k+1) = \left[x^{(0)}(1) - \frac{b}{a}\right]e^{-ak} + \frac{b}{a}, \quad k=0,1,2,\cdots,n \tag{7.41}$$

一次累减还原

$$\hat{x}^{(0)}(k=1)\hat{x}^{(1)}(k+1) - \hat{x}^{(1)}(k) = (1-e^{-1})\left[x^{(0)}(1) - \frac{b}{a}\right]e^{ak}, \quad k=0,1,\cdots,n-1$$

$$\tag{7.42}$$

绝对误差

$$\varepsilon^{(0)}(i) = x^{(0)}(i) - \hat{x}^{(0)}(i) \tag{7.43}$$

相对误差

$$\omega^{(0)}(i) = \left| \frac{x^{(0)}(i) - \hat{x}^{(0)}(i)}{x^{(0)}(i)} \right| \tag{7.44}$$

建立灰色模型之前,首先要对模型的适用范围进行研究和确定,当在模型范围之内才能建模分析,如果超出模型的适用范围,就会出现较大的预测偏差。

GM(1,1)模型的预测误差就和其发展系数有着紧密的联系,因此可以通过研究发展系数的具体范围来确定GM(1,1)模型的适用范围:

(1)当 $-a \leqslant 0.3$ 时,GM(1,1)模型适用于中长期预测;

(2)当 $0.3 < -a \leqslant 0.5$ 时,GM(1,1)模型适用于短期预测;

(3)当 $0.5 < -a \leqslant 0.8$ 时,GM(1,1)模型对于短期预测效果较差;

(4)当 $0.8 < -a \leqslant 1$ 时,GM(1,1)模型应该进行残差修正才能使用;

(5)当 $-a > 1$ 时,GM(1,1)模型不宜使用;

(6)当 $-a > 2$ 时,GM(1,1)模型失去意义。

第三步,预测值的检验。GM(1,1)模型的模型精度检验通常有相对误差和平均相对误差检验、后验差检验法和关联度检验法三种方法。

(一)相对误差和平均相对误差检验

假设已根据 GM(1,1)建模法求出 $\hat{X}^{(1)}$,现将 $\hat{X}^{(1)}$ 做一次累减运算得 $\hat{X}^{(0)}$,即有 $\hat{X}^{(0)} = (\hat{x}^{(0)}(1), \hat{x}^{(0)}(2), \cdots, \hat{x}^{(0)}(n))$,令 $e(k) = x^{(0)}(k) - \hat{x}^{(0)}(k)$,$k = 1, 2, \cdots, n$,得残差为 $E = (e(1), e(2), \cdots, e(n)) = X^{(0)} - \hat{X}^{(0)}$。

计算相对误差为 $REL(k) = \frac{e(k)}{x^{(0)}(k)} \times 100\%$,$k = 1, 2, \cdots, n$,所以平均相对误差为 $REL = \frac{1}{n} \sum_{1}^{n} |rel(k)|$,相对误差检验法可以进行逐点检验。

(二)后验差检验法

后验差检验法是按照残差的概率分布进行检验,计算方差比C和小残差概率P。模型精度等级如表7.5所示:等级1表示优秀,等级2表示良好,等级3表示合格,等级4表示不合格。

表 7.5　模型精度等级

精度等级	方差比 C	小残差概率 P
等级 1(优秀)	$C < 0.35$	$0.95 < P < 1$
等级 2(良好)	$0.35 < C < 0.5$	$0.8 < P < 0.95$
等级 3(合格)	$0.5 < C < 0.65$	$0.7 < P < 0.8$
等级 4(不合格)	$0.65 < C$	$P < 0.7$

(三)关联度检验法

灰色关联度检验法的核心思想是利用曲线的相关程度来表示相关性,不同时间序列数据如果表现出来的曲线的几何形状越接近,就意味着这些序列之间的相关性越大,而时间序列数据是一个动态的、不断变化的系统,所以可以对其进行发展态势的研究分析,互相关性和自相关性就可以给出灰色关联的具体量化分析。

在对住院人数、医院总收入的影响因素进行定量分析的基础上，应用灰色预测法，建立预测模型可以较准确预测住院人数、医院总收入等，为医院制定发展规划提供依据。

第五节　综合评价法

综合评价方法也称多指标（或多属性）综合评价方法，是根据研究目的建立的一个统计指标体系，对现象发展的多个方面分别给予定量描述，综合各个指标所提供的信息得到一个综合评价值，整体性评判研究对象，以此进行横向或纵向的比较。简单地说，就是将多个指标转化为一个能够反映综合情况的指标来进行评价。就统计工作过程而言，综合评价是继统计调查、统计数据整理之后的统计分析中重要环节，是体现统计职能、发挥统计作用、实现统计价值的重要分析方法。如对医院各科室医疗质量进行评价，可先建立质量评价指标体系，并给每个指标赋予权重，然后采用一种综合评价方法计算各科室的评价得分，从而衡量各科室的医疗质量水平。常用的综合评价方法有层次分析法、TOPSIS 法、数据包络分析法、资源配置公平性评价等。

一、层次分析法

层次分析法（Analytic Hierarchy Process，AHP）是由美国科学家 T. L. Saaty 于 20 世纪 70 年代提出的一种定性和定量分析相结合的多准则决策方法。该方法能够使复杂的问题系统化和模型化，将以人的主观判断为主的定性分析定量化，将各种判断要素之间的差异数值化。AHP 适用于多目标、多层次、多指标的决策分析，应用范围广泛。

（一）基本思想

层次分析法是用系统分析的方法，对评价对象依评价目的所确定的总评价目标进行连续性分解，得到各级（各层）评价目标，并以最下层作为衡量目标达到程度的评价指标。然后依据这些指标计算出一个综合评分指数，对评价对象的总评价目标进行评价，依其大小来确定评价对象的优劣等级。

（二）基本步骤

层次分析法大致分为构造层次分析结构、构造判断矩阵、判断矩阵一致性检验、层次单排序、层次总排序、决策六个步骤。

1. 构造层次分析结构

建立递阶层次结构，形成目标树图。按目标的不同、实现功能的差异，对总评价目标进行连续性分解，将系统分为几个等级层次，如目标层、准则层、方案层等，用目标树图的形式说明层次的递阶结构与因素的从属关系。当某个层次包含的因素较多时，可将该层次进一步划分为若干子层次。层次分析模型是层次分析法赖以建立的基础，是层次分析法的基本特征。

2. 构造判断矩阵

判断矩阵是层次分析方法的基本信息，也是进行相对重要度计算的重要依据。一般地，判断矩阵应由熟悉问题的专家独立地给出。通过两两对比按重要性等级赋值，从而完成从定性分析到定量分析的过渡，这是层次分析法的第二个基本特征。建立两两比较判断矩阵，计算各指标相对权重。将 m 个评价指标关于某个评价目标的重要程度做两两比较判断获得矩阵 A，通常通过求 A 的与特征值 m 相对应的特征向量，并将其归一化，即可得到该评价目标下各评价指标的权重系数。

3. 判断矩阵一致性检验

在计算归一化权重系数后,应检验所计算得到的权重系数是否符合逻辑。一致性指数的计算公式为:

$$CI = \frac{\lambda_{max} - m}{m - 1} \tag{7.45}$$

公式(7.45)中 $\lambda_{max} = \frac{\sum\limits_{i=1}^{m} \lambda_i}{m}$,$\lambda_i = \frac{\sum\limits_{i=1}^{m} a_{ij} W_j}{W_i}$,$m$ 为受检验层次中的子目标数,λ_{max} 为最大特征根,λ_i 为该层子目标成对比较判断优选矩阵的特征根。

1—9 阶判断矩阵的平均随机一致性指标 RI 值见表 7.6。

表 7.6 平均随机一致性指标

阶数	1	2	3	4	5	6	7	8	9
RI	0.00	0.00	0.58	0.90	1.12	1.24	1.32	1.41	1.45

随机一致性比率:$CR = \frac{CI}{RI}$,当随机一致性比例 CR 小于 0.10 时,通常认为判断矩阵具有满意的一致性,否则就需要调整判断矩阵,并使之具有满意的一致性。

4. 层次单排序

计算 $AW = \lambda_{max} W$ 得解 W,经归一化后即为同一层次相应因素对于上一层次某因素相对重要性的排序权值。

5. 层次总排序

计算各层元素对系统目标的合成权重,进行总排序,以确定结构图中最底层各个元素在总目标中的重要程度。

6. 决策

根据分析计算结果,考虑相应的决策。

【例 7.8】 基于层次分析法构建中医医院社会责任评价指标体系。

1. 构造层次分析结构

选择 19 位专家进行咨询,专家不仅涉及医疗机构,同时还有卫生行政主管部门、高校学者,使得调查结果更具有一定的客观性。在德尔菲法的指导下对专家进行两轮问卷咨询。第一轮初步确定一级指标 3 个,二级指标 9 个,三级指标 46 个。第二轮在第一轮指标的基础上进行删改变动,最终确定一级指标 4 个,二级指标 10 个,三级指标 50 个。如表 7.7 所示。

表 7.7 中医医院社会责任评价指标体系

一级指标	二级指标	三级指标
		治愈好转率
		危重病人抢救成功率
		出入院诊断符合率
医疗服务效果	医疗服务质量	院内感染发生率
		临床路径执行率
		辨证论治优良率
		重大医疗过失行为和医疗事故报告率

续表

一级指标	二级指标	三级指标
医疗服务效果	医疗服务效率	平均住院日
		每名执业医师日均参工作负担
		每名执业医师日均住院工作负担
		门诊患者平均预约诊疗率
		总诊疗人次数
	满意度评价	门诊患者满意度
		出院患者满意度
		职工满意度
政策任务及社会效益	完成政府指令性任务	年支援县级以下医院人次
		年支援边疆卫生工作人次
		年援外医疗人次
		双向转诊下/上转率
		牵头成立医联体成员单位数
		年内传染病和突发公共卫生事件报告例数
		年公共卫生突发事件紧急医疗救援任务数
	健康促进服务	年内公众健康咨询活动总受益人数
		年内健康知识讲座总受益人数
		年内中医治未病服务人次
		年末中医药健康管理人数
	教学和科研水平	职工教育投入占收入比例
		年接收进修人员人次
		开展继续教育覆盖人数
		年承担本科生临床教学人数
		承担各级各类科研项目数量
		年科技创新数量
		医院承担培养医学人才的工作成效
医疗服务公平性与可及性	医疗费用可承担性	门诊次均费用增幅
		住院次均费用增幅
		医保按病种付费执行率
		检查和化验收入占医疗收入比重
		百元收入卫生材料支出占比
		门诊患者基本药物处方占比
		住院患者基本药物使用率
		医疗救助基金投入比率
		贫困患者医疗费用减免额占医疗收入比重
	医疗保障覆盖率	门诊收入中来自医保基金的比例
		住院收入中来自医保基金的比例
		城镇职工医保报销比例
		城镇居民医保报销比例
公共信用综合评价	社会公益事业支持情况	年义诊医护人员人次与医院卫技人员数之比
		医院全年捐款物款总额占医院年业务收入比例
	节能减排与环境保护情况	医院全年医疗废弃物处置费、污水处理费、生活垃圾处置费占医院年业务收入比例。
		万元收入能耗支出

2. 构建判断矩阵

采用专家咨询法、问卷调查等研究方法,由领域相关学者对列举指标的重要性作排序评分,所得分值在讨论归纳的基础上,形成两两判断矩阵,见表7.8。

表7.8　判断矩阵

指标	医疗服务效果	政策任务及 社会效益	医疗服务公平性 与可及性	公共信用 综合评价
医疗服务效果	1	1	1	2
政策任务及社会效益	1	1	1	2
医疗服务公平性与可及性	1	1	1	2
公共信用综合评价	1/2	1/2	1/2	1

3. 判断矩阵一致性检验

采用 MATLAB 软件对判别矩阵构建及权重进行求解运算。获得 $\lambda_{max}=4$,一致性检验得到:$CI=\dfrac{\lambda_{max}-m}{m-1}=\dfrac{4-4}{4-1}=0$,$RI=0.9$,$CE=\dfrac{CI}{RI}=0<0.10$,综上运算结果可以发现,层次分析结果的一致性理想,即权系数分配合理。一级指标权重采用 MATLAB 软件进行计算,见表7.9。

表7.9　一级指标权重

指标层	权重
医疗服务效果	0.2857
政策任务及社会效益	0.2857
医疗服务公平性与可及性	0.2857
公共信用综合评价	0.1429

同理,对各级指标权重进行汇总、推导运算(医疗服务效果的二级指标判断矩阵见表7.10,指标权重见表7.11),形成各级指标权重表。

表7.10　二级指标判断矩阵(医疗服务效果)

指标	医疗服务质量	医疗服务效率	满意度评价
医疗服务质量	1	1	1
医疗服务效率	1	1	2
满意度评价	1/2	1	1

表7.11　二级指标权重(医疗服务效果)

指标层	权重
医疗服务质量	0.3216
医疗服务效率	0.4085
满意度评价	0.2699

4. 层次单排序和层次总排序

计算各层元素对系统目标的合成权重,进行总排序,以确定结构图中最底层各个元素在总目标中的重要程度,最终结果见表7.12。

表 7.12　各级指标权重

一级指标	权重	二级指标	权重	三级指标	权重	综合权重
医疗服务效果	0.2857	医疗服务质量	0.3216	治愈好转率	0.1538	0.0141
				危重病人抢救成功率	0.1538	0.0141
				出入院诊断符合率	0.1538	0.0141
				院内感染发生率	0.1538	0.0141
				临床路径执行率	0.1538	0.0141
				辨证论治优良率	0.0769	0.0071
				重大医疗过失行为和医疗事故报告率	0.1538	0.0141
		医疗服务效率	0.4085	平均住院日	0.2	0.0233
				每名执业医师日均参工作负担	0.2	0.0233
				每名执业交师目均住院工作负担	0.2	0.0233
				门诊患者平均预约诊疗率	0.2	0.0233
				总诊疗人次数	0.2	0.0233
		满意度评价	0.2699	门诊患者满意度	0.2	0.0154
				出院患者满意度	0.4	0.0308
				职工满意度	0.4	0.0308
政策任务及社会效益	0.2857	完成政府指令性任务	0.4	年支援县级以下医院人次	0.1111	0.0127
				年支援边疆卫生工作人次	0.1111	0.0127
				年援外医疗人次	0.1111	0.0127
				双向转诊下/上转率	0.1111	0.0127
				牵头成立医联体成员单位数	0.1111	0.0127
				年内传染病和突发公共卫生事件报告例数	0.2222	0.0254
				年公共卫生突发事件紧急医疗救援任务数	0.2222	0.0254
		健康促进服务	0.4	年内公众健康咨询活动总受益人数	0.25	0.0286
				年内健康知识讲座总受益人数	0.25	0.0286
				年内中医治未病服务人次	0.25	0.0286
				年末中医药健康管理人数	0.25	0.0286
		教学和科研水平	0.2	职工教育投入占收入比例	0.1538	0.0088
				年接收进修人员人次	0.1538	0.0088
				开展继续教育覆盖人数	0.0769	0.0044
				年承担本科生临床教学人数	0.0769	0.0044
				承担各级各类科研项目数量	0.0769	0.0044
				年科技创新数量	0.1538	0.0088
				医院承担培养医学人才的工作成效	0.1538	0.0088

续表

一级指标	权重	二级指标	权重	三级指标	权重	综合权重
医疗服务公平性与可及性	0.2857	医疗费用可承担性	0.6667	门诊次均费用增幅	0.2457	0.0468
				住院次均费用增幅	0.2155	0.041
				医保按病种付费执行率	0.1078	0.0205
				检查和化验收入占医疗收入比重	0.1078	0.0205
				百元收入卫生材料支出占比	0.1078	0.0205
				门诊患者基本药物处方占比	0.1078	0.0205
				住院患者基本药物使用率	0.1078	0.0205
				医疗救助基金投入比率	0.297	0.0283
				贫困患者医疗费用减免额占医疗收入比重	0.0818	0.0078
		医疗保障覆盖率	0.3333	门诊收入中来自医保基金的比例	0.1553	0.0148
				住院收入中来自医保基金的比例	0.1553	0.0148
				城镇职工医保报销比例	0.1553	0.0148
				城镇居民医保报销比例	0.1553	0.0148
公共信用综合评价	0.1429	社会公益事业支持情况	0.75	年义诊医护人员人次与医院卫技人员数之比	0.6667	0.0715
				医院全年捐款物款总额占医院年业务收入比例	0.3333	0.0357
		节能减排与环境保护情况	0.25	医院全年医疗废弃物处置费、污水处理费、生活垃圾处置费占医院年业务收入比例	0.5	0.0179
				万元收入能耗支出	0.5	0.0179

5. 决策

各指标的权重计算出来后,可做出科学合理的决策。

二、TOPSIS 法

TOPSIS 法又称为优劣解距离法,是依据理想方案相似性的顺序优选技术,是多目标决策分析中一种常用的有效方法。

（一）基本思想

TOPSIS 分析法基于原始评价矩阵,对数据进行无量纲化处理（归一化）,将有限方案中的正理想解和负理想解构成一个空间,计算评价对象与正理想方案和负理想方案的距离,获得各评价对象与正理想方案的相对接近程度,并以相对接近度作为评价排列的依据。

（二）基本步骤

TOPSIS 分析法大致分为构建原始数据矩阵、指标同趋势化、归一化处理、计算正理想解和负理想解、计算评价对象指标值与正理想解和负理想解的距离、计算相对接近程度、排序等七个步骤。

第一步:构建原始数据矩阵。设有 n 个评价对象,m 个评价指标,得到一个 $n \times m$ 的原始数据矩阵,见表 7.13。

表 7.13　原始数据矩阵

评价对象	指标 X_1	指标 X_2	...	指标 X_m
对象 1	x_{11}	x_{12}	...	x_{1m}
对象 2	x_{21}	x_{22}	...	x_{2m}
...	...	...	...	...
对象 n	x_{n1}	x_{n2}	...	x_{nm}

第二步：指标同趋势化。在综合评价过程中，有些评价指标是高优指标（即该指标值越高表示越好，如有效率），有些评价指标是低优指标（即该指标值越低表示越好，如死亡率）。评价时，要求所有评价指标的变化方向一致，即同趋势化，也就是将所有评价指标均转化为高优指标或低优指标。研究中最常用的是高优指标转化法，常见的转化方法有倒数法、差值法。

第三步：归一化处理。对同趋势化后的原始数据矩阵进行归一化处理，建立归一化矩阵。

原始数据为高优指标，归一化公式：

$$Z_{ij} = \frac{x_{ij}}{\sqrt{\sum_{i=1}^{n}(x_{ij})^2}} \tag{7.46}$$

原始数据为低优指标，归一化公式：

$$Z_{ij} = \frac{x'_{ij}}{\sqrt{\sum_{i=1}^{n}(x'_{ij})^2}} \tag{7.47}$$

归一化处理后的矩阵为

$$\mathbf{Z} = \begin{bmatrix} z_{11} & z_{12} & \cdots & z_{1m} \\ z_{21} & z_{22} & \cdots & z_{2m} \\ \vdots & \vdots & & \vdots \\ z_{n1} & z_{n2} & \cdots & z_{nm} \end{bmatrix} \tag{7.48}$$

第四步：计算正理想解和负理想解。根据归一化矩阵 $\mathbf{Z}$ 得最优向量 $\mathbf{Z}^+$ 和最劣向量 $\mathbf{Z}^-$（即正理想解和负理想解）。

正理想解 $\qquad\qquad\qquad \mathbf{Z}^+ = (z_{i1}^+, z_{i2}^+, \cdots, z_{im}^+) \tag{7.49}$

负理想解 $\qquad\qquad\qquad \mathbf{Z}^- = (z_{i1}^-, z_{i2}^-, \cdots, z_{im}^-) \tag{7.50}$

公式（7.49）和公式（7.50）中 $i=1,2\cdots n$；$j=1,2\cdots m$，z_{ij}^+ 和 z_{ij}^- 分别表示评价对象在第 j 个指标的最大值和最小值。

第五步：计算评价对象指标值与正理想解和负理想解的距离 D_i^+ 和 D_i^-。

$$D_i^+ = \sqrt{\sum_{j=1}^{m}\left[\omega_j(Z_{ij} - Z_j^+)\right]^2} \tag{7.51}$$

$$D_i^- = \sqrt{\sum_{j=1}^{m}\left[\omega_j(Z_{ij} - Z_j^-)\right]^2} \tag{7.52}$$

公式（7.51）和公式（7.52）中，ω_j 表示指标 j 的权重系数，若各指标权重相等，则 $\omega_j=1$。

第六步：计算相对接近程度。计算各评价对象指标值与正理想解和负理想解的相对接近程度 C_i 值，$C_i = \dfrac{D_i^-}{D_i^+ + D_i^-}$。

第七步：排序。据相对接近程度系数 C_i 的大小对评价对象的优劣顺序进行排序。C_i 的取值范围 $[0,1]$，C_i 值越接近 1，表明评价对象越接近正理想解；C_i 值越接近 0，表明评价对象越接近负理想解。

【例7.9】 通过文献计量法和专家咨询法结合中医医院特色确定服务效率评价的 11 个指标，利用 TOPSIS 法对某省 18 所中医医院进行评价分析。

1. 构建原始数据矩阵

评价指标：①医院服务能力：中药品种数（X_1），开展中医诊疗项目数（X_2），中医处方占比（X_3）。②工作量负荷：针灸推拿治疗人数（X_4），人均诊疗人次（X_5），出院人数（X_6）。③工作效率：病床使用率（X_7），病床周转次数（X_8），出院患者平均住院日（X_9）。④患者费用：出院者平均每日住院医疗费用（X_{10}），平均每诊疗人次医疗费用（X_{11}）。其中 $X_1 - X_8$ 为高优指标，X_9，X_{10}，X_{11} 为低优指标。原始数据见表 7.14。

表 7.14 某省 18 所中医医院医疗服务效率评价指标原始数据表

A_i	X_1	X_2	X_3	X_4	X_5	X_6	X_7	X_8	X_9	X_{10}	X_{11}
A_1	1063	91	61.25	422347	1715.07	69245	92.9	28.69	11.89	1579.43	341.26
A_2	784	80	53.52	70962	801.75	14859	95.9	27.01	12.98	997.65	234.41
A_3	776	108	37.25	36333	727.56	28795	103.1	38.83	9.72	1437.21	323.61
A_4	1006	106	78.69	169441	774.53	19807	88.3	27.1	11.86	2115.33	265.5
A_5	775	93	40.23	138118	886.18	14935	90.3	32.01	10.3	1103.03	238.08
A_6	1090	86	60.46	145765	962.38	31501	92.2	30.71	10.89	1258.31	259.6
A_7	617	50	39.39	102873	665.86	38443	89.2	35.01	9	1723.7	250.59
A_8	876	93	40.39	238064	941.54	35614	129.8	45.31	10.5	1384.94	259.22
A_9	915	61	74.43	107994	1210.49	26280	91.1	32.73	10.2	1180.49	295.72
A_{10}	1015	88	60.87	7432	770.79	7587	69.9	25.8	9.39	713.4	172.12
A_{11}	829	64	52.13	46072	631.53	23862	100.4	34.93	10.43	1073.94	224.89
A_{12}	907	76	66.22	33266	677.75	21689	111.9	32.86	12.48	1122.22	303.38
A_{13}	763	72	66.88	99415	667.5	13849	89.4	25.6	12.76	836.91	260.93
A_{14}	1032	77	79.42	68945	1348.51	32231	90.2	26.86	12.26	1058.64	164.15
A_{15}	1085	80	61.64	45140	585.42	18442	88.6	29.75	11.07	1038.39	260.25
A_{16}	1043	66	35.06	31148	445.1	21910	72.7	32.03	8.5	851.41	244.37
A_{17}	1002	64	67.37	26733	378.4	9469	80.4	20.58	14.22	683.84	288.81
A_{18}	888	85	63.97	18622	679.06	20877	87.6	26.1	11.54	799.98	265.91

2. 指标同趋势化

11 个医院服务效率评价指标中存在高优与低优两种不同性质的指标，利用倒数法对数据进行变换，将低优指标（X_9'，X_{10}'，X_{11}'）转变为高优指标（X_9'，X_{10}'，X_{11}'），使得数据同趋势化，见表 7.15。

表 7.15 某省 18 所中医医院医疗服务效率评价指标同趋势化

A_i	X_1	X_2	X_3	X_4	X_5	X_6	X_7	X_8	X'_9	X'_{10}	X'_{11}
A_1	1063	91	61.25	422347	1715.07	69245	92.9	28.69	0.0841	0.0006	0.0029
A_2	784	80	53.52	70962	801.75	14859	95.9	27.01	0.0770	0.0010	0.0043
A_3	776	108	37.25	36333	727.56	28795	103.1	38.83	0.1029	0.0007	0.0031
A_4	1006	106	78.69	169441	774.53	19807	88.3	27.1	0.0843	0.0005	0.0038
A_5	775	93	40.23	138118	886.18	14935	90.3	32.01	0.0971	0.0009	0.0042
A_6	1090	86	60.46	145765	962.38	31501	92.2	30.71	0.0918	0.0008	0.0039
A_7	617	50	39.39	102873	665.86	38443	89.2	35.01	0.1111	0.0006	0.0040
A_8	876	93	40.39	238064	941.54	35614	129.8	45.31	0.0952	0.0007	0.0039
A_9	915	61	74.43	107994	1210.49	26280	91.1	32.73	0.0980	0.0008	0.0034
A_{10}	1015	88	60.87	7432	770.79	7587	69.9	25.8	0.1065	0.0014	0.0058
A_{11}	829	64	52.13	46072	631.53	23862	100.4	34.93	0.0959	0.0009	0.0044
A_{12}	907	76	66.22	33266	677.75	21689	111.9	32.86	0.0801	0.0009	0.0033
A_{13}	763	72	66.88	99415	667.5	13849	89.4	25.6	0.0784	0.0012	0.0038
A_{14}	1032	77	79.42	68945	1348.51	32231	90.2	26.86	0.0816	0.0009	0.0061
A_{15}	1085	80	61.64	45140	585.42	18442	88.6	29.75	0.0903	0.0010	0.0038
A_{16}	1043	66	35.06	31148	445.1	21910	72.7	32.03	0.1176	0.0012	0.0041
A_{17}	1002	64	67.37	26733	378.4	9469	80.4	20.58	0.0703	0.0015	0.0035
A_{18}	888	85	63.97	18622	679.06	20877	87.6	26.1	0.0867	0.0013	0.0038

3. 归一化处理

对同趋势化后的原始数据矩阵进行归一化处理,见表 7.16。

表 7.16 某省 18 所中医医院医疗服务效率评价指标归一化

A_i	X_1	X_2	X_3	X_4	X_5	X_6	X_7	X_8	X_9	X_{10}	X_{11}
A_1	0.2711	0.2635	0.2432	0.7092	0.4570	0.5738	0.2345	0.2171	0.2145	0.1531	0.1694
A_2	0.1999	0.2316	0.2125	0.1192	0.2137	0.1231	0.2421	0.2043	0.1965	0.2424	0.2467
A_3	0.1979	0.3127	0.1479	0.0610	0.1939	0.2386	0.2603	0.2938	0.2623	0.1683	0.1787
A_4	0.2565	0.3069	0.3124	0.2845	0.2064	0.1641	0.2229	0.2050	0.2150	0.1143	0.2178
A_5	0.1976	0.2693	0.1597	0.2319	0.2362	0.1238	0.2280	0.2422	0.2476	0.2193	0.2429
A_6	0.2780	0.2490	0.2400	0.2448	0.2565	0.2610	0.2328	0.2323	0.2342	0.1922	0.2227
A_7	0.1573	0.1448	0.1564	0.1727	0.1774	0.3186	0.2252	0.2649	0.2833	0.1403	0.2308
A_8	0.2234	0.2693	0.1604	0.3997	0.2509	0.2951	0.3277	0.3428	0.2429	0.1746	0.2231
A_9	0.2333	0.1766	0.2955	0.1813	0.3226	0.2178	0.2300	0.2476	0.2500	0.2049	0.1955
A_{10}	0.2588	0.2548	0.2417	0.0125	0.2054	0.0629	0.1765	0.1952	0.2716	0.3390	0.3360
A_{11}	0.2114	0.1853	0.2070	0.0774	0.1683	0.1977	0.2535	0.2643	0.2445	0.2252	0.2571
A_{12}	0.2313	0.2200	0.2629	0.0559	0.1806	0.1797	0.2825	0.2486	0.2043	0.2155	0.1906
A_{13}	0.1946	0.2085	0.2655	0.1669	0.1779	0.1148	0.2257	0.1937	0.1998	0.2890	0.2216
A_{14}	0.2632	0.2229	0.3153	0.1158	0.3594	0.2671	0.2277	0.2032	0.2080	0.2285	0.3523
A_{15}	0.2767	0.2316	0.2447	0.0758	0.1560	0.1528	0.2237	0.2251	0.2303	0.2329	0.2222
A_{16}	0.2660	0.1911	0.1392	0.0523	0.1186	0.1816	0.1835	0.2423	0.3000	0.2841	0.2366
A_{17}	0.2555	0.1853	0.2675	0.0449	0.1008	0.0785	0.2030	0.1557	0.1793	0.3537	0.2002
A_{18}	0.2264	0.2461	0.2540	0.0313	0.1810	0.1730	0.2212	0.1975	0.2210	0.3023	0.2175

4. 计算正理想解和负理想解

根据归一化矩阵 Z 得最优向量 Z^+ 和最劣向量 Z^-。

$Z^+=(0.2780,0.3127,0.3153,0.7092,0.4570,0.5738,0.3277,0.3428,0.3000,0.3537,$
      $0.3523)$

$Z^-=(0.1573,0.1448,0.1392,0.0125,0.1008,0.0629,0.1765,0.1557,0.1524,0.1143,$
      $0.1694)$

5. 计算各评价对象指标值与正理想解和负理想解的距离 D_i^+ 和 D_i^-，各评价对象指标值与正理想解和负理想解的相对接近程度 C_i 值；据相对接近程度系数 C_i 的大小对评价对象的优劣顺序进行排序，最终结果见表 7.17。

表 7.17　某省 18 所三甲中医医院服务效率评价排序

A_i	D_i^+	D_i^-	C_i	排序结果
A_1	0.3388	0.9631	0.7398	1
A_2	0.8307	0.2867	0.2565	14
A_3	0.8558	0.3187	0.2713	11
A_4	0.7234	0.423	0.369	5
A_5	0.759	0.3439	0.3118	7
A_6	0.6631	0.4198	0.3876	4
A_7	0.7714	0.3435	0.3081	8
A_8	0.5719	0.5578	0.4938	2
A_9	0.7247	0.3956	0.3531	6
A_{10}	0.932	0.37	0.2842	10
A_{11}	0.8442	0.2754	0.246	16
A_{12}	0.8625	0.2868	0.2495	15
A_{13}	0.8131	0.3236	0.2847	9
A_{14}	0.7179	0.4794	0.4004	3
A_{15}	0.8645	0.2798	0.2445	17
A_{16}	0.8996	0.2735	0.2331	18
A_{17}	0.952	0.3486	0.268	12
A_{18}	0.875	0.3179	0.2665	13

三、数据包络分析法

数据包络分析（Data Envelopment Analysis，DEA）是美国著名运筹学家 Charnes，W. W. Cooper 和 E. Rhodes 于 1978 年提出的一种效率评价方法。它把单输入、单输出的工程效率概念推广到多输入、多输出同类决策单元的有效性评价中，极大地丰富了微观经济中的生产函数理论及其应用技术。同时，在避免主观因素、简化算法减少误差等方面有着不可低估的优越性。

（一）基本思想

通过观察到的 n 个决策单元的 m 项输入数据和 s 项输出数据，由公理假设建立相应的生产可能集，由判断决策单元是否位于生产可能集的生产前沿面上，以确定该决策单元是否 DEA 有效。

（二）基本步骤

DEA 方法大致分为确定评价目标、指标同趋势化、建立评价指标体系、样本选择、模型选择、评价结果分析等五个步骤。

1. 确定评价目标

围绕评价目标对评价对象进行分析，包括辨识主目标和子目标以及影响这些目标的因素，并建立一个层次结构。确定各种因素的性质，考虑因素间可能的定性与定量关系，辨明决策单元的边界，对决策单元的结构、层次进行分析，对结果进行定性的分析和预测。

2. 建立评价指标体系

根据评价目标，确定能全面反映评价目标的指标体系，并且把指标间的一些定性关系反映到权重的约束中。在 DEA 中，过多的指标会导致 DEA 有效的决策单元数增加，而 DEA 模型对于 DEA 有效的决策单元能够提供的信息量很少。通常情况下，可以用聚类分析、相关分析、主成分分析等多元统计分析的方法对输入指标、输出指标进行筛选。

输入指标主要是与投入或规模有关的指标，输入指标的数值越大意味着投入或规模越大。也可以选择与投入或规模并不直接相关的劣性指标，如出院病人中未愈或死亡人数。常用的输入指标：固定资产总额、床位数、职工人数、业务支出、非业务总支出、实际占用床位日数、住院费用、住院天数、出院病人数等。

输出指标主要是与产出或效益有关的指标，输出指标的数值越大意味着产出或效益越好。也可以选择与产出或效益并不直接相关的优性指标，如出院病人中治愈病人数等。常用的输出指标：门诊人次数、急诊人次数、出院人次数、手术病人数、业务总收入、治愈好转病人数、实际占用床位日数、科研成果数、发表研究论文数、获得的科研经费总额、培养本科生与研究生人数等。

3. 样本选择

在样本量较大的情况下，可以先对样本进行样本聚类分析，以减小决策单元数，这样不仅能够提高算法的效率和稳定性，更重要的是还可以降低 DEA 结果对个别决策单元输入、输出数据的敏感性，以获得更为客观和科学的评价结果。

4. 模型选择

根据实际问题的背景和评价目的的不同，需要选择不同的 DEA 模型。如果评价倾向于减少投入或控制规模，可以选用输入 DEA 模型；如果评价倾向于增加产出或提高效益，可以选用输出 DEA 模型；如果评价决策单元的规模收益状态或是否具有规模"拥挤"现象，宜选用输出 DEA 模型；如果需要对决策单元进行弱"拥挤"分析，宜选用输出加法 DEA 模型。

5. 评价结果分析

对计算结果进行分析和比较，找出无效单元无效的原因，并提供进一步改进的途径。根据定性的分析和预测的结果来考察评价结果的合理性，必要时可应用 DEA 模型采取几种方案分别评价，并将结果综合分析，也可结合其他评价方法或参考其他方法提供的信息进行综合分析。

四、资源配置公平性评价

中医药资源配置的公平性是中医药服务公平性的重要内容，是实现中医药资源利用公平和公众健康权益公平的基础条件之一，关系到中医药事业健康持续发展。本节简要介绍其理论知识，第九章第四节有详细案例。

（一）洛伦兹曲线研究法

洛伦兹曲线（Lorenz Curve）指在一个总体（国家、地区）内，以"最贫穷的人口计算起一直到最富有人口"的人口百分比对应各个人口百分比的收入百分比的点组成的曲线。洛伦兹曲线越接近绝对公平线 45 度对角线,表示卫生资源的分配等越接近于公平;反之,越远离绝对公平线,表示卫生资源配置的公平性越差。

（二）基尼系数研究法

基尼系数(Gini Index,Gini Coefficient)是国际上通用的用以衡量一个国家或地区居民收入差距的常用指标。基尼系数最大为 1,最小等 0。基尼系数越接近 0,表明收入分配越是趋向平等。国际惯例把 0.2 以下视为收入绝对平均;0.2—0.3 视为收入比较平均;0.3—0.4 视为收入相对合理;0.4—0.5 视为收入差距较大;当达到 0.5 以上时,则表示收入悬殊。

（三）泰尔指数研究法

泰尔指数(Theil Index)是衡量个人之间或者地区间收入差距(或者称不平等度)的指标。这种研究方法的主要任务就是客观体现出不同时间、不同地区的不同之处。

第八章　中医医院统计数据分析流程

　　大数据时代,各级各类中医医院越来越重视统计数据的分析与挖掘,充分发挥统计数据在医院运营管理中的指挥棒作用,掌握基本的数据分析方法、数据可视化工具、统计分析报告撰写已成为医院统计人员应具备的基本技能。本章以中医医院统计数据分析基本步骤为主线,主要介绍数据预处理、数据分析、数据可视化以及统计分析报告撰写等,为医院统计人员、科研人员和管理人员提供思路与流程参考,流程图见 8.1 所示。

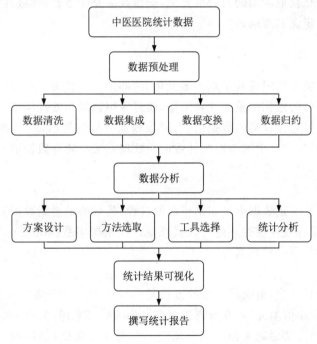

图 8.1　中医医院统计数据分析流程图

第一节　数据预处理

数据是中医医院统计工作的源泉,其质量的好坏决定着数据分析挖掘的成败,做好数据预处理将有助于加强数据完整性、规范性和一致性,提升统计数据质量,提高数据分析的准确率和效率。

一、数据质量问题

数据从计划、获取、存储、共享、维护到应用整个生命周期的每个阶段都可能引发数据质量问题,在数据质量管理过程中应能够进行识别、度量、监控、预警等,改善和提高数据质量,提升数据在使用中的价值。数据预处理指对所收集数据进行分类或分组前所做的审核、筛选、排序等必要的处理,从而检查和提高数据质量。

数据质量涉及许多因素,包括完整性、唯一性、一致性、准确性、及时性、有效性。完整性是衡量所必需的数据的完整程度;唯一性是针对某个数据项或某组数据,没有重复的数据值;一致性指数据元素的类型和含义必须一致和清晰;准确性指确保数据必须反映真实的业务内容;及时性指针对用户对信息获取时间的及时性要求,确保数据及时更新;有效性指数据的值、格式应符合数据定义或业务定义的要求。

二、数据预处理方法

中医医院数据种类及组织模式呈现为多元化,内部关联性较为复杂,且数据质量不尽相同,数据预处理作为数据分析挖掘的重要准备工作,通过应用数据预处理措施,提升统计数据质量,为数据分析挖掘提供可靠性较高的数据信息,降低数据分析挖掘所需要的时间成本,提升数据分析挖掘的精准性、科学性。中医医院统计数据预处理方法主要有数据清洗、数据集成、数据变换和数据归纳等。

(一)数据清洗

数据清洗指发现并纠正数据中可识别错误的过程,其目的是检测数据集合中存在的不符合规范的数据,提供数据一致性校验并进行数据修复。根据缺陷数据类型可分为缺失值数据、错误值数据、重复值数据、不一致数据等。

1. 缺失值数据

对于缺失值数据的处理,最简单直接的方法是估算填充。数据估算方法包括样本均值、中位数、众数、最大值、最小值填充等,在没有更多信息参考时可采用,但有一定误差。也可采用回归、贝叶斯或决策树等方法对缺失值预测并填充。对无效值数据(数据缺失大于80%)覆盖率较低且重要性低,可以直接将该无效值数据删除。

例如一组样本数据为24,23,20,60,Y,25,34。其中 Y 为缺失值,按照样本均值填充缺失值,其 $Y = (24 + 23 + 20 + 60 + 25 + 34)/6 = 31$。

2. 错误值数据

对于错误值数据的处理,需要采用一定的统计分析方法来识别该错误值。常用的统计方法主要有偏差分析、回归方程、正态分布等,也可用建立的规则库检查数值范围、属性间约束关系来识别和处理数据。

3. 重复值数据

对于重复值数据的处理,首先需要判断和识别重复数据。对于有一定相似度的数据,有可能指向同一实体,需要识别和修正。对于不相同的两条记录可能反映同一实体的不同观测点,数据清洗时可能需要数据合并。

4. 不一致数据

对于不一致数据,根据中医医院有关数据规范和要求,检查数据是否符合定义,如范围检查、逻辑检查。对于超出范围的数据或者相互矛盾的数据都属于不一致数据,需要进一步核对校验。数据输入时的错误可通过和原始记录对比进行更正。

例如:一组样本年龄数据为 30,27,18,65,45.5,67。对其一致性检验年龄应该为整数,该样本数据中出现 45.5 不符合数据规范,需进一步核对校验。

(二)数据集成

数据集成是将多个数据源中不同结构、不同属性的数据整合在一个数据库中的过程。由于不同的数据源定义属性时命名规则不同,存入数据格式、取值方式、单位都会不同,因此数据入库前需要进行集成、去冗余。大数据时代,医院业务应用系统越来越多,医院数据源头也越来越多,建立的临床数据中心、运营管理中心、科研数据中心、决策支持数据中心均需要对这些多源异构数据进行合并、整合与集成,为医院提供全面的数据共享和分析挖掘。数据集成主要存在实体识别、数据冗余、数据值冲突等问题。

1. 实体识别问题

对于不同来源的实体,属性名字相同但表示实体不一样,或者某个属性名字不一样但代表的实体一样,涉及实体识别问题。如数据库 A 中 patient_id 和数据库 B 中的 pat_ number 指的是同一实体患者住院号,处理时需要对该属性名称进行整合。在集成时,当数据库 A 的属性与数据库 B 的属性匹配时,还要特别注意数据的结构,旨在确保源系统中的函数依赖和参照约束与目标系统中的匹配。

2. 数据冗余和相关分析问题

一个属性(如年收入)如果能由另一个或另一组属性"导出",则这个属性可能是冗余的。有些冗余可以被相关分析检测到。如给定两个属性 A 和 B,根据可用的数据进行相关分析,这种分析可以度量一个属性能在多大程度上蕴含另一个。对给定的唯一数据实体,存在两个或多个相同的属性,也是冗余的。

属性 A 和 B 之间的相关性可用公式度量

$$r(A,B) = \frac{\sum (A - \bar{A})(B - \bar{B})}{(n-1)\delta_A \delta_B} \tag{8.1}$$

其中,n 是属性个数,$\bar{A}$ 和 $\bar{B}$ 分别是 A 和 B 的平均值,δ_A 和 δ_B 分别是 A 和 B 的标准差。如果式(8.1)的值大于 0,则 A 和 B 是正相关,意味着 A 的值随 B 的值增加而增加。该值越大,一个属性蕴含另一个属性的可能值越大。因此,一个很大的值表明 A(或 B)可以作为冗余被去掉。

3. 数据值冲突问题

数据集成还涉及数据值冲突的检测与处理。同一实体来自不同数据源的属性值可能不同,其因素可能是单位、尺度或编码的表示规则不同。如体温属性可能在一个系统中以摄氏单位存放,而在另一个系统中以华氏单位存放,在数据集成时需要进行单位转换。

(三)数据变换

数据变换指在数据分析挖掘时,要求数据必须满足一定的条件,将数据转化为吻合数据分析挖掘需求各种形式。数据转换方式较多,依照数据属性实际状况,选取科学合理数据处理措施,如函数变换、数据规范化等。数据变换方法有光滑、聚集、数据规范化、离散化等。

1. 光滑

光滑是去掉数据中的噪声,通过分箱、回归和聚类等技术实现。

分箱方法通过考察数据的"近邻"(即周围的值)来光滑有序数据值。这些有序的值被分布到一些"桶"或"箱"中。由于分箱方法考察近邻的值,因此它进行局部光滑。用箱均值光滑:箱中每一个值被箱中的平均值替换;用箱中位数平滑:箱中的每一个值被箱中的中位数替换;用箱边界平滑:箱中的最大和最小值同样被视为边界。箱中的每一个值被最近的边界值替换。一般而言,宽度越大,光滑效果越明显。箱也可以是等宽的,其中每个箱值的区间范围是个常量。

回归可以用一个函数拟合数据来光滑数据。线性回归涉及找出拟合两个属性(或变量的)"最佳"直线,使一个属性能够预测另一个。多线性回归是线性回归的扩展,涉及多于两个属性,并且数据拟合到一个多维面。使用回归,找出适合数据的数学方程式,能够帮助消除噪声。

2. 聚集

聚集是对数据进行汇总或聚集,通常用来为多个抽象层的数据分析构造数据立方体。如图8.2所示,某中医医院2020—2022年总诊疗人次按季度显示,将该数据聚集按年度显示时,结果数据量小得多,但并不丢失分析任务所需的信息。

年度 \ 季度	一季度	二季度	三季度	四季度
2020	620	537	489	577
2021	628	568	496	578
2022	639	591	501	599

年度	总诊疗人次（万）
2020	2223
2021	2270
2022	2330

图8.2 某中医医院2020—2022年总诊疗人次

3. 规范化

规范化是把属性数据按比例缩放,使之落入一个特定的小区间,如$[-1.0, 1.0]$或$[0.0, 1.0]$。有最小—最大规范化(8.2),Z—Score规范化(8.3)等方法。

最小—最大规范化计算公式如下:

$$v' = \frac{v - \min A}{\max A - \min A}(new\_\max A - new\_\min A) + new\_\min A \tag{8.2}$$

将A的值v映射到区间$[new\_\min A, new\_\max A]$中的v'。

Z—Score规范化计算公式如下:

$$v' = \frac{v - \bar{A}}{\delta_A} \tag{8.3}$$

$\bar{A}$和δ_A分别为A的平均值和标准差。当A的最大值和最小值未知,适用该方法。

4. 离散化

数据离散化指将连续的数据进行分段,使其变为一段离散化区间。如年龄的原始值用区间标签$0-10, 11-20$等进行分段,可使用概念标签如youth、adult、senior替换。这些标签可以递归地组织成更高层概念,导致数值属性的概念分层。对于同一个属性度可以定义多个概念分层,以适合不同用户的需要。

(四)数据归约

数据归约指在尽可能保持数据原貌的前提下,最大限度地精简数据量。数据归约可以得到数据集的简化表示,它比原数据集小得多。数据归约导致的较小数据集需要较少的内存和处理时间,因此可以使用占用计算资源更大的挖掘算法。数据归约方法主要包括维归约、数量归约和数据压缩等。

1. 维归约

维归约指在减少所考虑的随机变量或属性的个数,数据集中可能包含成千上万个属性,绝大部分属性与分析或挖掘目标无关,这些无关的属性可直接被删除,以缩小数据集的规模,这一操作就是维度规约。维度规约的主要手段是属性子集选择,属性子集选择通过删除不相关或冗余的属性,从原有数据集中选出一个有代表性的样本子集,使样本子集的分布尽可能地接近所有数据集的分布。

2. 数量归约

数量归约指用较小规模的数据表示形式替换或估计原数据,可采用参数归约、非参数归约。参数化数据归约可用回归模型与对数线性模型来实现。非参数化数据归约包括直方图、抽样、数据立方体聚集等方法,其中直方图方法就是分箱;抽样是通过选取随机样本(子集),实现用小数据代表大数据的过程;数据立方体聚集是从低粒度的数据分析聚合成汇总粒度的数据分析过程。

3. 数据压缩

数据压缩是利用编码或转换将原有数据集压缩为一个较小规模的数据集。数据压缩又分无损压缩和有损压缩。无损压缩指若原有数据集能够从压缩后的数据集中重构,且不损失任何信息;有损压缩指若原有数据集只能够从压缩后的数据集中近似重构。数据挖掘时,通常采用小波转换和主成分分析两种有损压缩方法进行数据压缩,会把原有数据变换或投影到较小的空间。

第二节　统计数据分析

数据预处理完成后进入数据分析阶段,是数据辅助决策的最后环节。数据分析的目的是从描述中医医院统计数据信息中,发现其统计对象的内在特征和规律。

一、统计分析方案设计

统计分析方案设计是制定完成统计分析目标的技术路线和实施方案,是对观察指标、数据收集、整理、分析全过程的安排,用于指导中医医院开展统计分析工作。中医医院统计工作人员在研究制定统计分析方案时,应首先明确统计分析的主要目的,了解清楚为什么做这项统计数据分析工作,确定统计分析的主题。围绕确定的统计分析主题,梳理统计分析的需求,确定统计分析内容,找准统计分析研究对象,进一步明确统计分析的指标体系,根据医院不同科室、不同业务分析需求分解统计指标,选择合适的数据分析方式方法,确定人员组成和任务分工,安排好实施时间进度。

数据分析方案的设计可采用七问分析法(5W2H分析法)进行研究。具体来说:原因(WHY),为什么要做数据分析,数据分析的目的是什么;时间(WHEN),什么时间做,实施周期多久,可通过计划时间来体现;地点(WHERE),在什么地方做,调查地点在哪里;人物(WHO),

包括研究对象和数据分析项目组成员两个方面;事件(WHAT):数据分析的内容是什么,具体指标有哪些;方法(HOW),数据分析的方式方法有哪些;程度(HOW MUCH),统计数据分析做到什么程度,质量水平要求如何,费用情况等等。

二、数据分析方法选取

统计数据的量化分析必须选取恰当的分析方法,以揭示研究对象的本周特征和规律。数据分析既有数据特征的简单描述分析,也有复杂的推断量化分析,具体采用什么方法必须结合研究目的、数据类型、数据范围等因素综合确定。简单描述分析指利用统计图或统计表对数据资料进行最基本的统计分析,反映数据资料的基本特征,如频数表、四格表、列联表、直方图、饼图、散点图等;推断量化分析指利用样本提供的数据对总体进行推断(估计或比较),其中包括参数估计和假设检验,如可信区间、t 检验、方差分析、χ^2 检验等。

(一)数据类型

资料类型的划分多采用国际通用的分类方法,分为数值变量和分类变量两类。统计方法选取与数据类型具有非常密切的关系。多数情况下不同的数据类型,选择的统计方法不一样,如数值变量类比较可选用 t 检验、u 检验等;而率的比较多用 χ^2 检验。数值变量资料提供的信息量最为充分,统计分析的手段也较为丰富、经典和可靠,与之相比,分类变量在这些方面不如数值变量。因此,尽可能选择量化的指标反映效应,若确实无法定量时,才选用分类数据,通常不宜将定量数据转变成分类数据。

(二)统计需求

在众多统计方法中,每一种统计需求都有与之相适应的统计方法。数据分析方法选取时,应根据不同的统计需求来选择相应的统计方法。如果数据分析方法选取与统计需求不一致,统计分析得到的结论可能都是错误的。

在常用的方法中,有成组设计(完全随机设计)的 t 检验、配对 t 检验、成组设计的方差分析、配伍设计(随机区组设计)的方差分析等,都是统计方法与统计需求有关的佐证。因此,应注意区分成组设计、配对和配伍设计,在成组设计中又要注意区别两组与多组设计。最常见的错误是将配对或配伍设计的资料当做成组设计来处理,如配对设计的资料使用成组 t 检验、配伍设计使用成组资料的方差分析;或将三组及三组以上的成组设计资料的比较采用多个 t 检验、三个或多个率的比较采用四格表的卡方检验来进行比较等。如表 8.1。

表 8.1　常见与统计需求有关的统计方法选取错误

统计需求	正确统计方法	错误的统计方法
两个均数的比较(成组设计、完全随机设计)	成组设计的 t 检验、成组设计的秩和检验	
多个均数的比较(成组设计、完全随机设计)	完全随机设计的方差分析及 q 检验、完全随机设计的秩和检验及两两比较	多个成组设计的 t 检验
数值变量的配对设计	配对 t 检验、配对秩和检验	成组设计的 t 检验
随机区组设计(配伍设计)	随机区组设计的方差分析及 q 检验、随机区组设计的秩和检验及两两比较	多个成组设计的 t 检验、完全随机设计的方差分析
交叉设计	交叉设计的方差分析、交叉设计的秩和检验	成组设计的 t 检验、配对 t 检验、配对秩和检验

（三）分布特征及数理统计条件

数理统计和概率论是统计的理论基础。每种统计方法都要涉及数理统计公式,而这些数理统计公式都是在一定条件下推导和建立的。也就是说,只有当某个或某些条件满足时,某个数理统计公式才成立,反之若不满足条件时,就不能使用某个数理统计公式。

在数理统计公式推导和建立的条件中,涉及最多的是数据的分布特征。数据的分布特征指数据的数理统计规律。若实际数据服从(符合)某种分布,即可使用该分布所具有的数理统计规律来分析和处理,反之则不能。临床数据统计分析涉及最多的分布有正态分布、偏态分布、二项分布等。

许多统计方法对数据分布有要求,如均数和标准差、t 和 u 检验;方差分析要求数据服从正态分布,而中位数和四分位数间距、秩和检验等统计方法可用于不服从正态分布的数据。因此,数据统计分析方法选取应考虑数据的分布特征,最起码的要求是熟悉正态分布与偏态分布。除数据的分布特征外,有些数理统计公式还有其他一些的条件,如 t 检验和方差分析的方差齐性、卡方检验的理论数(T)大小等。

三、常用的数据分析工具

运用量化分析工具,不仅可以快速、准确地对数据进行计算、汇总和处理,对一些复杂的数据分析方法,往往需要运用专门的工具才能实现。目前,运用最为广泛的初级量化分析工具软件如 Office 办公软件中的 Excel,专门的分析工具软件如 SPSS、SAS、EViews、MATLAB 等。

（一）Excel 与数据分析

1. 主要特点及功能

Excel 是 Office 系列办公软件组件之一,具有界面直观、简单易操作、数据存储和处理功能强大、数据格式兼容许多专门分析工具等特点。主要功能包括数据存储管理、数据组织与运算、数据分析与图表制作等。

2. 工作表

Excel 文件也称工作簿,一个工作簿文件由许多单独工作表构成。打开或新建一个工作簿,界面为当前活动工作表,包括标题栏、菜单栏、工具栏、地址栏、编辑栏及表格,工作表格由行列标示的单元格组成,在单元格内可以进行数据的输入和编辑操作。针对工作表,可以通过全方位的格式设置,以达到美化效果。

3. 函数

Excel 提供涉及数学与三角函数、统计、文本、日期与时间信息、逻辑、财务、工程、查找与引用及数据库十大类 300 多种函数,利用这些函数并结合编辑公式,可以方便地对数据进行各种计算、组织、处理。以下简要列举数据处理与分析时经常用到的函数:

①AVEDEV——平均差计算函数。

②AVERAGE——算术平均数计算函数。

③)CHIDIST——根据给定的 χ^2 分布的区间点和自由度,返回右侧收尾概率。

④CHIINV——根据给定的右侧概率和自由度,返回 χ^2 分布的区间点。

⑤CONFIDENCE——给定显著性水平和总体标准差,返回总体均值的置信区间。

⑥CORREL——返回两个变量之间的 Pearson 相关系数。

⑦COUNT——计算包含数字的单元格以及参数列表中数字的个数。

⑧COUNTIF——计算区域内符合指定条件的非空单元格个数。

⑨COVAR——返回两变量之间的协方差。

⑩DEVSQ——返回各数据,点与均值之间的离差平方和。

⑪FDIST——给定区间点和分子分母自由度,返回 F 分布的右侧概率。

⑫FINV——给定右侧概率和分子分母自由度,返回 F 分布的区间点。

⑬FORECAST——返回一元线性回归拟合线的一个拟合值。

⑭FREQUENCY——数组函数,以垂直数组的形式返回一组数据的频率分布。

⑮FTEST——返回 F 检验的结果,即两组数据方差无显著差异时的单侧概率。

⑯GEOMEAN——返回一组数的几何平均数。

⑰HARMEAN——返回一组数的调和平均数。

⑱INTERCEPT——返回一元线性回归拟合方程的截距。

⑲KURT——返回一组数据的峰值。

⑳LINEST——数组函数,返回线性回归方程的参数。

㉑MEDIAN——返回一组数的中位数。

㉒MODE——返回一组数的众数。

㉓NORMDIST——返回正态分布的累计左侧概率或概率密度函数值。

㉔NORMINV——根据给定的左侧概率和正态分布特征值,返回对应的区间点。

㉕NORMSDIST——给定标准正态分布的区间点,返回对应的左侧累计概率。

㉖NORMSINV——根据给定的左侧概率,返回对应的标准正态分布区间点。

㉗PEARSON——返回两变量之间的 Pearson 积矩法相关系数。

㉘QUARTILE——返回一组数的四分位数。

㉙RANK——返回某数字在一列数值中相对于其他数值的大小排名。

㉚RSQ——返回两变量之间 Pearson 相关系数的平方。

㉛SKEW——返回一组数分布的偏斜度。

㉜SLOPE——返回一元线性回归拟合线的斜率。

㉝STANDARDIZE——返回经标准化后的正态分布的统计量值。

㉞STDEV——计算一组样本数据的标准差。

㉟STDEVP——计算一组总体数据的标准差。

㊱STEYX——返回一元线性回归的因变量预测值的标准误差。

㊲TDIST——返回给定 t 分布区间点的单尾或双尾概率。

㊳TINV——返回给定双尾概率和自由度的 t 分布的区间点。

㊴TREND——数组函数,返回线性回归拟合线的因变量的预测值。

㊵TRIMMEAN——返回一组数的去尾均值。

㊶TTEST——返回两组数据均值差的 t 检验的单尾或双尾概率值

㊷VAR——返回一组数据的样本方差。

㊸VARP——返回一组数据的总体方差。

以某省各市州综合医院与中医医院个数统计为例,比较中医院和综合医院数量是否有差别,尾数指用于定义所返回分布的尾数,1 代表单尾,2 代表双尾数;类型代表用于 T 检验的类型,1 代表成对检验,2 代表双样本等方差假设,3 代表双样本异方差假设;按照表格数据依次填入尾数和类型。在 D20 单元格中输入公式"=TTEST(B2:B18,C2:C18,B20,C20)"即可得到结果。如图 8.3 所示。

D20　=TTEST(B2:B18, C2:C18, B20, C20)

	A	B	C	D	E
1	市州名称	综合医院数	中医医院数		
2		51	32		
3		12	4		
4		19	8		
5		24	14		
6		25	9		
7		4	2		
8		12	4		
9		16	8		
10		24	7		
11		23	10		
12		10	8		
13		8	5		
14		10	7		
15		2	1		
16		2	1		
17		1	1		
18		1	1		
19		尾数	类型	T检验值	
20		2	1	0.000252599	

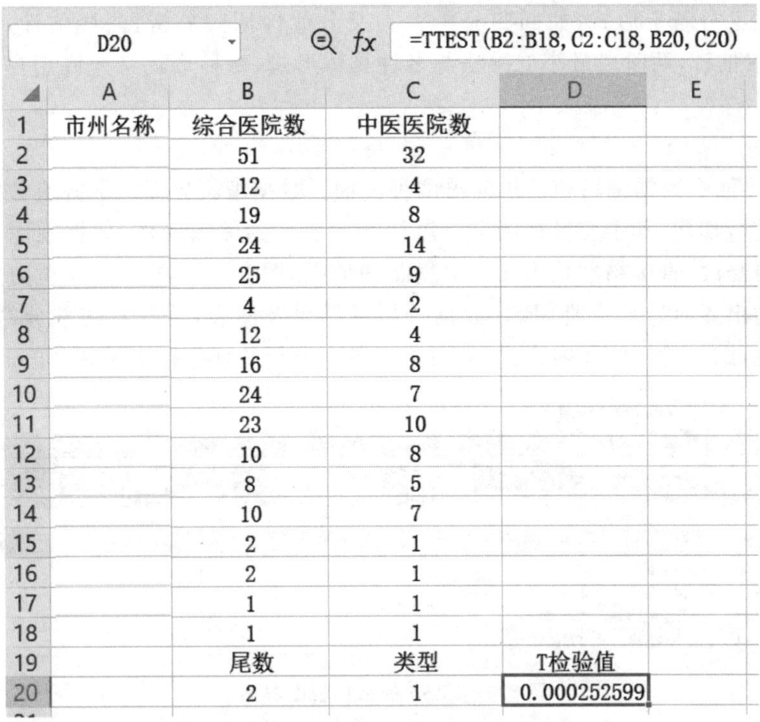

图 8.3　TTEST 函数示意图

4. 数据组织分析

Excel 可以直接进行数据运算、数据排序、数据筛选、数据分类汇总以及建立数据透视图表，在加载宏后，调用数据分析功能可以进行数据的描述统计、抽样检验、方差分析、相关分析、线性回归分析、指数平滑预测等。

5. 图表制作

Excel 除提供和 Word、PowerPoint 等组件一样的手工绘图工具外，还提供依据数据自动完成图表制作的功能，其提供的标准图表类型包括柱形图、条形图、折线图、散点图、饼图等。

(二)SPSS 与数据分析

1. SPSS 简介

SPSS(Statistical Product and Service Solutions)是一款由 IBM 公司推出的“统计产品与服务解决方案”软件包，是一系列用于统计学分析运算、数据挖掘、预测分析和决策支持任务的软件产品及相关服务的总称，有 Windows 和 Mac OSX 等版本。Windows 版本的 SPSS 具有清晰、直观、操作简便、易学易用等特点，其数据格式具有较强的兼容性，可以直接读取 Excel 及 DBF 数据文件，输出结果也可保存为 txt 及 html 格式文件。此外，SPSS 还提供针对更高级用户的扩展编程功能，SPSS 的命令语句、子命令及选择项的选择绝大部分通过“对话框”方式操作完成，用户无须花费时间记忆大量的命令、过程、选择项。

2. 主要功能

SPSS 是组合式软件包，具有数据管理、统计分析、图表制作与分析、输出管理等功能，提供从简单统计描述到复杂多因素统计分析方法。以 SPSS 23.0 为例，其数据分析功能包括描述性统计、均值比较、一般线性模型、相关分析、回归分析、对数线性模型、聚类分析与判别分析、主成分分析与因子分析、复杂抽样、非参数检验、生存分析、时间序列分析、多重响应、神经网络等 24

大类。有些大类又分若干形式,如回归分析大类又分线性回归分析,曲线估计,Logistic 回归,Probit 回归,加权估计,两阶段最小二乘法等多种具体形式,每种形式又允许用户选择不同的方法及参数。

3. 主要界面

SPSS 的主界面有数据编辑和结果输出两种界面。数据编辑界面左下方有数据视图和变量视图两个按钮进行切换,其中变量视图可以进行变量属性的编辑操作,数据视图可以进行变量值的输入及编辑修改,直接粘贴从 Excel 中复制的数据,图 8.4 和图 8.5 分别为数据视图和变量视图。结果输出界面显示管理 SPSS 数据分析的结果及图表,分左右两部分,左边为索引输出区,是已有分析结果的标题和内容索引,右边为各个分析的详细输出结果,如图 8.6 所示。

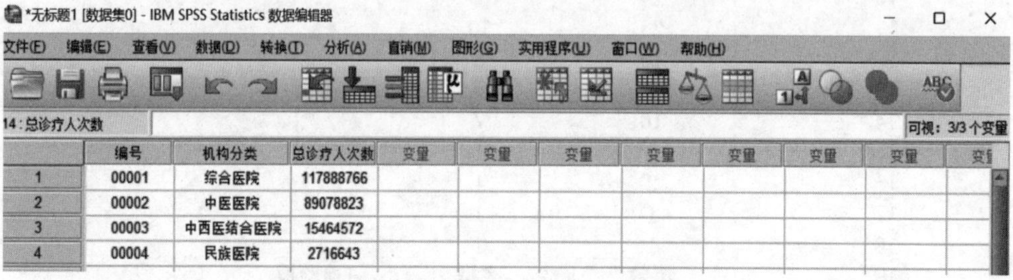

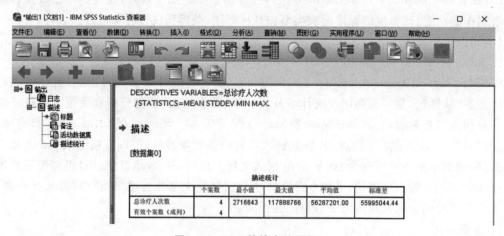

图 8.4　SPSS 的数据视图界面

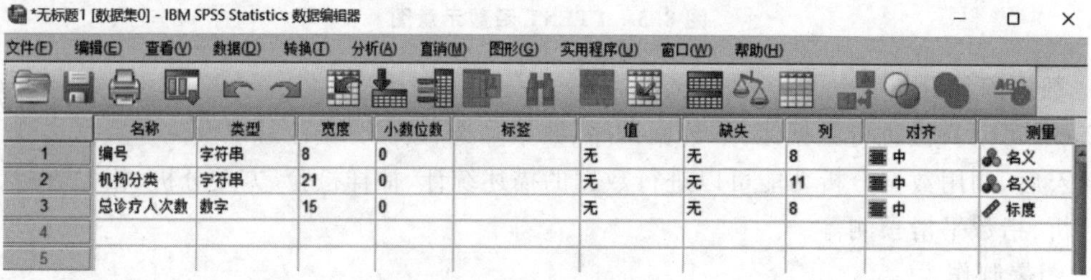

图 8.5　SPSS 的变量视图界面

图 8.6　SPSS 的输出结果界面

(三)SAS 与数据分析

1. SAS 简介

SAS(Statistical Analysis System)是一个模块化、集成化的大型应用软件系统,集数据存取、管理、分析和展现于一体,为不同的应用领域提供数据处理功能。SAS 采用模块式设计,用户可根据需要选择不同的模块组合,适用于具有不同水平与经验的用户,初学者可以较快掌握其基本操作,熟练者可用于完成各种复杂的数据处理。SAS 被广泛应用于科研、教育、生产和金融等不同领域,为统计学家和科学工作者提供着方便快捷的统计分析工具,完成包括从简单描述性系统到复杂多变数分析的各种运算,让他们从繁重计算任务中解脱,有更多时间和精力分析和解释计算结果。

2. 主要功能

SAS 是数据管理和分析软件包,能够完成各种统计分析,矩阵运算和绘图等。SAS 的各项功能由功能模块完成,其中 Base SAS 模块为必需模块,其他模块可任选。供选择的模块包括统计(STAS)、矩阵运算(IML)、绘图(GRAPH)和全屏幕操作(FSP)等。

基础模块(Base SAS)为 SAS 系统的核心模块,为 SAS 系统的数据库提供了丰富的数据管理功能,支持标准的 SQL 语言对数据进行操作,能够制作从简单列表到比较复杂的统计报表,可进行基本的描述性统计及基相关系数的计算,正态分布检验等。具有数据存储、调入、追加、拷贝和文件处理、编写报告、打印图表、数据排序、分类等操作功能。

统计模块(STAT)为 SAS 系统的核心和精华,提供一些高度可靠,完整的统计分析过程。主要有方差分析(包括一元、多元的单因素及多因素实验设计的方差分析等),线性相关和回归分析(包括聚类分析、主成分分析、因子分析等)以及非参数测验等。

矩阵运算模块(IML)是一种交互式矩阵语言,可直接进行矩阵运算(加法、乘法、求逆、特征值和特征向量计算等),适用高级统计、工程运算和数学分析。

绘图模块(GRAPH)能在绘图设备上绘制图形,可制作三维图形、地图和幻灯等。

全屏幕操作模块(FSP)为一交互式全屏幕软件,可建立、修改和浏览 SAS 数据集中的观察值、定义用户屏幕等。

3. 主要特点

(1)统计方法多样

SAS 提供从基本统计计算到各种试验设计的方差分析、相关回归分析以及多变数分析等多种统计分析过程,几乎囊括所有分析方法,分析技术先进可靠。分析方法的实现通过过程调用完成,许多过程同时提供多种算法和选项。如方差分析的多重比较提供包括 LSD,DUNCAN,TUKEY 等 10 余种方法;回归分析提供 9 种自变量选择的方法(如 STEPWISE,BACKWARD,FORWARD,RSQUARE 等)。回归模型可以选择是否包括截距,可以事先指定一些包括在模型中的自变量字组(SUBSET)等。对于中间计算结果,可以选择全部输出、不输出或选择输出,也可存储到文件中供后续分析过程调用。

(2)简便操作灵活

SAS 以一个通用的数据(DATA)步产生数据集,以不同的过程调用完成各种数据分析,其编程语句简洁短小,通常只需几句语句即可完成一些复杂的运算,得到满意的结果。结果输出以简明的英文给出提示,统计术语规范易懂。使用者只需告诉 SAS"做什么",而不必告诉其"怎么做"。同时 SAS 还能自动修正一些小的错误(如将 DATA 语句的 DATA 拼写成 DATE,SAS 将假设为 DATA 继续运行,仅在 LOG 中给出注释说明)。对运行时的错误尽可能给出错误原因及改正方法。

(3)提供联机帮助功能

使用过程中按下功能键 F1,可随时获得帮助信息,得到简明的操作指导。

第三节 统计数据可视化

数据可视化是关于数据视觉表现形式的科学技术研究,视觉表现形式被定义为一种以某种概要形式抽提出来的信息,包括相应信息单位的各种属性和变量,允许利用图形、图像处理、计算机视觉以及用户界面,通过表达、建模以及对立体、表面、属性以及动画的显示,对数据加以可视化解释。数据可视化与信息图形、信息可视化、科学可视化以及统计图形密切相关。

一、数据可视化作用与意义

(一)传递更多信息

一张图能够传递的信息可能需要长篇大论才能写清楚,如描述最近一年中医医院医疗业务收支情况,需要说明每个月医疗业务收支多少,同比、环比增幅为多少,收入最多、最少为哪个月,支出最多、最少为哪个月,同比、环比增幅最低、最高为哪个月等。如果使用图表,只需要一个柱状图和折线图的组合图表,就能准确表达前面需要描述的信息,展现同比、环比等复杂信息。人脑对视觉信息的处理要比书面信息快 10 倍,因此使用图表来总结复杂的数据要比报告或电子表格更快。

(二)形象生动便于理解

图表可以将多源数据通过简短的图形进行展示,清晰展现表格中隐藏的趋势分析、数据比较等情况,通过简单的逻辑和视觉体验,能够让人快速把握想要表达的要点,如中医医院医疗业务收支、门诊人次变化、住院人数变化、病床使用率、各科室药占比等等,通过图表能够一眼看出部门科室的具体情况、是否达标、是否有预警信息等,不需要将每个数字放在一起比较,只需要通过系统的可视化展示,也就是中医医院信息化建设常常提到的院长驾驶舱、掌上 BI 等数据展示平台,让医院决策者每天实时了解和掌握医院运营情况。

(三)增强数据交互性

数据可视化是一种非常清晰的沟通方式,在一张图中、一个界面上展示不同维度、不同层面的数据,将每一维的值分类、排序、组合和显示,看到表示对象或事件数据的多个属性或变量,如院长驾驶舱一张图中,可在门诊界面展示不同类别挂号人数分析、收入类别分析、药占比分析、人均费用分析等,在住院界面展示入出院情况、手术情况、危重病人情况、药占比情况等,让医院管理人员通过图更快地理解和处理复杂的运营数据。

二、可视化常用图表

(一)图表分类

根据图表表达的功能作用,可分为趋势类图表、对比类图表、构成类图表、分布类图表和地图类图表等。

趋势类图表:反映事物发展趋势,显示随时间而变化的连续数据,非常适用于显示在相等时间间隔下数据的趋势,常见图表为柱形图、折线图、面积图,如折线图中可以得出数据随时间变化的结论(数据随时间递增、数据随时间递减、数据是否呈现周期性变化、数据呈指数性增长等),也可以多条折线对比。如查看全省地市州中医类医院医疗业务收支、门急诊诊疗人次数、住院人数等情况,医院各临床科室业务工作量变化情况。

对比类图表:对比发现不同事物间的差异和差距,显示不同维值的数据聚合结果或占比情况,适用于不同维度结果的对比、占比、排行。常见图表为双柱形图、堆积柱状图、环形柱状图、双折线图、双条形图、双面积图、雷达图、瀑布图,如比较各地市州中医类医院入院人数、出院人数之间的差异,医院一级、二级、三级、四级手术例数比较等。

构成类图表:通过不同的面积大小、长短等反映事物的结构和组成,从而知道什么是主要的、什么是次要的。常见图表为饼图、圆环图、树状图、旭日图,如医院门诊收入类别分析(挂号收入、检查收入、检验收入、手术收入、西药收入、中成药收入、中药收入、治疗收入等)、科研项目类别分析(国家级、省部级、厅局级、医院级等)。

分布类图表:反映事物的分布、占比情况,了解和掌握事物的分布特征、不同维度间的关系等,主要基于指标的汇总或占比结果进行分布显示,用突出、放大等效果进行数据结果表达,多用于维度值的分布。常见图表为散点图、直方图、气泡图、词云、热力图,如针对某一疾病或某一医疗技术展示质量指标完成率和平均住院费用散布,医院各科室电子病历数据完整性、整合性散布等。

地图类图表:属于分布类图表的一种,通过地图反映事物地理分布情况,常见图表有全球地图、中国地图、省市地图、街道地图、地理热力图等,如医院门诊患者或住院患者来源的地理分布等。

图表大多都不是单个独立存在的,而是各类图表组合在一起传递更多的信息,提供一种整合的视角。如既要表达趋势又要表达构成,可使用堆积柱形图、百分比堆积柱形图、堆积条形图、百分比堆积条形图等;同时体现绝对值和增长率,可使用柱形图和折线图的组合图形;反映某个构成部分的组成,可使用复合饼图。

(二)常用图表

1. 柱状图

柱状图是最常见的图表,显示某段时间内数据的变化成数据之间比较的图表,反映事物的变化趋势、分布情况、规模情况等,适用二维数据集(每个数据点包括两个值,即 X 和 Y),但只有一个维度需要比较的情况。通常沿水平轴组织类别,沿垂直轴组织数值,利用柱子的高度反映数据差异。通常柱形图的 X 轴是时间维,习惯性认为存在时间趋势(但表现趋势并不是柱形图的重点)。若遇到 X 轴不是时间维,用柱形图来描述各项之间的比较情况,可用颜色区分每根柱子,改变对时间趋势的关注。柱形图包含二维柱形图、三维柱形图、圆柱图、圆锥图和棱锥图等形式,每个类型下又包含很多种图表。如图 8.7 所示,X 轴表示的是各地区,Y 轴表示各地区医疗机构的个数,柱子越高表示数量越多。

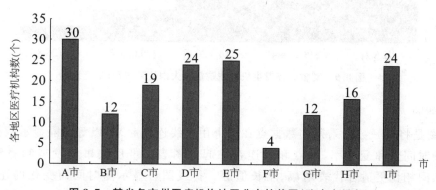

图 8.7 某省各市州医疗机构地区分布柱状图(隐去市州名)

2. 条形图

条形图用于显示各项目之间数据的差异,描述各个项之间的差别情况,分类项垂直表示,数值水平表示,主要突出数值比较而淡化随时间变化。与柱形图具有相同的表现目的,不同的是柱形图在水平方向上依次展示数据,条形图在垂直方向上依次展示数据。条形图常用于轴标签过长的图表绘制,避免出现柱形图中对长分类标签省略的情况。条形图包括二维条形图、三维条形图、圆柱图、圆锥图和棱锥图等。如图8.8所示,柱越长表示医疗卫生机构数越多。

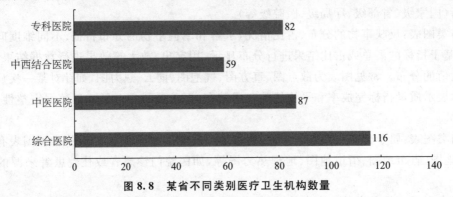

图 8.8 某省不同类别医疗卫生机构数量

3. 直方图

直方图反映事物的分布情况,由一系列高度不等的纵向条纹或线段表示数据分布的情况,一般用横轴表示数据类型,纵轴表示分布情况。借助分布的形状和分布的宽度(偏差),帮助用户确定过程中的问题原因。在直方图中,频率由条形的面积而不是由条形的高度表示。如图8.9所示,条形的面积越大,人均住院费用越高。

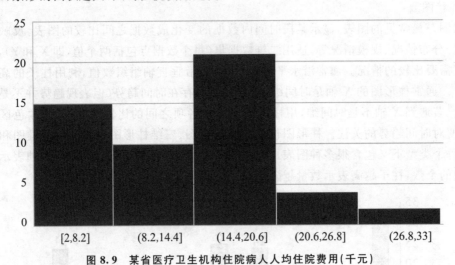

图 8.9 某省医疗卫生机构住院病人人均住院费用(千元)

4. 折线图

折线图是将同一数据系列的数据点在图上用直线连接起来,以等间隔显示数据的变化趋势,强调时间性和变动率,是点和线连在一起的图表。可反映事物发展趋势和分布情况,与柱状图相比更适合代表增幅、增长值等。折线图可显示随时间而变化的连续数据,用于表现一组或多组数据的大小变化趋势,非常适用于显示在相等时间间隔下数据的变化趋势。在折线图中,类别数据沿水平轴均匀分布,所有的值数据沿垂直轴均匀分布。如

图 8.10 所示。

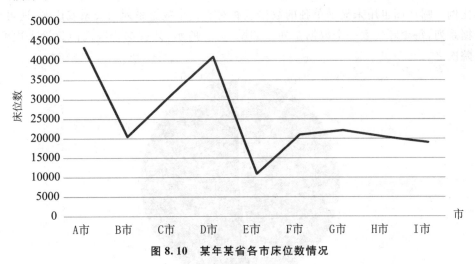

图 8.10 某年某省各市床位数情况

5. 面积图

面积图主要反映事物发展趋势和分布情况,与折线图类似,可显示多组数据系列,需要将连线与分类轴之间用图案填充。不同的是:折线图只能单纯地反映每个样本的变化趋势,如医院每个月住院患者人数的变化趋势;面积图除反映每个样本的变化趋势外,还可显示总体数据的变化趋势,即面积。面积图通过显示所绘制值的总和,可显示部分与整体的关系,强调数据变动量而不是时间变动率。面积图包括二维面积图和三维面积图两种形式。如图 8.11 所示,可看出 2012－2022 年该医疗机构所有药品使用量均呈上升趋势,其中 F 药品用量最大,上升最快。

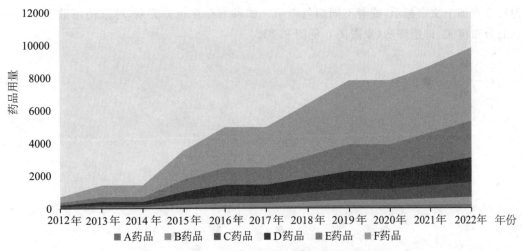

图 8.11 2012－2022 年某省某医院药品使用情况

6. 饼图

饼图显示数据系列中的项目和该项目数值总和的比例关系。仅排列在工作表的一列或一行中的数据可以绘制成饼图,显示一个数据系列中各项的大小与各项总和的比例。饼图中的数据点显示为整个饼图的百分比。主要以二维或三维格式显示每一数值相对于总数值的大小。复合饼图或复合条饼图显示将用户定义的数值从主饼图中提取并组合到第二个饼图或堆积条形图的饼图。分离型饼图以三维格式显示每一数值相对于总数值的大小,同时强调每个数值。

    饼图中包含圆环图,圆环图类似于饼图,使用环形的一部分来表现一个数据在整体数据中的大小比例。圆环图也用来显示单独的数据点相对于整个数据系列的关系或比例,还可以含有多个数据系列,每个环代表一个数据系列。如图 8.12 所示,某省综合医院门急诊人次数最多,中医医院次之。

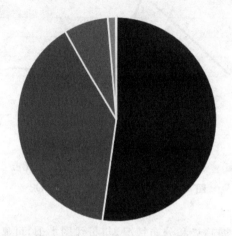

■ 综合医院 ■ 中医医院 ■ 中西医结合医院 ■ 民族医院 ■ 专科医院 ■ 护理院

图 8.12　某省各类医院门急诊人次数

7. 散点图

    散点图主要用来显示单个或多个数据系列中各数值之间的相互关系,表示事物两个维度的交叉分布情况,反映不同维度间的关系。散点图适用于三维数据集,其中两维需要比较,第三维可为每个点加上文字标示,或者不同颜色表示。如果不存在相关关系,可以使用散点图总结特征点的分布模式,即矩阵图(象限图),见图 8.13。

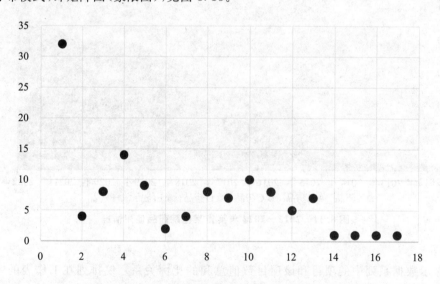

图 8.13　某省各市中医医院数量散点图

    类似的图表还有气泡图,是散点图的一种变体,可以通过气泡面积的大小表示值的大小,相对于散点图来说多了一个维度,见图 8.14。

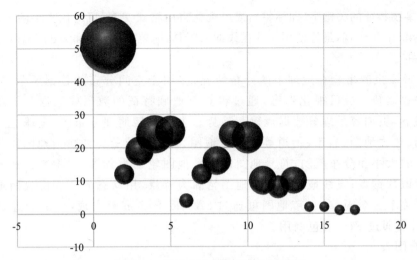

图 8.14　某省各市综合医院树气泡图

8. 雷达图

雷达图又称戴布拉图、蜘蛛网图,用于显示独立数据系列之间及某个特定系列与其他系列的整体关系。每个分类都拥有自己的数值坐标轴,这些坐标轴同中心点向外辐射,并由折线将同一系列中的值连接起来。雷达图中面积越大的数据点,表示越重要,适用于多维数据(四维以上),且每个维度必须可以排序。雷达图也有其局限性,数据点最多 6 个,否则不宜辨别,同时使用时应尽量加上说明,减轻阅图者的负担。

9. 漏斗图

漏斗图是一种形如漏斗状图形,用以清晰地展示事件和项目环节,整个图形呈现一种倒梯形的状态,适用于业务流程比较规范、周期长、环节多的单流程单向分析。通过漏斗各环节业务数据的比较,能够直观地发现和说明问题所在的环节,进而做出决策。漏斗图一般由竖形条状或横行条状拼接而成,按照一定顺序组成阶段层级,每一层都用于表示不同的阶段,从而呈现出这些阶段之间的某项要素/指标递减的趋势。漏斗图用梯形面积表示某个环节业务量与上一个环节之间的差异,从上到下有逻辑上的顺序关系,表现随着业务流程的推进业务目标完成的情况。在中医医院统计数据分析过程中,经常使用对比漏斗图来比较二级医院、三级医院在不同指标下的数据对比情况。

10. 仪表盘

仪表盘是模拟汽车速度表盘的一种图表,常用来反映完成率、增长率等指标,可以直观地表现出某个指标的实际情况,主要用于指标占比的展现。如通过仪表盘展示中医医院某一类药品的库存状态,可以看到库存充足还是需要补货。多用于完成进度、指标及趋势等场景,重点突出业务指标完成情况,可通过指标变化快速判断是否有异常情况,如监测药占比、耗材占比等。

11. 树状图

树状图为矩形式树状结构图,用于描述考察对象之间数据指标的相对占比关系,可以轻松地发现不同系列之间、不同数据之间的大小关系。维度值基于指标的占比结果进行分布显示,用突出、放大等效果进行数据结果表达。

12. 词云图

词云图是为描述事物的主要特征,由词汇组成类似云的彩色图形,用于展示大量文本数据,多用于描述事物特征的关键字（即标签），或可视化自由格式文本，可对比文字的重要程度。词云可通过 Python、R 实现，最好使用一些在线词云工具，简单方便，如 tagxedo、tagul 等。

13. 地图

地图可形象反映事物在地理上的分布情况，多用于空间分布的数据展示。换句话说，就是将地理数据转换成可视化形态，通过将具有地域特征的数据或数据分析结果形象地表现在地图上，更加容易理解数据规律和趋势。主要包括地理分布图（全球、全国、各省市等）、迁徙图、热力地图（省市、街道等）、符号地图、飞线地图等。如热力地图用热力的深浅来展示数据的大小和分布范围；符号地图以一个地图轮廓为背景，用附着在地图上的图标或图片来标识数据点；飞线地图以一个地图轮廓为背景，用动态的飞线反映两地域或多地域间的数据关系。全国、各省市地图可通过 SAS、R、Python 等实现，后面的迁徙图可通过 Echart 实现，或通过 Remap 包调用。

14. 组合图表

图表往往都不是单独存在的，由多类型的图表组合而成，提供综合视角展示。组合图表是在一个图表中应用多种图表类型的元素来同时展示多组数据，可使得图表类型更加丰富，更好地区别不同的数据，并强调不同数据关注的侧重点。组合图可支持双轴展示不同量级数据，在单坐标轴下同时展示常规线图、柱图和面积图组合，也支持展示堆积混合和百分比堆积的复杂场景。如表达事物的绝对值和增长率，可使用柱状图、折线图的组合图形；表达某个事物的构成，看到不同维度间的对比，可使用堆积柱状图。如图 8.15 和 8.16 所示。

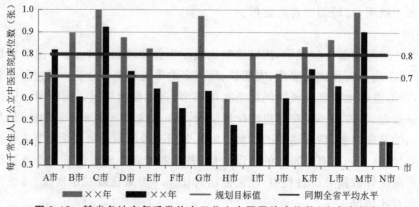

图 8.15　某省各地市每千常住人口公立中医医院床位数（隐去市州名）

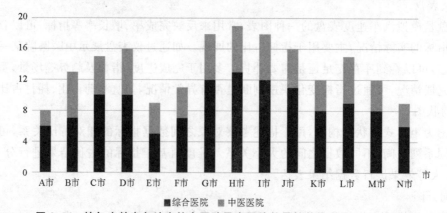

图 8.16　某年度某省各地市综合医院及中医院数量柱状堆积图（隐去市州名）

（三）图表配色

图表配色在数据可视化中很重要,有了合适的图表,还应有合适的配色。恰当配色可突出主题,让用户清晰知道图表表达的含义,如对重点内容用深色标注。图表配色的主要原则:

1. 图表配色颜色不宜太多。一张图表超多 7 种颜色则不是很恰当,容易分散阅读者注意力。配色最好是同一色系的,可通过调整透明度来设置。

2. 图表配色要重点突出。主要呈现的事物或指标用亮色呈现,其它次要事物或指标可用更淡一些的颜色。

三、数据可视化工具

现在很多工具都可做数据可视化,常用的工具有 Excel、SAS、Python、R 等,SAS、Python、R 都需要编程。

（一）Excel

Excel 是使用最广泛的可视化工具,包含基本所有常用的图表,有地图、旭日图、瀑布图等,可搭配 Power BI 使用(即"托拉拽"式的数据可视化工具)。

【例 8.1】　以某中医院全年总诊疗人次数为例,得到全年总诊疗人次变化,生成折线图。在 Excel 中把不同时间的总诊疗人次数制作成表格,具体图 8.17 所示。

A	B
每月总诊疗人次数	
月份	人次数（万）
1月	198
2月	232
3月	209
4月	211
5月	193
6月	187
7月	194
8月	142
9月	165
10月	173
11月	201
12月	225

图 8.17　某中医院每月总诊疗人次数表格

数据准备好后,点击"插入"并选择"全部图表",然后选择插入的图表形状为折线图,则会自动生成一个基本的折线图,步骤如图 8.18 所示。

最终得到效果图如图 8.18 所示,左侧表格是医院每月诊疗人次数,右侧是根据表格生成的折线图。

优点:操作简单,大部分函数或图表制作容易上手,只需直接操作单元格,能够节省大量时间。

缺点:excel 操作过程中如果数据量大,容易出现卡顿现象;excel 无法连接数据库,进行大量数据的标准化处理。

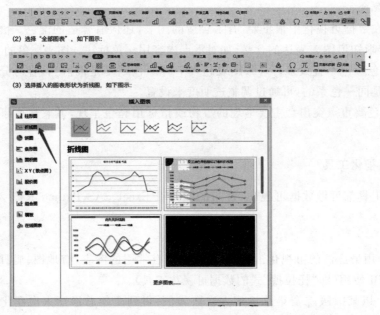

图 8.18　折线图步骤示意图

（二）SAS

SAS 系统中的图表可视化可通过 SAS Graph 模块实现，具体功能有 proc plot、proc chart、proc gplot、proc gchart、proc sgplot 和 proc gmap。其中，proc sgplot 是很强大的综合数据可视化过程，基本能够绘制所有的基本图表。

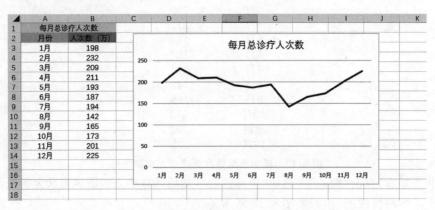

图 8.19　某中医医院每月总诊疗人次数折线示意图

【例 8.2】　假设数据集 dst. airqual 中保存的是在一段时间内某个国家 47 个区域的逐月的空气质量监测数据。其中包含变量如表 8.2 所示。

表 8.2　数据集 dst. airqual 变量情况

变量名	类型	说明
STATE	字符型	州名，用 2 个字母的缩写表示
REGION	数值型	州所在地区，用 1~7 的数字表示
MONTH	数值型	月份，用 1~12 的数字表示
AVE_TSP	数值型	悬浮颗粒物含量的平均值
AVE_LEAD	数值型	铅含量的平均值

取名为"WH"区域的数据制作平均悬浮颗粒物含量随月份变化的散点图：

```
libname dst 'd:\sasbook\dst' ;
goptions reset=all;
proc gplot data=dst.airqual;
    plot ave_tsp* month;
    where state='WH' ;
run;
```

得到效果图见图 8.20。

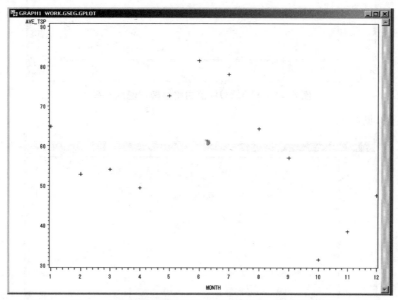

图 8.20　平均悬浮颗粒物含量随月份变化的散点图

用 SYMBOL 语句对散点图进行修饰：SYMBOL<n>

对散点图中的符号进行修饰：

```
goptions reset=all;
symbol v=diamond cv=red h=1.5 pointlabel;
proc gplot data=dst.airqual;
  plot ave_tsp* month;
  where state='WH' ;
run;
```

得到效果图，见图 8.21。

对散点图的连线进行修饰：

```
goptions reset=all;
symbol v=diamond h=2 cv=red i=join ci=blue l=2 w=2 pointlabel;
proc gplot data=dst.airqual;
    plot ave_tsp* month;
    where state='WH' ;
run;
```

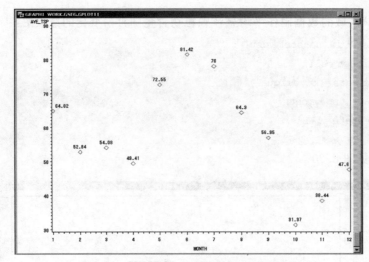

图 8.21　SYMBOL 语句修饰散点图的符号

得到效果图,见图 8.22。

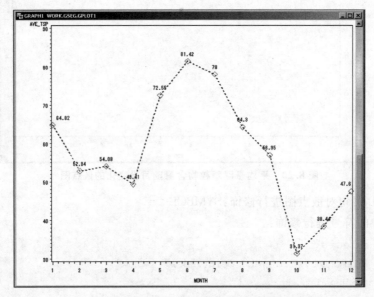

图 8.22　SYMBOL 语句修饰散点图的连线

优点:代码可重用性,具有一定通用性的代码可绘制某一类图形,新数据只需少量修改代码即可;搭积木式的绘图,根据需要可在同一图形不断添加各式各样图形;SAS 提供模块得出的结果数据可行度非常高。

缺点:代码晦涩难懂,绘图设置繁杂,绘图资源有限,不同的绘图语句都有各自的一套选项,同种类型的图表设置也是千差万别。

（三）Python

Python 能够支持数据可视化的第三方包有许多,主要使用 matplotlib,基本能够绘制所有的基本图表。另外,word cloud 包可用来绘制词云,pyHeatMap 包可绘制热力图。

例如,通过 pandas 包中的 Series 对象或 DataFrame 对象调用 plot()、plot. bar()或 plot. barh()方法。创建 Series. plot. bar()要用得到的数据:

```
data = pd. Series(np. random. rand(16),index=list('abcdefghijklmnop'))
```

data 的表结构如图 8.23 所示。

3	data
a	0.220123
b	0.901579
c	0.632252
d	0.397198
e	0.746716
f	0.446442
g	0.024679
h	0.286416
i	0.511168
j	0.400610
k	0.796323
l	0.297494
m	0.110636
n	0.753004
o	0.712183
p	0.853287

图 8.23　data 的表结构

Series. plot. bar()示例：

```
fig,axes = plt. subplots(2,1)
data = pd. Series(np. random. rand(16),index=list('abcdefghijklmnop'))
data. plot. bar(ax=axes[0],color='k',alpha=0.7,rot=0)
# 参数 alpha 指定了所绘制图形的透明度,rot 指定类别标签偏转的角度
data. plot. barh(ax=axes[1],color='k',alpha=0.7)
# Series. plot. barh()的用法与 Series. plot. bar()一样,只不过绘制的条形图是水平方向的。
```

fig. savefig('p1. png')代码绘制的图形如图 8.24 所示：

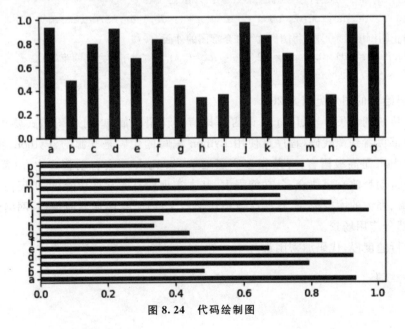

图 8.24　代码绘制图

构造 DataFrame.plot.bar()要用到的数据：

```
df = pd.DataFrame(np.random.rand(6,4),
    index=['one','two','three','four','five','six'],
    columns=pd.Index(['A','B','C','D'],name='Genus'))
```

df 的表结构如图 8.25 所示：

4	df

Genus	A	B	C	D
one	0.109667	0.565707	0.171355	0.693443
two	0.149128	0.250709	0.294805	0.077378
three	0.071966	0.894629	0.110539	0.122616
four	0.954111	0.020792	0.516741	0.681514
five	0.108852	0.387440	0.961974	0.859105

图 8.25 **df** 的表结构

DataFrame.plot.bar()示例：

```
fig,axes = plt.subplots(2,2)
df.plot.bar(ax=axes[0,0],alpha=0.7,rot=0,legend=False)
df.plot.bar(ax=axes[0,1],stacked=True,alpha=0.7,rot=0)
# 参数 stacked 为 True 时,普通条形图变成堆积条形图
df.plot.barh(ax=axes[1,0],alpha=0.7,rot=0,legend=False)
df.plot.barh(ax=axes[1,1],stacked=True,alpha=0.7,rot=0,legend=False)
axes[0,0].set_title('The ordinary vertical bar plot')
axes[0,1].set_title('The stacked vertical bar plot')
axes[1,0].set_title('The ordinary horizontal bar plot')
axes[1,1].set_title('The stacked horizontal bar plot')
axes[0,1].legend(loc=2,bbox_to_anchor=(1.05,1.0),borderaxespad = -0.2)
# 为防止图例覆盖条形图,将图例放置在条形图的外面
fig.subplots_adjust(wspace=0.4,hspace=0.4) # 调整了图之间的距离
fig.savefig('p2.png')
```

上述代码绘制的图形见图 8.26。

优点：与传统的 C/C++、Java、C 语言等语言相比语法简单,对代码格式要求没有那么严格；所有用户都可看到源代码,程序员使用 Python 编写的代码是开源的,Python 解释器和模块是开源的；Python 是高级语言,屏蔽很多底层细节,如 Python 会自动管理内存（需要时自动分配,不需要时自动释放）；模块众多、功能强大,基本实现所有的常见功能；可扩展性强,具有脚本语言中最丰富、强大的库或模块,这些库或模块覆盖文件操作、图形界面编程、网络编程、数据库访问等绝大部分应用场景。

缺点：运行速度慢,代码加密困难。

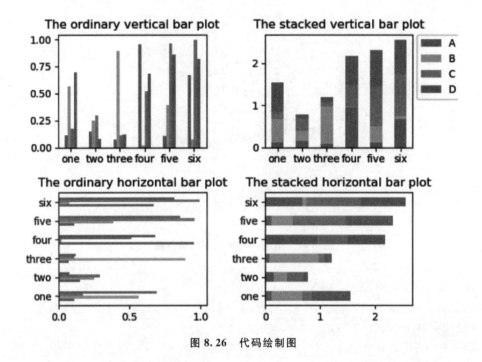

图 8.26 代码绘制图

（四）R 语言

R 支持数据可视化的第三方包也有许多，ggplot、ggplot2 两个包基本能够绘制所有的基本图表。

例如用 R 语言绘制散点图，先调用出数据集，绘制离散型变量的散点图。

```
#调用R自带数据集
library(gcookbook)
head(heightweight)
```

```
> head(heightweight)
  sex ageYear ageMonth heightIn weightLb
1   f   11.92      143     56.3     85.0
2   f   12.92      155     62.3    105.0
3   f   12.75      153     63.3    108.0
4   f   13.42      161     59.0     92.0
```

图 8.27 数据集相关数据展示

```
#映射离散型变量
##基于颜色和点形对数据进行分组可指定 colour 或者 shape 两种参数,分别将不同分组以不同
颜色/点形表述
# 基函数:colour 设置分组
library(ggplot2)
ggplot(heightweight, aes(x = ageYear, y = heightIn, colour = sex)) +
# 散点图函数
geom_point()
```

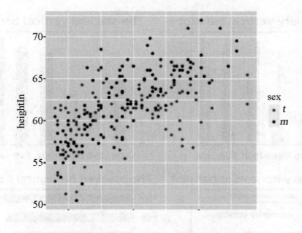

图 8. 28　指定 colour 绘制的散点图

```
#基函数:shape 设置分组
ggplot(heightweight, aes(x = ageYear, y = heightIn, shape = sex)) +
# 散点图函数
geom_point()
```

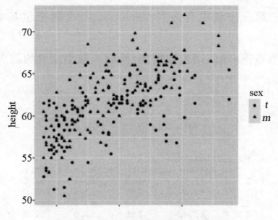

图 8. 29　指定 shape 绘制的散点图

如果需要映射除横纵轴以外的连续性变量,可以映射到散点图的色深和点大小上;

```
##映射连续型变量
#上一个示例中,映射到分组的变量是离散型变量。而对于除了横轴纵轴之外的连续型变量,也可
以映射到散点图的色深和点大小上
# 基函数:colour 绑定连续变量
ggplot(heightweight, aes(x = ageYear, y = heightIn, colour = weightLb)) +
# 散点图函数
geom_point()
```

　　优点:R 语言专门为统计和数据分析开发的语言,大多功能和函数成熟稳定;语言简单易学,仍保留程序设计语言的基础逻辑与自然的语言风格。

缺点：对大文本（text data）处理较弱；数据大时内存管理和平行处理能力不强。

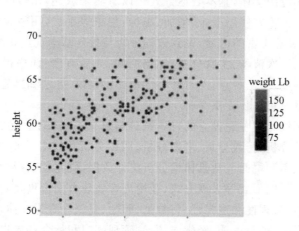

图8.30 **colour** 绑定连续变量绘制的散点图

第四节 统计分析报告撰写

中医医院统计人员在日常统计管理工作基础上，应为医院管理决策者提供所需要的数据，开展科学严谨的统计数据分析，撰写统计分析报告，提供优质的决策依据。统计分析报告是统计分析研究过程中所形成的论点、论据、结论的集中体现，是运用统计数据和统计方法对客观事物进行分析研究形成的结果。统计分析结果可通过表格、图形和文章等多种形式表现。中医医院统计分析报告以文章的形式为主，开展定性与定量相结合的分析，综合运用表格、图形等使分析结果鲜明、生动、具体。

一、统计分析报告主要特点

统计分析报告是根据统计学的原理和方法，运用大量统计数据来反映、研究和分析社会经济活动的现状、成因、本质和规律，并做出结论，提出解决问题的对策和举措的一种文体，是统计分析结果的最终形式。撰写统计分析报告之前，应充分了解和掌握统计报告的基本特性，一是统计数据分析是撰写好统计分析报告的前提和基础，必须紧密围绕研究内容开展相应的数据分析；二是要遵循统计学的基本原理和方法，选取适宜统计分析报告主题的分析方法；三是注重运用大量的统计数据，建立统计数据库，为统计分析提供丰富的数据资源，用好、用活统计数据，弄清统计分析报告撰写与其他文体撰写的本质区别；四是统计分析报告体例不同于一般的总结报告、议论文、叙述文和说明文，更不同于小说、诗歌和散文，具有一定的特殊性，撰写统计分析报告时应注重写作格式、写作方法、数据运用等方面的特点和要求。

（一）统计数据为主体内容

统计分析报告以统计数据为主要语言，并辅之以统计图表清晰直观地表述和反映事物之间的各种复杂联系，以准确可靠的数据来说明具体时间、地点、条件下统计对象的成就经验、问题教训、各种矛盾及其解决办法。好的统计分析报告所使用的统计数据不是个别的、简单的、杂乱无章的，而应是相互联系的、反映事物深刻特征的、系统的统计数据。需要注意统计分析报告中的统计数据准确可靠，保证数据质量，深入开展定量分析，用简洁的文字来分析叙述。

（二）具有独特的表达方式和结构特点

统计分析报告属于应用文体，基本表达方式是以事实来叙述，用数据说话、数据体现，在阐述中议论，在议论中分析，不宜使用夸张、华丽、虚构、想象等手法，用较少的文字、准确的数据，言简意赅、精练准确地表达丰富的内涵，做到数据分析与报告基本观点相统一、论点和论据相一致。统计分析报告结构层次清晰、主次分明、脉络明确、先后有序、详略得当、联系紧密，在各种科学分析基础上剖析问题、亮出观点，并有针对性地提出建议、办法和措施。

（三）围绕指标体系应用统计方法分析

统计分析报告应围绕相应主题设立的科学统计指标体系，选取适宜的统计分析方法，如分组分析、动态分析、相关分析、指数分析、平衡分析、回归分析等定量分析方法，要区别于纯数学分析方法，从不同角度、不同层面灵活具体地分析统计数据，研究各项指标之间的数量关系和数量界限，综合采用表格式、图形式等表现方式，运用语言表现力剖析重要问题、解释相关规律性、突出强调解决方案，体现条理性和逻辑性，将数据、问题、建议等融为一体，更集中、更系统、更鲜明地反映客观实际、主题特征与本质，经常向领导、管理部门和社会各界提供有价值的统计分析报告，充分发挥统计信息、咨询、监督的主要手段。

二、统计分析报告类型

统计分析报告可从统计领域、统计对象层次、时间周期、研究内容范围、报告类型等方面进行分类，如按研究内容范围可分为综合与专题统计分析报告，按时间周期可分定期和不定期统计分析报告，定期统计分析报告又可分为月度、季度、半年度、年度等统计分析报告。下面重点介绍专题统计分析报告、综合统计分析报告、进度统计分析报告。

（一）专题统计分析报告

专题统计分析报告是对某一方面问题进行专门研究的一种统计分析报告，为领导和管理部门解决某个问题、制定某项举措、做出某项决策提供参考和依据，具有单一性、深入性、灵活性等特点。

（1）单一性：专题统计分析报告内容单一，具有很强的针对性，具体到某一问题、某一方面、某一环节、某一因素进行深入细化的分析，如中医医院人才队伍、门诊运营、中医药特色优势体现。在撰写统计分析报告时，有时涉及的范围较广、研究问题较复杂，即使如此也必须将统计分析报告集中在一个目标、一个焦点、一个问题，不能面面俱到、泛而不专。

（2）深入性：专题统计分析报告要重点突出、分析深刻，切忌蜻蜓点水、泛泛而谈，应集中精力抓住主要矛盾和主要问题深入解剖，具体描述分析现有状态，透彻分析制约发展的关键问题和难点，探索提出解决问题的对策和办法。

（3）灵活性：专题统计分析报告选题灵活自由、范围广泛，可结合管理要求、业务需求进行选题，要反映什么、分析什么、写作什么，灵活自由，可不受时间和空间的限制。

（二）综合统计分析报告

综合分析报告是综合反映或评价某一单位或部门全面情况的统计分析报告，分析对象可以是大小不同的总体，如中医医院可开展中医医院高质量发展统计分析、中医医院绩效考核评价分析报告等。综合统计分析报告具有全面性、系统性等特点。

（1）全面性：综合统计分析报告应站在全局高度，将构成总体的各个侧面、各种要素联系在一起综合统计分析，反映研究对象的总体特征，做出总体评价，形成总体评价。如中医医院绩效考核评价，应从医疗质量、运营效率、持续发展、满意度评价等方面全面分析，将各项指标联系起来,不能单从一个部分、一个侧面来反映总体情况。

（2）系统性：综合统计分析报告应全面系统,将互相关联的一些指标和研究内容综合起来,系统性分析比较,不应是全面数据或资料的简单罗列,应通过系统化、整体性的统计分析,研究其内部联系和外部联系。

（三）定期统计分析报告

定期统计分析报告是以定期统计报表为依据,反映计划执行情况并分析影响和形成原因的统计分析报告,一般按月度、季度和年度等时间阶段定期开展。可以是专题性的,也可以是综合性的。

（1）进度性：定期统计分析报告的主要任务是反映定期计划的执行情况,应将时间的进展与计划完成程度结合起来分析,观察两者是否一致,判断计划执行的好坏,采用必要计算和一些相对数指标来反映和突出进度。

（2）时效性：定期统计分析报告的性质和作用决定着其时效性,只有按照领导或管理部门相关要求,及时提供业务生产活动进程中的各种信息,才能使领导掌握运营管理的主动权,否则将失去机会,贻误工作。

三、统计分析报告的基本结构

撰写统计分析报告时,要合理安排统计分析报告的结构,组织文章内部构造。统计分析报告总体结构形式多样,不拘一格,均应结构严谨、层次分明、条理清晰,充分分析统计数据,说清楚、讲明白问题和根源,提出有效建议和科学预测,具有标题、导语、正文、结论等核心内容。常见的有"一情况、二问题、三建议"和"提出问题—分析问题—解决问题"。

（一）标题

标题是统计分析报告的核心思想的浓缩,是向领导、管理部门和有关人员传递统计信息的第一个通道,在报告中占有十分重要的地位。标题要能准确精炼、扼要易懂,具有鲜明的观点和独特的风格,高度概括和凝练统计分析报告的核心内容,以尽可能少的文字来概括全文,做到题文相符。为突出主题,分析报告可使用正副标题。

统计分析报告的标题在拟定时,应多用"论点题""事实题",少用"对象题",用具体事实、突出事实做标题,适当采用"设问题"、运用副标题。具体来说,可采用以下方式来拟定：以分析目的为标题,如"某中医医院住院情况分析"；以主要论点为标题,如"某中医医院绩效考核评价成绩大幅提升",既分析某中医医院绩效考核内容,又说明了主要论点"大幅提升"；以主要结论为标题,如"医疗服务质量是关键""集成创新是中医医院发展之路"等；以提问的方式为标题,如"某中医医院中医药特色优势措施有哪些?"。

（二）导语

导语是统计分析报告的开头,应交代清楚统计分析论述的背景,指出分析的目的,揭示分析报告的核心内容,对统计分析报告整体有一个全面的总体概括,为全文的展开理清脉络、牵出头绪、做好铺垫,语言应精炼、新颖,避免用套话、官话、客气话。同时注重用词与全文协调一致,杜绝脱离统计分析报告主题一味求新。

统计分析报告导语应紧密围绕统计分析报告主题和基本观点,开门见山,简明扼要,直叙主题。分析问题或阐述观点之前,依据分析报告的要旨提出问题,交代统计分析报告撰写的动机和目的,为阅读者提供一个鲜明的、总体的、简明的概况。导语应包括该项统计分析研究的目的及重要性、主要内容,注意总结统计分析的成果、结论,突出见解,不应列举例证,不宜描述研究过程,也不做自我评价。

(三)正文

正文是统计分析报告的核心部分,其内容包括论点、论据以及论证所使用的方法和过程。在撰写过程中要围绕主题,层次分明,条理清晰地展开,依据统计分析事物发展的客观规律,循序渐进、先易后难、先简后繁地分析论述。换句话说,在撰写之初就要思考撰写内容的先后次序,起草分析报告提纲,从全局出发合理组织内容。正文结构可由统计分析的基本情况、分析的结果、存在的主要问题、采取的措施或有关建议四个部分组成,但统计分析报告结构不是千篇一律的,根据目的不同,重点要求各异,可针对其特定研究问题,寻找最好的表述结构。

中医医院涉及统计分析报告专业性强,涉及分析的指标概念可能很多,所用到的统计数据也会很多,避免出现只分析数据不剖析问题,只呈现分析结果不形成结论。在语言表达方面应做到准确描述,符合实际情况,合乎逻辑,恰如其分,把握分寸;言简意赅,用尽可能少的文字表达尽可能丰富的内容;通俗易懂,容易理解和接受,专业性太强的指标和用语应做出深入浅出的解释;语言要具有生动活力,充分利用统计图表描述。

1. 研究对象与方法

研究对象指统计分析的具体人或事物,如医院、患者、门急诊、住院等。对抽样选取的实际研究对象应说明其数量构成、具体方法等,以及研究对象选择的主要条件和指标等。研究对象是统计数据收集整理、研究分析结果、剖析主要问题、提出建议对策的靶向,撰写者会围绕研究对象查询文献资料,了解政策举措,研究问题和对策。

研究方法指统计数据分析过程中采用的主要方法与手段。在统计分析报告正文中应简要说明运用到的统计分析方法和主要工具,以便决策者和研究人员能够重复计算数据,对于新的、复杂的统计分析方法最好能详细且具体地描述分析过程。

2. 分析结果

分析结果指统计分析研究过程中所获得的数据和所观察到的现象,是统计分析报告的主体,要求指标明确、数据准确、层次分明,立足于一切讨论由此引发,一切推论由此推出,一切结论亦由此得到。注重选取最能反映问题本质的内容,制成便于分析讨论的统计图表。中医医院在撰写统计分析报告的分析结果时,立足报告主题涉及的指标体系,凝练各指标体系的大类,定性或定量地分析统计数据在横向与纵向层面的结果,使用绘图和(或)列表等方式整理分析结果,得到各种现象,通过数理统计和误差分析说明结果的可靠性和普遍性,分析不符合预见的现象和数据,检验理论分析的正确性。同时还应深入讨论分析结果,解释所取得的统计分析成果,阐述说明分析结果的意义,指出自己的成果与前人观点的异同,说明与之前所得结果不同原因,讨论尚未定论之处和相反的结果,提出研究的方向和问题,突出新发现新发明并说明分析结果的必然性或偶然性。撰写该部分时一般要求据实直说,力求简洁,不加渲染,强调分析结果的朴素性和逻辑性,语言通顺准确、用词恰当、语法正确、合乎逻辑、没有语病。

3. 剖析问题

结果分析目的就是为了发现问题,不应担心或回避存在的问题。剖析清楚问题应运用一系列逻辑方法(分析、综合、归纳、演绎、比较、类比、证明、反驳等)全面分析、正确推理判断和充分论证,这样才能为解决问题带来决策依据,这应该也是统计分析报告的价值之一。若通过一个个数据分析就发现一个重大问题,撰写的统计分析报告就发挥了它应有的价值和作用,达到了一定的目的。剖析问题应有独立的见解,有深刻的认识,避免模棱两可,不宜泛泛而谈,问题大而宽泛不具体、想当然,必须有相应的客观事实和数据支撑。

4. 措施建议

措施建议部分要对剖析论证的问题加以综合,概括出基本点,针对存在的主题问题,提出建议、拟定措施供领导和管理部门参考,是统计分析报告的精髓所在,是统计结果和理论分析逻辑发展的必然结果,是统计结果的高度概括和总结。包括得出哪些观点、现状、方法,解决哪些实际问题,揭示哪些规律、特征和法则等。特别注意的是,措施建议并不是研究结果结论的简单罗列,也不是统计分析报告前面各部分的简单概括,而是针对剖析的主要问题,结合行业、机构、业务等实际情况,研究提出具有可操作性、可实践性、有针对性的建议或举措,力求简明扼要,措词严谨,分条式和分段式表述。

四、统计分析报告的撰写技巧

统计分析报告的撰写需要掌握的基本知识和写作技巧与其他类型体例文章的撰写有相似之处,但统计分析报告要突出其简明扼要的特点。

（一）拟定标题

标准是撰写统计分析报告首先要解决的问题,关系到统计分析报告是否具有实用性,是否符合管理部门或业务部门的需求。如果标题拟定的不好,可能涉及的数据指标难以获取,无法进行数据分析、剖析问题,这样的统计报告就不能达到想要的目的。统计分析报告的标题拟定有三种:任务题,由领导交办或上级布置的题目;固定题,结合定期报表制度分析的题目;自选题,撰写者根据工作具体情况自拟题目。统计分析报告的选题要具备使用价值和新颖性,依据统计分析的研究对象需求、实际情况和自身工作条件来选题,切不可好高骛远,选题过大过难,避免力不从心、半途而废、勉强撰写,这样的统计分析报告质量也不会太高。

中医医院统计人员在统计分析报告的选题时,还应抓住"注意点""矛盾点"和"发生点"。"注意点"指医院领导和管理部门比较关注的热点问题,如中医医院高质量发展问题、中医医院绩效考核评价问题、药占比、耗占比、中医药特色优势发挥问题等;"矛盾点"指问题比较集中,影响比较大,争议比较多,长期得不到很好解决的难点问题。"发生点"是中医医院常说的新情况、新问题、新联系和新趋势,如某科室住院病人季节性分析、住院人数变化及来源分析等。如何在实际工作中抓住这些点,必须经常深入临床与管理一线、深入医药护技人员中,经常去业务科室座谈或讨论,掌握丰富、生动、真实、具体的第一手资料,才可以发现问题、研究问题、解决问题。

（二）确定提纲

拟定提纲并不是撰写统计分析报告必需的步骤和要求,有些短小的统计分析报告可不必有提纲。但对于大型的、综合性较强的统计分析报告的撰写,或者第一次撰写统计分析报告,提纲的拟定至关重要。如果标题和提纲拟定的好,就会事半功倍,撰写的统计分析报告就成功了一半。提纲的拟定就是撰写者找准方向、理清思路、构思内容形式的过程,是孕育统计分析报告"胎儿"的过程,是深化和完善统计认识的过程,可按照统计分析报告的基本结构,从"情况、问题、建议"或"提出问题—分析问题—解决问题"等方面确定层次、段落、表现形式,思考统计分析报告全文写什么、大体内容有哪些、分为几大部分、各部分什么关系、有些什么观点、需要哪些材料来说明等,为撰写奠定坚实的基础。虽然随着统计分析报告的撰写,数据分析会不断加深,对报告的认识也会有新的变化,常会出现新问题、新发现,可根据不同情况随时补充新资料、新观点,论证新发现、解决新问题。需要注意,提纲不是后期撰写统计分析报告固定不变的框框,撰写者不要受拟定提纲的约束固守成规、一成不变,要根据实际情况及时调整变化。

（三）掌握分析方法

统计分析报告撰写过程中，综合运用总量分析法、比较分析法、平均分析法、动态分析法、因素分析法、相关分析法、平衡分析法、预测分析法、抽样分析法、重点分析法、典型分析法、分组分析法等统计计算和统计分析方法，注意使用归纳法、演绎法、类比法、引证法、反证法、归谬法等逻辑推理与论证方法以及辩证说理方法，多方面多角度进行纵横比较分析，推论和证明观点，找准主要矛盾和关键问题，系统分析相互联系、相互制约的关系，弄清本质和规律，提出相关建议举措和解决方案。

（四）运用统计数据

数字是统计的语言，也是统计分析报告论事说理的重要依据。撰写统计分析报告时，要用好统计数字，采用数据要准确真实可靠、具有说服力，数据与文字相结合，不顾此失彼，文字分析应一语破的揭示本质特征。适当控制统计分析报告的数字密度，不宜用得太多，统计数字总用量以占统计分析报告的 10％－20％为宜，一般不能超过 30％，把一些比较抽象、复杂的数字变得更清晰、更明确的图表形式，避免让读者产生枯燥感和疲劳感，保证统计分析报告数据易读易记。运用统计数据要具有敏锐的眼光，精心选取，善于及时捕捉最新的和代表性的统计数据，及时做出中肯的分析，反映事物发展的规律，为上级科学决策提供有力的依据。

五、撰写统计分析报告的注意事项

（一）常见问题

1. 数据统计不准确。

数据是统计分析报告的基础，根据统计的来源、口径、范围不同而不同。统计分析报告中所需的数据往往由多个部门科室人员统计提供，撰写者在数据分析前应对获取的数据进行标准化校对，排除人为统计偏差，确保后续数据分析的准确性。如门急诊人次数的统计口径是否包括体检挂号。

2. 数据分析不严谨。

正确的分析方法应先有数据后形成观点，但有的撰稿者在数据分析前先入为主，根据自己经验和习惯形成固化的观点，挑选能够证明自己观点的数据来印证，将那些与观点不相符的数据排除和摒弃。分析过程仅停留在浅层数据，缺乏深入挖掘，发现问题也是老生常谈，千篇一律。

3. 案例引用不恰当。

统计分析报告一般按照"数据＋分析＋案例"的模式来撰写，如果案例引用得恰当充分，可以有效增强数据分析结果的说服力。撰稿者应注意归纳压缩，案例引用不宜冗长、过多，不宜在每个分论点后面堆砌两三个案例，且中间没有任何过渡语句。数据分析与案例引用应边论证边引用，选取典型性和代表性案例，多角度分析切入，最大化利用案例资源。

4. 措施建议不务实。

统计分析不是终点，指导实践才是目的，措施建议是统计分析报告最终落脚点，只有把对策建议做实做好，才能真正让数据发挥作用，实现用数据说话、用数据管理、用数据创新。撰写统计分析报告时需要避免重问题分析、轻措施建议，要清楚认识到措施建议的作用，切记提出的举措内容空洞、笼统，针对性、指导性、操作性不强。如：建议加强医院经费制度执行的监管，却没有讲清楚应该具体从哪个层面采取什么办法去加强监管，没有站在全局高度统筹看待和解决问题；对剖析的问题研究不透、一知半解，没有做充分研讨、深入调研，东抄西摘。

（二）统计表编制

统计表是统计数据展现的基本形式之一。在数据分析过程中，会产生大量的统计表格说明客观现象和研究内容，这些统计表格均会按照一定的顺序在表格上表现出来。其作用在于系统组织和合理安排大量数字资料，使得统计数据显得紧凑、有力、突出，便于对照比较。统计表是由标题、标目、线条和数字资料等部分构成的一种表格（见图 8.31），在表格上填写着反映客观现象数量关系的数字。

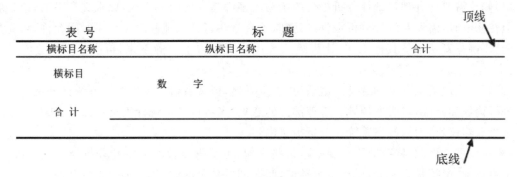

图 8.31　统计表格式

（1）标题：位于表的上方，概括统计表的主要内容，直接反映具体情况。

（2）标目：有横、纵标目之分，分别说明横行和纵行数字的含义，应做到文字简明，层次清楚。

（3）线条：多采用三条半线，即顶线、底线、纵标目下的横隔线及合计上的半线。忌斜线和竖线。

（4）数字：表内数据一律采用阿拉伯数字，填写整齐、对准位数，同栏数字的单位、小数位要一致。表内不应有空项，无数字用"—"表示，数字若为零则填"0"。若出现上下相同数字，应全部填写，不得填写"同上"。涉及单位的必须注明相应的计量单位，若统计表仅有一种计量单位时，可表在表头的右上方；若表中需要分别注明不同单位时，横行的计量单位可以专设"计量单位"一栏，纵栏的计量单位应与纵标目写在一起。

（5）格式：统计表单元格对齐方式一般水平及垂直均居中，但数值以右对齐为宜，以便直观看出数据大小。

（三）统计图绘制

统计图是用点的位置、线段的升降、直条的长短或面积的大小等形式表达统计数据的一种方法，可将数据的变化趋势、分布特征、数据之间联系等以形象直观的方式表现出来。统计图有固定的类型和模式，需要按每种统计图要求绘制。需要注意的是：

（1）按数据性质和分析目的选用适当的统计图，统计图选择的不合理将达不到分析的目的，可能会得到与预期目的相反的效果，掌握和熟悉每种统计图特点有利于正确选择合理的统计图。

（2）统计图均应有标题，应用简明扼要的文字说明统计图内容，常放在图体的下端中部。

（3）有纵横坐标轴的，应注明坐标轴尺度，纵轴尺度自下而上，横轴尺度自左而右，数量从小到大并等距标明。

（4）比较不同事项时，最好选用不同的图案或颜色加以区别表示，附图例说明。图例放置的位置以不影响图的主要内容为前提，可放在图的空隙处。

（四）统计报告修改

统计分析报告初稿或草稿完成后，撰写者需对统计分析报告的内容和形式再次进行多方面加工修改，使其不断完善，进一步提升统计分析报告的质量，为领导和管理部门科学决策提供高质量的参考依据。同时要多读书、多看报，及时掌握行业政策、医院实际和业务发展，勤于读书、善于笔记，及时将所看到、听到、想到的记录下来，不断丰富自己的头脑，为写好统计分析报告储备知识。在统计分析报告修改过程中修改需要注意以下方面：

（1）修改需要冷处理。统计分析报告的撰写大多都是一气呵成完成，以求文意贯通，语气畅达。但在修改时，需要对统计分析报告冷处理，不宜趁热打铁式地修改。如果时间允许，可先放置一两天，撰写者从事下其他工作，让头脑从统计分析报告中冷静下来，再次修改时会有意外收获。

（2）要正确地听取意见和意见。俗话说"当事者迷，旁观者清"，要组织召开统计分析报告相关方进行论证和修改，多听取领导与管理部门的意见，多听取其他统计人员的意见，认真分析提出的意见和建议，全力修改完善统计分析报告内容。

（3）抓住重点修改，修改时不仅要推敲某些字句，也要重点核实数字和分析结果是否准确，观点是否正确，论据是否充分，说理是否透彻，问题剖析是否深刻，建议举措是否合理。

第九章 中医医院统计数据分析案例

本章主要围绕中医医院统计数据在医院管理、绩效考核、疾病诊断相关分组、医疗资源规划配置中的应用展开，以实际案例讲解中医医院相关数据的分析与应用。

第一节 中医医院运营管理数据分析

一、医院资源配置分析

医院资源主要包括医院床位、人员、设备、房屋等，主要反映医院规模与基础设施。医院资源配置分析的主要目的是评估医院资源配置与发展状况、各项设施与医院定位是否适应、能否满足医疗业务需要、各类人员构成比例是否合理、人员配备是否符合实际工作需要等，为医院科学制定发展规划和目标任务提供数据支撑。

（一）床位分析

床位是医院规模的计量单位。通过对床位数现状与动态分析，可以评估医院发展状况，以及是否符合有关标准和规范。评估床位数是否符合国家和地方的有关标准，若不达标则需制定床位发展规划。《中医医院建设标准》规定："中医医院的建设规模应根据当地城市总体规划、区域卫生健康规划、区域中医药事业发展规划、医疗机构设置规划、服务人口数量、经济发展水平、疾病谱和发病率、中医药服务需求状况进行综合平衡后确定。每千人口床位数宜按 0.55 床—0.85 床测算。中医医院的门（急）诊量宜与所设床数的 3.5 倍相匹配，新建中医医院可按照相同类型和规模的中医医院前三年日门（急）诊量平均数确定。"《"十四五"中医药发展规划》主要发展指标中，明确提出"到 2025 年每千人口公立中医医院床位数达到 0.85 张"。

根据床位变化分析中医医院发展规模的动态变化，可以计算其发展速度与增长速度，以及年均增长速度。床位的构成主要分析中医医院各科床位构成比例，评估各科床位配置的合理性，可针对某家中医医院进行分析，也可以对全国、各省级、各地市等不同维度进行分析。

【例 9.1】 某省 2021 年中医类医院床位与 2015 年相比，年均增长 4.79%；占全省医院床位的 16.70%，高于 2015 年 0.33 个百分点。其中，公立中医类医院床位与 2015 年相比，年均增长 4.21%。每千人口中医类医院床位与 2015 年相比增加 0.22 张，年均增长 4.78%；每千人口公立中医类医院床位高于全国 0.68 张，与 2015 年相比增加 0.14 张，年均增长 3.14%。如图 9.1 和图 9.2 所示。

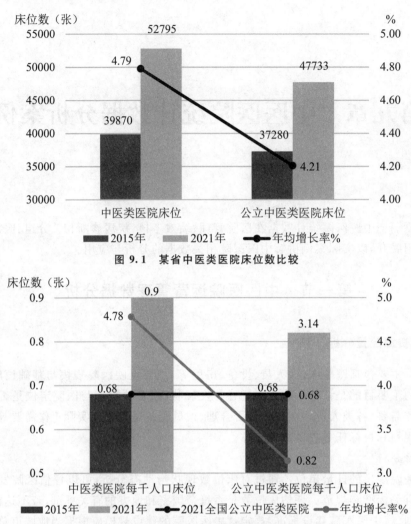

图 9.1　某省中医类医院床位数比较

图 9.2　某省每千人口中医类医院床位数比较

（二）人力资源分析

主要分析卫生技术人员职称结构、医护比、医院人员构成比等，评价其结构是否合理，是否能与工作任务相适应等。

1. 卫生技术人员职称结构

职称结构指医院各类职称人员的数量比例关系，在一定程度上反映卫生专业技术人员队伍的学识水平和胜任医疗教学科研工作的能力层次。职称结构应与医院功能和任务相匹配。

2. 医护比

国家公立中医医院绩效考核将医护比列为绩效考核定量指标，即医院注册执业（助理）医师数与全院同期注册护士总数之比。《"健康中国 2030"规划纲要》要求，2030 年每千常住人口执业（助理）医师数达到 3.0 人，每千常住人口注册护士数达到 4.7 人。《国务院办公厅关于推动公立医院高质量发展的意见》（国办发〔2021〕18 号）要求，增加护士配备，逐步使公立医院医护比总体达到 1∶2 左右。《中华人民共和国国民经济和社会发展第十四个五年规划和 2035 年远景目标纲要》中，到 2025 年每千人口注册护士数 3.8 人的要求。

3. 中医类别执业（助理）医师

配备充足的中医药人员为中医医院充分发挥中医药优势和作用奠定人才队伍基础，是振兴中医药事业发展、发挥中医药特色优势的重要举措，是提高中医药服务能力和水平，更好地为群众提供安全、有效、方便的中医药服务的重要保证。中医类别执业（助理）医师相关指标是中医医院评价和检查工作的重要指标，也是中医医院评审、中医重点专科、中医优势专科评价的核心指标。

《中华人民共和国中医药法》明确规定："中医医疗机构配备医务人员应当以中医药专业技术人员为主，主要提供中医药服务"。国家中医药管理局《关于中医医院发挥中医药特色优势加强人员配备的通知》（国中医药函〔2009〕148号）明确规定"中医类别执业医师（含执业助理医师）占执业医师比例不低于60％，原则上每个临床科室执业医师中至少有60％中医类别执业医师（口腔科、手术科室除外）。"《"十四五"中医药发展规划》主要发展指标中，明确提出"到2025年，每千人口中医类别执业（助理）医师达到0.62人，二级以上公立中医医院中医类别执业（助理）医师比例达到60％。"

【例9.2】　某省2021年中医类医院执业（助理）医师与2015年相比，年均增长5.92％，占全省医院执业（助理）医师比例的17.57％（比2015年增长1.33个百分点）。其中，中医类别执业（助理）医师数与2015年相比，年均增长6.19％，占全省医院中医类别执业（助理）医师比例为57.54％，比2015年下降0.32个百分点。公立中医类医院执业（助理）医师与2015年相比，年均增长3.69％。其中，中医类别执业（助理）医师与2015年相比，年均增长3.00％；占执业（助理）医师数比例为45.29％（比2015年下降1.84个百分点）；二级以上公立中医类医院中医类别执业（助理）医师占执业（助理）医师数的比例为45.32％，低于全国51.58％。2021年每千人中医类别执业（助理）医师数与2015年相比，年均增长率为5.86％。公立中医类医院每千人中医类别执业（助理）医师与2015年相比，年均增长4.28％。如图9.3和图9.4所示。

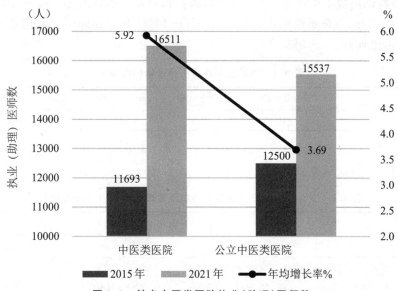

图9.3　某省中医类医院执业（助理）医师数

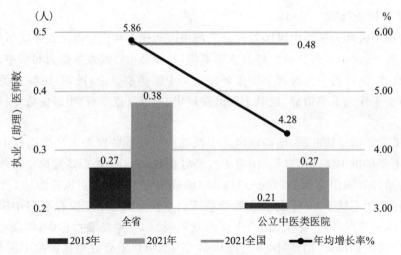

图9.4 某省每千人口中医类别执业(助理)医师数

（三）房屋建筑分析

中医医院的选址满足医院功能与医疗环境的特殊要求,建筑布局合理、功能分区明确,应满足中医就诊流程需要。用地与建筑面积也是反映中医医院规模的具体指标。房屋建筑分析主要对中医医院建筑总面积、业务用房面积、床均建筑面积等方面进行分析。

《中医医院建设标准》第四章建筑面积指标明确了中医医院建筑面积指标、各类用房比例、中医特色治疗用房建筑面积指标、中药制剂室建筑面积指标等。中医医院的急诊部、门诊部、住院部、医技科室、药剂科、保障系统、业务管理和院内生活用房等八项用房的床均建筑面积指标应符合表9.1的规定。1500床以上的中医医院参照床位规模1000床－1500床的建筑面积标准执行。其中急诊部用房占床均建筑面积指标的比例宜为2%－4%,门诊部用房占比宜为15%－20%,住院部用房占比宜为38%－42%,医技科室用房占比宜为15%－19%,药剂科用房占比宜为5%－7%,保障系统用房占比宜为8%－10%,业务管理用房占比宜为3%－4%,院内生活用房占比宜为3%－5%。

表9.1 中医医院建筑面积指标(m² /床)

床位(床)	100以下	100－299	300－499	500－799	800－999	1000－1500
建筑面积	100	105	108	110	108	105

中医综合治疗区(室)、康复治疗区、治未病科(中心)等中医特色治疗用房建筑面积指标可参照表9.2执行。

表9.2 中医特色治疗用房及中药制剂室建筑面积指标(m² /个)

建设规模项目名称	床位(床)		
	299以下	300－799	800－1500
中医综合治疗区(室)	200－800	800－1500	1500－3000
治未病科(中心)	300－600	600－800	800－1200
康复治疗区	300－600	600－1000	1000－2000
中药制剂室	小型 600－1000	中型 1000－2500	大型 2500－5000

承担科研任务的中医医院应按照 50m² /人的标准为副高级及以上专业技术人员增加科研建筑面积。开展动物实验研究的中医医院,应根据需要增加适度规模的实验动物用房。承担国家级和省部级重点科研任务的中医医院,可按照国家级重点实验室 3000m² /个和省部级重点实验室 2000m² /个的标准增加相应实验用房面积。承担教学和实习任务的中医医院教学用房,附属医院和教学医院应按照每个学生 15m² 配置,实习医院按照每个学生 5m² 配置。设置高年资中医医师师带徒示教室应根据高年资中医医师数的 10%,按照教室 30m² /个增加用房面积。设置名老中医药专家传承工作室的中医医院,应按照名老中医药专家每位专家 100m² 增加传承工作室用房面积。

【例 9.3】　某省 2021 年中医类医院房屋建筑面积与 2015 年相比增加了 136.96 万平方米,年均增长 7.01%;占全省医院房屋建筑面积比例为 14.86%,与 2015 年相比减少 1.11 个百分点。其中,业务用房面积与 2015 年相比增加 130.75 万平方米,年均增长 9.00%;占中医类医院房屋建筑面积比例为 78.99%(比 2015 年增长 8.26 个百分点),年均增长 1.86%;占全省医院业务用房面积的比例为 14.44%,与 2015 年相比减少 0.02 个百分点。公立中医类医院房屋建筑面积与 2015 年相比增加 124.7 万平方米,年均增长 6.6%,低于中医类医院房屋建筑面积年均增长率。其中,业务用房面积与 2015 年相比增加 103.6 万平方米,年均增长 7.1%;占房屋建筑面积的比例为 78.67%,比 2015 年增加 2.05 个百分点。如图 9.5 和图 9.6 所示。

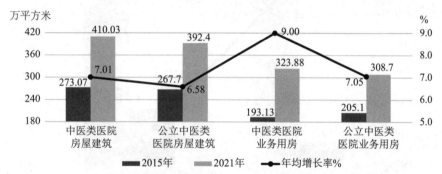

图 9.5　某省中医类医院房屋建筑面积与业务用房面积情况

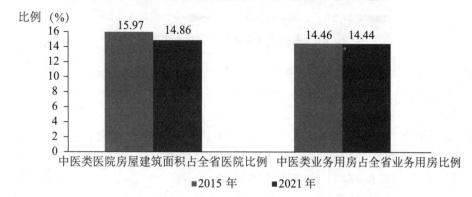

图 9.6　某省中医类医院房屋建筑面积与业务用房面积占比情况

二、中医医疗服务分析

中医医疗服务是中医医院的重点工作,涉及门急诊、住院、医技、药剂等业务诊疗活动及辅助支持工作,其数据分析主要包括对服务量、服务效率、服务质量、费用等方面分析与评价。

（一）门急诊服务分析

门急诊服务分析主要从中医医院门急诊的服务量、工作负荷等角度进行分析。反映门急诊服务量的统计指标主要有：总诊疗人次数、门诊人次数、急诊人次数、预约诊疗人次数、互联网诊疗服务人次数、发热门诊诊疗人次数、医师日均担负门诊诊疗人次等。涉及中医药特色指标主要有：中医专家门诊人次数、应用中药饮片诊疗人次数、中医非药物疗法诊疗人次数、针灸诊疗人次数、推拿诊疗人次数、微创诊疗人次数、手法复位诊疗人次数、门诊中医非药物治疗人次数、针灸治疗人次数、推拿治疗人次数、微创治疗人次数、手法复位治疗人次数、其他治疗人次数等。在数据分析方面，可以横向对比、纵向对比、与目标任务比较、与本地区同级别同类型中医医院等属性数据进行对比分析，与上年、前一个五年、按季度、月份等不同时间维度的同期数据进行对比分析，与各级医疗健康、中医药主管部门、医院发展目标任务要求进行对比分析。

【例9.4】 某省2021年中医类医院总诊疗量与2015年相比，年均增长4.25％。其中，公立中医类医院总诊疗量，年均增长3.09％。如图9.7所示。

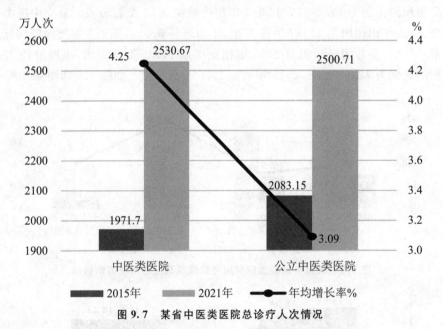

图9.7 某省中医类医院总诊疗人次情况

某省2021年中医类医院医师日均担负门诊诊疗比全省医院低0.34人次，与2015年相比降低0.61人次，其中公立中医类医院医师日均担负门诊诊疗与2015年相比降低0.78人次。如图9.8所示。

某省2021年公立中医类医院门诊患者使用中医非药物疗法比例，与2016年相比增长7.60个百分点，年均增长8.23％；出院患者使用中医非药物疗法比例，与2016年相比增长了21.78个百分点，年均增长12.81％。如图9.9所示。

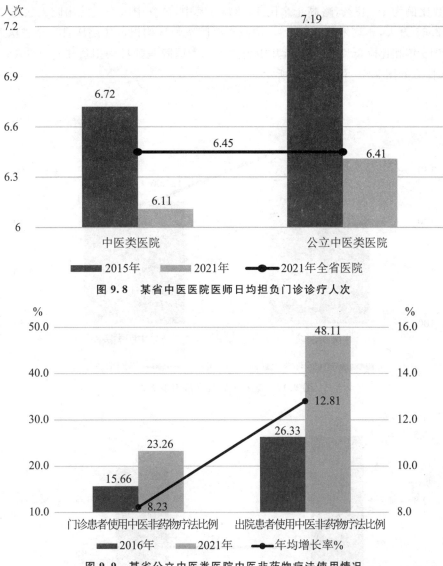

图 9.8 某省中医医院医师日均担负门诊诊疗人次

图 9.9 某省公立中医类医院中医非药物疗法使用情况

（二）住院服务分析

住院服务分析主要从中医医院入出院、病床利用、手术治疗、医疗质量、住院时间等角度进行数据对比分析。如入出院数据指标有：入院人数、出院人数、在院人数等；病床利用数据指标有：实有床位、实际开放总床位日数、实际占用总床日数、床位使用率、平均开放病床数、出院者占用总床日数、床位周转次数、平均床日、医师日均担负住院床日等；手术治疗数据指标有：住院病人手术治疗人数、三四级手术治疗人数等；医疗质量数据指标：入院与出院诊断符合率、入院三日确诊率、病死率、危重病人抢救成功、Ⅰ类切口手术部位感染人数、手术并发症发生率等；住院时间数据指标有：平均住院日等；中医药特色指标有：使用中药饮片的出院人数、使用中医医疗技术的出院人数、使用中医诊疗设备的出院人数、使用医疗机构中药制剂的出院人数、以中医为主治疗的出院人数、出院患者中药饮片使用率、出院患者使用中医非药物疗法比例等。在数据分析方面，与门急诊服务分析一样可以进行横向对比、纵向对比、与目标任务比较等。

【例 9.5】 某省 2021 年中医类医院出院人数与 2015 年相比，年均增长 2.35％；占全省医院出院人数比例为 15.48%,略高于全国 15.3%。其中,公立中医类医院出院人数与 2015 年相比,增加 12.66 万人,年均增长 1.63%。中医类医院医师日均担负住院床日比全省医院低 0.19 床日,与 2015 年相比降低 0.87 床日,其中公立中医类医院医师日均担负住院与 2015 年相比降低 0.56 床日。如图 9.10 和图 9.11 所示。

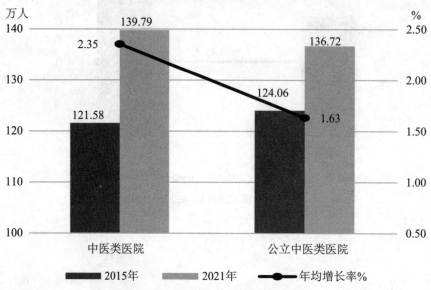

图 9.10　某省中医类医院出院人数

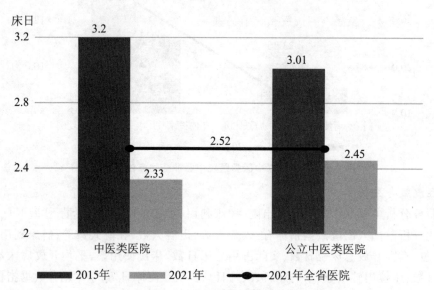

图 9.11　某省中医医院医师日均担负住院床日

　　某省 2021 年中医类医院病床使用率与 2015 年相比下降 13.14 个百分点,其中,公立中医类医院病床使用率与 2015 年相比下降 11.63 个百分点。出院者平均住院日与 2015 年相比下降 0.09,公立中医类医院出院者平均住院日与 2015 年相当。如图 9.12 和图 9.13 所示。

　　某医院 2019－2021 年住院患者病床使用情况分析,主要包括实际开放总床日数、实际占用床用日数、出院患者占用总床日数、平均开放病床数、床位使用率、床位周转次数、平均住院日等情况,具体见表 9.3。同时还可以按照季度、月份进行统计比较,也可以通过图表进行可视化展示。

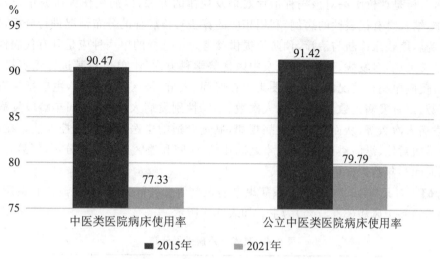

图 9.12　某省中医类医院病床使用率

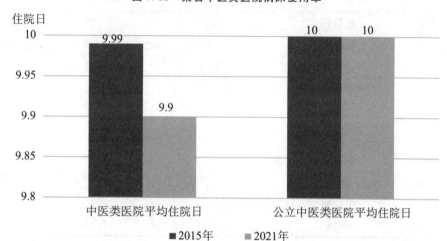

图 9.13　某省中医类医院平均住院日

表 9.3　某医院住院患者病床使用情况统计表

指标名称	2019 年	2020 年	2021 年
实际开放总床日数	708785	660342	817452
实际占用总床日数	680021	508356	738256
出院病人占用总床日数	683549	513325	760345
平均开放病床数	1953	2218	2316
床位使用率（%）	93.25	75.68	91.04
床位周转次数	35.23	20.15	32.46
平均住院日	9.76	10.35	10.21

（三）单病种分析

单病种分析是评价中医对该病种治疗效果及规律的方法,以病例作为研究单位,通过严格的筛选标准,纳入具有代表性的病例,利用相应的算法对该病种的分布情况进行分析,发现其规律与特征,为后续临床诊断与治疗、预防等提供参考。所选择的单病种应是具有代表性的病种,如本地区的常见病,多发病、疑难病,以及中医优势学科方向,本单位对其进行重点投入的医疗特色病种。反应单病种情况的指标主要集中在时间、人群、地区三个方面,主要指标有:病种类别、患病人数、每月发病人数、季节发病人次数、不同性别发病人次数、不同年龄段发病人次数、不同地区发病人次数等,从而发现其发病规律,制定合适的中医治疗和防控方法。在数据分析方面,可以横向对比、纵向对比、与各因素之间比较,时间和地区数据组合分析,年龄和地区数据组合分析,时间和年龄数据组合分析等。

【例 9.6】 对某省 46000 余名肝系病患者的入院信息进行分析,得出该省肝系病类别以眩晕病(44.60%)和中风病(32.57%)为主。如表 9.4 所示。

表 9.4 某省肝系病类别分布

肝系病类别	患病人数(人)	占比(%)
眩晕病	20733	44.60
臌胀病	940	2.02
中风病	15143	32.57
肝厥病	697	1.50
胁痛	3277	7.05
头痛	4762	10.24
黄疸病	584	1.26
痉病	93	0.20
肝积病	48	0.10
肉瘿	210	0.45

对某医院 5498 条肺系病记录的肺系病数据进行描述性分析,发现夏季肺系病发病率高,尤其是夏季得咳嗽病和肺胀病的患者数量多于其他肺系病,秋季肺痿病患者数量出现明显增幅。如图 9.14 所示。

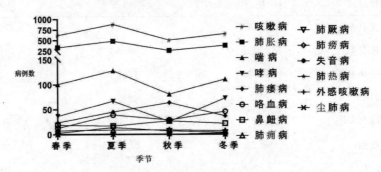

图 9.14 肺系病的季节分布

　　某省肝系病多发于老年群体,60 岁至 70 岁之间的患者数占比最大,共 13124 人,占总人数的 28.73％。20 岁以下仅有 434 人,仅占总人数的 0.95％。年龄在 50 岁以上患肝系病率较大,占比为 85.51％。50 岁以下患病数和 50 岁以上患病数差距很大。如图 9.15 所示。

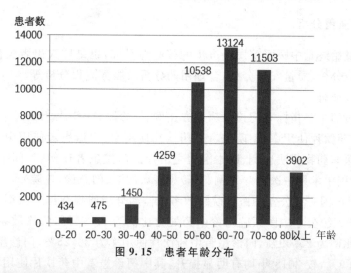

图 9.15　患者年龄分布

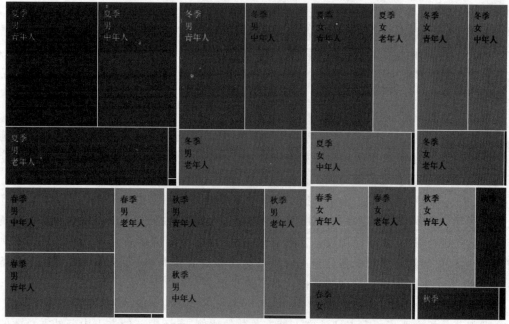

图 9.16　肺系病的发病季节、性别、年龄分布树状示意图

　　肺系病的发病季节、性别、年龄、地区多维度分布如图 9.16 所示。夏季男性青年人肺系病发生频率高,图中蓝色越深,肺系病出现频数越高,绿色越深,肺系病出现频数越低。夏季女性的咳嗽病发病频率略高于夏季男性肺胀病的发病频率,夏季男性青年人咳嗽病出现的频次略高于女性青年人。

第二节　中医医院绩效考核数据分析

一、中医医疗质量分析

中医医疗质量始终是中医医院发展进步的核心与目标，也是广大患者关注的重点与热点。主要包括功能定位分析、质量安全分析、合理用药分析及服务流程分析等。

（一）功能定位分析

功能定位分析的主要指标有门诊中药处方比例、门诊散装中药饮片和小包装中药饮片处方比例、门诊患者中药饮片使用率、出院患者中药饮片使用率、门诊患者使用中医非药物疗法比、出院患者使用中医非药物疗法比例、以中医为主治疗的出院患者比例、日间手术占择期手术比例、住院手术患者围手术期中医治疗比例、下转患者人次数（门急诊、住院）等。

【例9.7】 以全国三级公立中医医院绩效考核监测分析通报数据为依据，在门诊医疗服务方面，2021年全国三级公立中医医院门诊中药处方比例为62.25%，门诊散装中药饮片和小包装中药饮片处方比例为25.09%，门诊患者中药饮片使用率为35.25%，门诊患者使用中医非药物疗法比例为16.9%，较2018年均有明显提升，其中门诊患者中药饮片使用率较2018年上升4.92个百分点，提升幅度最大。在住院医疗服务方面，出院患者中药饮片使用率为69.91%，较2018年提升10.43个百分点；出院患者使用中医非药物疗法比例83.33%，较2018年增加18.91个百分点；以中医为主治疗的出院患者比例为24.37%，较2018年上升7.22个百分点；住院手术患者围手术期中医治疗比例为94.27%，较2018年上升12.36个百分点（见图9.17和图9.18）。

（二）质量安全分析

质量安全分析主要指标有手术患者并发症发生率、I类切口手术部位感染率、理法方药使用一致的出院患者比例、大型医用设备检查阳性率、大型医用设备维修保养及质量控制医疗质量管理、通过国家室间质量评价的临床检验项目数、优质护理服务病房覆盖率等。

【例9.8】 全国三级公立中医医院2021年手术患者并发症发生率较2018年上升0.23个百分点，I类切口手术部位感染率与2018年基本持平。全国三级公立中医医院大型医用设备使用与管理愈加规范，建立大型医用设备管理台账、制定预防性维护维修计划的中医医院比例有所增加，多数医院能够定期对设备设施进行巡查保养和检测校准，并定期开展大型医用设备检查适宜性评价，大型医用设备管理的规范化水平逐步提高。

（三）合理用药分析

合理用药分析主要指标有点评处方占处方总数的比例、点评中药处方占中药处方总数的比例、抗菌药物使用强度、门诊患者基本药物处方占比、住院患者基本药物使用率、基本药物采购品种数占比、国家组织药品集中采购中标药品使用比例等。

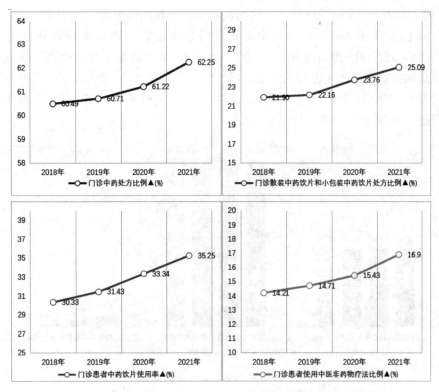

图 9.17　2018－2021 年三级公立中医医院门诊特色指标变化情况

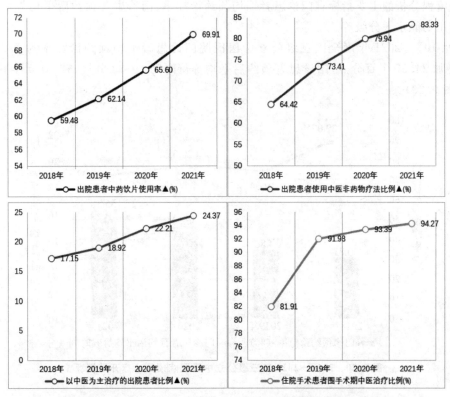

图 9.18　2018－2021 年三级公立中医医院住院特色指标变化情况

【例9.9】 2021年，全国三级公立中医医院抗菌药物使用强度为33.17DDDs，较2018年下降2.55DDDs，持续优于40DDDs的国家要求。门诊和住院患者基本药物处方占比分别为43.54％、92.94％，较2018年增加0.74、1.16个百分点，基本药物主导地位进一步强化。重点监控化学药品和生物制品收入占比为0.9％，较2018年下降4.85个百分点；点评处方占处方总数的比例为9.79％，较2018年增加2.44个百分点，稳定在合理水平，临床合理用药点评管理工作得到进一步落实（见图9.19）。

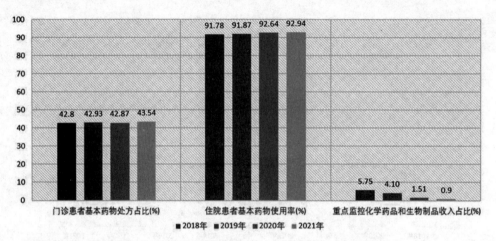

图9.19 2018－2021年三级公立中医医院合理用药情况

（四）服务流程分析

服务流程分析的主要指标有门诊患者平均预约诊疗率、门诊患者预约后平均等待时间、电子病历应用功能水平分级等。

【例9.10】 2021年度全国三级公立中医医院门诊患者平均预约诊疗率为55.38％，较2018年增加24.57个百分点，门诊患者预约后平均等待时间19.33分钟，较2020年减少2.74分钟（见图9.20）。

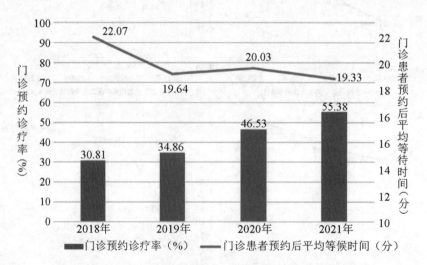

图9.20 2018－2021年三级公立中医医院预约诊疗开展情况

二、运营效率分析

运营效率能够体现中医医院精细化管理水平,是实现医院科学管理的关键。通过人力资源配比和人员负荷指标考核医疗资源利用效率,经济管理指标考核医院经济运行管理情况,收支结构指标间接反映政府落实办医责任情况和医院医疗收入结构合理性,门诊和住院患者次均费用变化衡量医院主动控制费用不合理增长情况。

(一)资源、费用分析及经济管理

资源效率分析主要是对每名执业医师日均门诊工作负担、每名执业医师日均住院工作负担、每百张病床药师人数等指标的分析。费用控制的主要指标有医疗收入增幅、门诊次均费用增幅、门诊次均药品费用增幅、住院次均费用增幅、住院次均药品费用增幅。经济管理的主要指标有全面预算管理、规范设立总会计师。

【例 9.11】　2021 年全国三级公立中医医院门诊次均费用增幅为 -2.48%,住院次均费用增幅为 1.94%,门诊次均药品费用(不含中药饮片)增幅和住院次均药品费用(不含中药饮片)增幅分别为 -10.62% 和 -4.59%。其中,门诊次均药品费用(不含中药饮片)和住院次均药品费用(不含中药饮片)相较 2018 年仍呈下降趋势,次均医药费用增幅趋于平稳。

(二)收支结构分析

收支结构分析的主要指标有医疗服务收入(不含药品、耗材、检查检验收入)占医疗收入比例、重点监控化学药品和生物制品收入占比、中药收入占药品收入比例、中药饮片收入占药品收入比、医疗机构中药制剂收入占药品收入比例、门诊中医医疗服务项目收入占门诊医疗收入比例、住院中医医疗服务项目收入占门诊医疗收入比例、人员支出占业务支出比重、万元收入能耗支出、收支结余、资产负债率等。

【例 9.12】　2021 年,全国三级公立中医医院的收支结余(医疗盈余率)为 0.22%,较 2018 年降低 0.54 个百分点;资产负债率为 46.91%,基本保持稳定,亏损率由 2018 年的 29.09% 升至 39.12%。医疗服务收入(不含药品、耗材、检查检验收入)占医疗收入比例为 30.34%,较 2018 年提升 0.95 个百分点,重点监控高值医用耗材收入占比 34.42%,较 2018 年下降 5.58 个百分点。

三、持续发展分析

中医医院可持续发展能力体现在人才队伍建设与教学科研能力,是反映三级公立医院创新发展和持续健康运行的重要指标,主要通过人才构造指标考核医务人员稳定性,人才培养指标考核医院人员发展和持续运行情况,学科建设指标考核医院创新支撑能力等。

(一)人员构造分析

人员构造分析的主要指标有卫生技术人员职称结构、中医类别执业医师(含执业助理医师)占执业医师总数比例、医护比、护理人员系统接受中医药知识和技能培训比例,以及在岗的麻醉、儿科、重症、病理医师占比等。

【例 9.13】　2021 年,全国三级公立中医医院卫生技术人员中具有副高级职称及以上的医务人员比例为 17.64%,较 2020 年增加 0.61 个百分点。全国三级公立中医医院麻醉、儿科、重症、病理医师占比较 2020 年均有不同程度增长,其中,麻醉医师和儿科医师占比幅度较大,分别较 2020 年增加 0.12、0.07 个百分点。

（二）人才培养分析

人才培养分析主要指标有医院接受其他医院（尤其是对口支援医院、医联体内医院）进修并返回原医院独立工作人数占比、医院住院医师首次参加医师资格考试通过率、医院承担培养医学人才的工作成效等。医院承担培养医学人才的工作成效指统计医院在医学人才培养方面经费投入、临床带教教师和指导医师接受教育教学培训人次数、承担医学教育人数、参加各级师承教育人数和发表教学论文数量等。

【例 9.14】 2021 年全国中医医院临床带教教师和指导医师人数为 130392 人，接受教育教学培训占比为 36.49%，临床带教师资培养力度进一步加强。承担各级师承指导老师和参加各级师承教育人数为 16283 人，中医药师承教育培养范围和数量进一步扩大。全国三级公立中医医院住院医师首次参加医师资格考试通过率为 82.87%，较 2018 年增加 0.55 百分点。住院医师首次参加住院医师规范化培训结业考核通过率基本稳定在 92% 的水平。

（三）学科建设分析

学科建设评价指标主要有每百名卫生技术人员科研项目经费、每百名卫生技术人员中医药科研项目经费、每百名卫生技术人员重点学科、重点专科经费投入、每百名卫生技术人员、中医药科研成果转化金额等。

【例 9.15】 2020 年全国三级公立中医医院每百名卫生技术人员重点学科、重点专科经费投入 150 万元，较上年增加 19.89 个百分点；每百名卫生技术人员中医药科研成果转化金额 14 万元，较上年增加 3.29 个百分点。

第三节　基于中医医院双重诊断的病例相关分组模型研究

中医医院是振兴发展中医药事业的主阵地，是为满足人民群众的中医药服务需求、提供中医药特色技术治疗服务的医疗机构。《全国中医药统计摘编 2019》数据显示，中医医院数占总医院数的 15.23%，中医医院诊疗人次数占总医院诊疗人次数的 15.26%，中医医院床位数占医院总床位数的 13.58%，中医类服务量占医疗服务总量的 16.4%，相比上一年均有所增加，中医服务能力有一定的凸显，但占医院及医疗服务提供量的比重仍较少，中医药服务量占比略低，中医人才流失，极大限制了中医诊疗的需求与供给。其原因主要是中医药诊疗服务项目未被医保报销范围覆盖、中医药服务成本及中医药医务人员的劳动价值无法得到有效体现。因此，需要有一种合理、有效的医保补偿方式来改善中医医院的发展困境，激励医务人员及患者选择中医药服务。2019 年 10 月，国家医保局正式发布《国家医疗保障 DRG 分组与付费技术规范》和《国家医疗保障 DRG（CHS－DRG）分组方案》，为全国各试点城市顺利开展按疾病诊断相关分组（DRG）付费试点提供了分组标准和技术规范。疾病诊断相关分组（DRGs）付费方式主要用于综合医院住院病人的医疗费用支付，因考虑中医医院与综合性医院在医疗服务方式上有所不同，中医医院可能较难适用 CHS－DRG 分组模型，本节初探中医医院实施按 CHS－DRG 支付住院费用的可行性，并对中西医双重诊断数据进行病例相关分组研究进行尝试与探索。

一、数据资料与研究方法

（一）数据来源

收集某省部分中医医院某年住院患者病案首页，选取住院时间、出入院诊断及相应诊断编码、手术操作及手术操作编码、医疗总费用及明细等数据，根据数据清洗规则筛除不完整病例，共纳入494150条病例数。数据清洗规则是首先排除病案首页关键信息缺失和逻辑存在错误的住院病例数据,其次根据DRG规则剔除极端值,即住院天数小于1天或大于100天以及住院费用小于5元的病例数据。

（二）研究方法

使用CHS−DRG分组原则及分组标准,运用SPSS软件建立决策树模型,进行病例分组。考虑分组效果,再次纳入中医证候编码作为分组影响因素,采用二阶聚类分析对不符合分组标准的病组进一步细分组,使得组内差异尽可能小,组别间差异尽可能大。病例组合评价指标采用变异系数（CV）进行组内同质性评价,采用方差减少量（RIV）评价各个病组间的异质性。CV值是一组数据的标准差与均值的比值,CV值越小,代表组合内各病例差异小,分组效果越好；方差减少量（RIV）是一组数据集子集离均差平方和与总体离均差平方和的比值,RIV值越大,代表各病组间差异越大,分组效果越好。

二、数据分析

（一）一般情况

一般规定组内病例数不少于100例、组内变异系数（CV）<1的细分DRG组的分组效果良好。对收集的中医医院住院患者病案首页数据采用CHS−DRG分组方案进行分组,得到359个分组。其中,CV值小于1的病组有193个；CV值大于等于1的病组153个；由于13个病组病例数为小于等于1,则无CV值；病例数大于100、CV值小于1的有效病组仅有92个。

（二）二阶聚类分析

运用CHS−DRG方案直接分组效果不佳,有效病组仅占25.63%,需进一步调整分组方案,优化分组结果。在分组不佳的153个病组中选取病例数大于5000,CV值大于1的病例组合如表9.5,在原有ADRG分组基础上,加入中医证候编码,采用二阶聚类法进行数据处理,每个分组的CV值小于1,组内差异小,分组效果变好。本节选择IU29（颈腰背疾患）和BR29（脑缺血性疾患）两组典型病例进行细分组研究,分析结果见表9.6和表9.7。

表 9.5　CV 值大于 1 与病例数大于 6000 的病组

分组	分组名称	CV 值（%）	病例数	实际费用（元）				
				平均值	中位数	标准差	最小值	最大值
BR29	脑缺血性疾患	113.60	43842	6881.706	5063.995	7814.981	6.90	398829.55
CW19	各种类型白内障	102.50	6475	5836.465	4926.31	5981.518	32.05	140450.31
ES29	呼吸系统感染/炎症	118.50	22885	3742.021	2795.51	4433.028	15	182774.88
EZ19	其他呼吸系统疾患	165.50	5265	7997.755	4860	13237.564	30.9	191150.4
FR49	冠状动脉粥样硬化/血栓/闭塞	116.50	21825	7140.047	5160.64	8314.94	21.71	203704.49
LX15	尿路结石、阻塞及尿道狭窄,不伴并发症或合并症	100.20	10695	4577.756	2740	4588.167	6	53950.91
IU29	颈腰背疾患	103.40	66921	5071.061	3992.74	5242.219	10.24	201929.6

表 9.6 IU29 的二级聚类分析情况

二阶聚类分组	计数	费用均值	费用中位数	费用最小值	费用最大值	标准偏差	变异系数(CV)	方差
1	28752	4110.68	3642.06	10.24	13158.87	2264.802	55.10	5129326.72
2	1275	30373.25	22656.97	13164.98	201929.6	19678.157	64.80	387229871.26
3	5389	5471.96	4534.74	29	26089.3	3747.647	68.50	14044860.43
4	5707	4636.93	3967.39	75.7	25532.03	2873.265	62.00	8255652.10
5	20487	4500.81	3871.36	23.5	19519.47	2806.168	62.30	7874578.35
6	5285	6468.45	6050.97	65.00	22046.03	3137.69	48.50	9845108.37

表 9.7 BR29 的二阶聚类分析情况

二阶聚类分组	计数	费用均值	费用中位数	费用最小值	费用最大值	标准偏差	变异系数(CV)	方差
1	3915	20031.58	17870.27	158.1	398829.55	19866.115	99.20	394662524.3
2	39927	5592.31	4854.04	6.9	16318.13	3123.284	55.80	9754899.99

在加入中医证候编码元素后,清理部分缺失病案数据,各分组病例数有所减少。IU29 病组通过二阶聚类细分为 6 个组,CV 值由 103.40% 下降到每细分组 CV 值小于 1,每个组病例数及 CV 值均满足分组标准,通过计算分组离均差和总离均差,得到 RIV 值为 47%,分组质量较好;BR29 病组细分为 2 个组别,CV 值均小于 1,RIV 值为 28%,费用均值相差较大,组间差异明显。说明 CHS-DRG 分组模型不适用于中医医院的住院患者,但可以通过考虑中医特色,在分组模型中加入中医药指标等影响因素,构建适用于中医医院的 CHS-DRG 分组模型,为中医医院医保支付制度优化提供参考。

三、中医医院采用 CHS-DRG 存在的主要问题

(一)中医医院病案信息填写不规范

通过整理病案数据发现,中医医院西医诊断及编码较中医诊断及编码相对规范,中医诊断编码存在编码不规范甚至错误编码等问题,病例入组率较低,不利于中医医院病案管理。目前,大部分中医医院病案管理趋于信息化,但信息化程度还不够高,缺少对病案数据质量监控和自动识别问题病例功能,存在不能自动筛选问题病例、识别错误等现象,针对错误编码、质量低等问题需要人工处理,导致病案人员工作量大,人工处理效率也会较低,无法取得较好的质量控制效果。

(二)分组系统未考虑中医诊疗元素

2019 年推出的国家医疗保障疾病诊断相关分组(CHS-DRG)未体现中医疾病的证候,不能体现中医诊断及治疗的特色,部分重点特色项目的中医诊疗术语在 ICD-10 中无对应的编码,中医治疗手段及中药等使用情况和产生的价值不能得到有效体现。现有的 DRG 分组器无法识别中医特色诊疗收费,若没有对这类病案进行单独处理,则可能导致该类病案的入组费用出现异常。

（三）缺少 TCD 与 ICD－10 的映射表

中医在临床上使用的代码是国家标准《中医病证分类与代码》(GB/T 15657－2021)，采用病证并列分类编码的原则，包含疾病名代码与证候名代码。DRGs 主要诊断使用 ICD－10 编码，手术及操作采用 ICD－9－CM 编码，二者编码原则不同；中医病名存在"一病多名"，如"心水、心衰"，对应西医中的"心力衰竭"。缺少中西医病名映射表以及对应的中医病证诊断编码与 ICD－10 编码映射表，无法直接使用现有 DRGs 系统进行分组付费。

四、建议及讨论

（一）规范病案首页的中医诊断及编码

DRGs 分组及入组费用测算数据主要依赖于病案首页相关信息，特别是疾病诊断及编码。中医医院若实行具有中医特色的诊断相关分组付费制度，必须规范诊疗流程，明确诊断名称，建立具有与之相匹配的规范标准的中医编码系统。需增补中医编码库的中医疾病名与证候名，补充更新相应的编码，完善中医病证编码库。建立一个中西医病名对照表，为同一疾病的中、西医诊断名能在 DRGs 的编码库中产生一一对应关系。

（二）构建具有中医诊疗特色的诊断相关分组的分组模型

结合西医诊断相关分组的分组原则，考虑中医辨证论治、针灸推拿等中医特色治疗方式等因素，构建具有中医诊疗特色的诊断相关分组模型。根据现有的分组技术及分组需考虑的因素，初步提出两种方案：方案一在现有 DRG 疾病大类(MDC)基础上纳入中医证候诊断和中医诊疗操作，进而分组为具有中医特点的 ADRGs 和 DRGs，这一方案保留了原始分组原则，纳入中医诊疗特色，便于中西医结合诊疗模式的分组；方案二直接以中医证候诊断为基础，重新划分中医诊疗体系下的 MDC，再以中医诊疗操作细分 ADRGs，这一方案更具创新性，更符合中医诊疗特色，能更好地体现中医诊疗技术的优势，激励医生和大众更愿意选择中医药，推动中医药发展，实际操作也相对较难。

（三）加强中医病案管理及编码培训

随着疾病诊断相关分组付费制度的推行，对病案首页及疾病编码要求也越来越高，中医医院需加强中医病案管理，制定中医病案首页填写标准以及考核机制，保证中医病案数据的准确性、规范性，提高中医病案数据质量。中医医院也需要配有智能化的病案系统及专业病案编码人员，保证病例分组工作正常开展。中医临床人员及编码员要加强编码学习，熟练掌握中医基础理论、中医病证分类与代码，提高编码水平，加强对中医诊断及编码的重视程度。医院要定期开展编码培训，为编码人员提供学习交流机会，聚力解决工作中遇到的编码问题，应对临床工作中的各项要求。

（四）完善中医药医保配套政策、发挥中医药优势

加强中医药相关扶持政策的落实，将中医诊疗项目、中药制剂等纳入报销范围，扩大中医药报销范围，在制定药品价格、报销比例时充分考虑中医药特点，以激励医疗机构主动提供中医药服务，引导患者主动选择中医药服务。中医医院开展中医诊疗特色的诊断相关分组付费试点离不开相关医保政策的支持，完善中医药医保配套政策，加强对中医医院的财政补偿，促进中医医院发挥中医药"简、便、验、廉"的优势。

第四节　统计数据在中医医疗资源规划配置中的分析应用

一、中医医疗资源规划配置背景

中医医疗资源是中医药传承创新发展的基础,是为广大人民群众提供中医药健康服务的根本源头,中医药无论是从资源占有量、机构数量与规模和中医医疗服务提供等方面,在我国医疗服务体系中均占有重要地位。《中共中央　国务院关于深化医药卫生体制改革的意见》(中发〔2009〕6号)指出,"强化区域卫生规划,制定卫生资源配置标准,组织编制区域卫生规划和医疗机构设置规划,明确医疗机构的数量、规模、布局和功能。充分利用和优化配置现有医疗卫生资源,提高医疗卫生资源利用效率。建立区域卫生规划和资源配置监督评价机制,充分发挥中医药(民族医药)在疾病预防控制、应对突发公共卫生事件、医疗服务中的作用。"《国务院"十二五"期间深化医药卫生体制改革规划暨实施方案的通知》(国发〔2012〕11号)要求:"推进医疗资源结构优化和布局调整。科学制定区域卫生规划,明确省、市、县级卫生资源配置标准,新增卫生资源优先考虑社会资本。"《全国医疗卫生服务体系规划纲要(2015—2020年)》在机构设置、床位配置等方面提出了中医医疗资源方面要求,并指出资源布局结构不合理影响医疗卫生服务提供的公平与效率,西部地区医疗卫生资源质量较低,基层医疗卫生机构服务能力不足,利用效率不高。《"健康中国2030"规划纲要》明确提出"完善医疗卫生服务体系,县和市域内基本医疗卫生资源按常住人口和服务半径合理布局,实现人人享有均等化的基本医疗卫生服务;省级及以上分区域统筹配置,整合推进区域医疗资源共享,基本实现优质医疗卫生资源配置均衡化。"《"十四五"国民健康规划》(国办发〔2022〕11号)明确提出"把提高卫生健康服务供给质量作为重点,加快优质医疗卫生资源扩容和区域均衡布局,不断提升基本医疗卫生服务公平性和可及性。"实施区域卫生规划是我国医疗卫生改革发展的重大举措,是政府在社会主义市场经济体制下对医药卫生事业宏观调控的重要手段。中医药作为医疗健康事业发展的重要组成部分,同样需要对中医医疗资源进行合理配置,在研究和编制中医药发展规划中应注重中医医疗资源配置分析和规划,充分发挥中医药在保障人民群众健康中的作用。

《国务院关于扶持和促进中医药事业发展的若干意见》(国发〔2009〕22号)指出:"县级以上地方人民政府要在区域卫生规划中合理规划和配置中医医疗机构(包括中西医结合和民族医医疗机构)"。国家中医药管理局印发了《关于在区域卫生规划中做好中医药规划工作的意见》,指出中医药是区域卫生规划的重要组成部分,明确了制定区域卫生规划中医药规划的基本原则,从中医医疗机构、中医药人员、中医医院病床、中医医疗机构设备、中医药科研教育机构等方面做好区域卫生规划中中医药的规划工作。《中医药健康服务发展规划(2015—2020年)》(国办发〔2015〕32号)提出"根据区域卫生规划,加强中医特色康复医院和中医医院康复科服务能力建设。"在完善"放宽市场准入"政策方面提出"对于社会资本举办仅提供传统中医药服务的传统中医诊所、门诊部,医疗机构设置规划、区域卫生发展规划不作布局限制"。《中医药发展战略规划纲要(2016—2030年)》(国发〔2016〕15号)对区域中医医疗资源配置作为明确要求,提出"县级以上地方人民政府要在区域卫生规划中合理配置中医医疗资源,原则上在每个地市级区域、县级区域设置1个市办中医类医院、1个县办中医类医院,在综合医院、妇幼保健机构等非中医类医疗机构设置中医药科室。"《国务院办公厅印发关于加快中医药特色发展若干政策措施的通知》(国办发〔2021〕3号)对资源配置明确了具体内容,要求卫生健康行政部门要在资源配置、政策机制、制度安排等方面向中医药倾斜。《"十四五"中医药发展规划》(国办发〔2022〕5号)明确提出要进一步健全融预防保健、疾病治疗和康复于一体的中医药服务体系,做强龙头中医医院、做优骨干中医医院、做实基层中医药服务网络、健全其他医疗机构中医药科室。近年来,党中央国务院高度中医药传承创新发展,密集从国家层面印发规划、意见和措施,从一系列政策措施可以看出中医医疗资源的合理配置受到高度重视,合理布局各级各类中医医疗机构、非中医类医疗机构设置中医药科室已成为各级政府、各级中医药主管部门的共识,规划和使用好中医医疗资源能够释放和发挥医疗服务的最大效率,满足人民群众日益增长的中医医疗服务需求。

二、中医药资源配置公平性分析示例

中医药作为我国独特的卫生资源,其配置是否公平将直接影响我国中医药事业可持续健康发展。本节以我国卫生统计年鉴数据为基础,采用基尼系数和泰尔指数对我国中医药资源配置及变化趋势进行分析,为我国中医药卫生资源配置分析提供案例参考。

(一)数据来源与研究方法

数据来源于2014-2017年《中国卫生和计划生育统计年鉴》和2018年《中国卫生健康统计年鉴》。主要研究指标包括中医类医疗机构数、中医类医疗机构床位数、中医药人员数、中医类别中医类别执业(助理)医师数。主要采用基尼系数和泰尔指数对我国中医药资源配置及变化趋势进行分析。

(二)中医药资源配置情况分析

1. 我国中医药资源配置总体情况

2013-2017年中医类医疗机构数、中医类医疗机构床位数、中医药人员数、中医类别执业(助理)医师数总体均呈上升趋势,增长率分别为29.25%,43.00%,26.99%,32.33%。在每万人口拥有的中医药资源方面,2013-2017年,西部地区中医类医疗机构数和床位数均高于全国平均水平,东、中部地区低于全国平均水平;东、西部地区中医药人员数和执业(助理)医师数均高于全国平均水平,而中部地区则低于全国平均水平。从发展趋势上看,各地区每万人口拥有的各项中医药资源均呈上升趋势,见表9.8和表9.9。

表9.8 2013-2017年我国中医药资源配置的基本情况

年份	中医药卫生资源总量				每万人口拥有的中医药卫生资源数量			
	中医类医疗机构数(个)	中医类医疗机构床位数(张)	中医药人员数(人)	中医类别执业(助理)医师数(人)	中医类医疗机构数(个)	中医类医疗机构床位数(张)	中医药人员数(人)	中医类别执业(助理)医师数(人)
2013	41966	794160	522519	398284	0.31	5.86	3.86	2.94
2014	43635	877255	545250	418573	0.32	6.44	4.00	3.07
2015	46541	957523	580422	452190	0.34	6.98	4.23	3.30
2016	49527	1033547	612694	481590	0.36	7.49	4.44	3.49
2017	54243	1135615	663557	527037	0.39	8.18	4.78	3.80

表 9.9 2013－2017 年各地区每万人口拥有的中医药卫生资源数量

年份	中医类医疗机构数（个）			中医类医疗机构床位数（张）			中医药人员数（人）			中医类别执业（助理）医师数（人）		
	东部	中部	西部	东部	中部	西部	东部	中部	西部	东部	中部	西部
2013	0.25	0.26	0.46	5.37	5.74	6.76	3.93	3.45	4.21	2.97	2.56	3.34
2014	0.26	0.27	0.47	5.81	6.30	7.56	4.08	3.58	4.37	3.10	2.69	3.47
2015	0.29	0.28	0.49	6.27	6.88	8.21	4.34	3.73	4.65	3.36	2.85	3.72
2016	0.31	0.29	0.52	6.65	7.39	8.88	4.57	3.89	4.87	3.57	3.00	3.93
2017	0.35	0.31	0.54	7.23	8.03	9.80	4.98	4.14	5.21	3.93	3.24	4.23

2. 基尼系数分析

2013－2017 年我国中医药资源按人口配置的基尼系数为 0.102－0.2855,其中只有中医类医疗机构的基尼系数是 0.2－0.3,其他均在 0.2 以下。从发展趋势上看,2013－2017 年中医类医疗机构床位的基尼系数逐年上升,不公平性增加,其他各项指标的基尼系数总体均呈下降趋势,不公平性减小,见表 9.10。

表 9.10 2013－2017 年中医药资源按人口配置的基尼系数

年份	中医类医疗机构数（个）	中医类医疗机构床位数（张）	中医药人员数（人）	中医类别执业（助理）医师数（人）
2013	0.2855	0.1022	0.1407	0.1498
2014	0.2794	0.1077	0.1382	0.1470
2015	0.2800	0.1090	0.1399	0.1513
2016	0.2756	0.1130	0.1355	0.1453
2017	0.2643	0.1166	0.1332	0.1421

3. 泰尔指数分析

(1)总泰尔指数及其分解情况分析

从总的泰尔指数计算结果来看,2013－2017 年各项中医药资源的泰尔指数为 0.0172－0.1352,其中中医类医疗机构的泰尔指数最大,中医药人员、中医类别执业(助理)医师次之,中医类医疗机构床位的泰尔指数最小。从发展趋势上看,2013－2017 年,除中医类医疗机构床位的泰尔指数呈上升趋势外,其他各项指标总体均呈下降趋势。从泰尔指数分解结果来看,2013－2017 年各项指标区域间与区域内的泰尔指数分别为 0.0030～0.0382 和 0.0127～0.0977,且区域间的泰尔指数均远小于区域内的泰尔指数。从发展趋势上看,2013－2017 年中医类别执业(助理)医师区域间的泰尔指数变化不明显,中医类医疗机构区域间的泰尔指数逐年下降,中医药人员和中医类医疗机构床位则逐年上升;对于区域内的泰尔指数,除中医类医疗机构床位呈上升趋势外,其他各项指标总体均呈下降趋势,见表 9.11。

(2)各地区中医药资源配置的公平性分析

2013－2017 年,东部地区与中、西部地区相比,中医类医疗机构配置的公平程度最高,且泰尔指数逐年下降,公平性进一步增加;中医类医疗机构床位配置的公平程度最低,且泰尔指数总体呈上升趋势,不公平性加大。与东、西部地区相比,中部地区中医类医疗机构配置的公平程度

表 9.11 2013-2017 年全国中医药资源配置的泰尔指数及其分解

年份	中医类医疗机构数（个）			中医类医疗机构床位数（张）			中医药人员数（人）			中医类别执业（助理）医师数（人）		
	区域内	区域间	全国	区域内	区域间	全国	区域内	区域间	全国	区域内	区域间	全国
2013	0.097	0.0382	0.1352	0.0127	0.0045	0.0172	0.0307	0.003	0.0337	0.0324	0.0052	0.0377
2014	0.0936	0.0345	0.1282	0.0128	0.0059	0.0187	0.0303	0.0031	0.0333	0.0318	0.0047	0.0365
2015	0.0977	0.0324	0.1301	0.0127	0.0061	0.0188	0.0306	0.0037	0.0343	0.0332	0.0053	0.0385
2016	0.0936	0.0312	0.1248	0.013	0.007	0.02	0.0287	0.0041	0.0328	0.0306	0.0056	0.0362
2017	0.0884	0.0264	0.1148	0.0139	0.0078	0.0217	0.0268	0.0045	0.0313	0.0287	0.0056	0.0342

最低,但泰尔指数逐年下降,不公平性减小;中医药人员、中医类别执业（助理）医师公平程度均最高,但泰尔指数总体均呈上升趋势,公平性减小。与东、中部地区相比,西部地区中医药人员和中医类别执业（助理）医师公平程度均最低,但泰尔指数总体均呈下降趋势,不公平性减小,见表 9.12。

表 9.12 2013-2017 年各地区中医药卫生资源配置的泰尔指数

年份	中医类医疗机构数（个）			中医类医疗机构床位数（张）			中医药人员数（人）			中医类别执业（助理）医师数（人）		
	东部	中部	西部	东部	中部	西部	东部	中部	西部	东部	中部	西部
2013	0.055	0.1604	0.0877	0.0171	0.0076	0.0118	0.0279	0.0157	0.0526	0.0247	0.0183	0.0608
2014	0.0533	0.1525	0.0871	0.017	0.0086	0.0113	0.0284	0.0147	0.0513	0.0243	0.0171	0.0602
2015	0.052	0.1664	0.0879	0.0153	0.0109	0.0106	0.029	0.0155	0.0505	0.0261	0.0181	0.0615
2016	0.0514	0.1578	0.084	0.0164	0.011	0.01	0.0287	0.0163	0.043	0.0256	0.0187	0.0521
2017	0.0506	0.1445	0.0816	0.0182	0.0096	0.0122	0.0272	0.0165	0.0379	0.0248	0.0191	0.0455

（3）泰尔指数贡献率分析

2013-2017 年各项中医药资源的区域内泰尔指数贡献率最小为 64.18%,远大于区域间泰尔指数贡献率。从发展趋势上看,除中医类医疗机构区域间泰尔指数贡献率呈下降趋势外,其他各项指标总体均呈上升趋势;中医类医疗机构的区域内泰尔指数贡献率呈上升趋势,其他各项指标均呈下降趋势,见表 9.13。进一步分析各地区中医药资源配置的泰尔指数贡献率,对于中医类医疗机构,中部地区的贡献率最大;对于中医类医疗机构床位,东部地区的贡献率最大,说明中医类医疗机构数和其床位配置的不公平性分别受中部和东部地区内部差异的影响较大。西部地区中医类别执业（助理）医师配置的泰尔指数对总泰尔指数的贡献率最大,不公平性配置因素主要来源于西部地区内部差异。对于中医药人员,东部和西部地区的贡献率均较大,不公平性主要来源于东、西部地区内部差异,见表 9.14。

表 9.13　2013－2017 年中医药卫生资源配置总泰尔指数中区域间和区域内的贡献率(％)

年份	中医类医疗机构数（个）		中医类医疗机构床位数（张）		中医药人员数（人）		中医类别执业（助理）医师数（人）	
	区域内	区域间	区域内	区域间	区域内	区域间	区域内	区域间
2013	71.77	28.23	73.87	26.13	91.06	8.94	86.11	13.89
2014	73.07	26.93	68.43	31.57	90.82	9.18	87.02	12.98
2015	75.07	24.93	67.41	32.59	89.09	10.91	86.18	13.82
2016	74.99	25.01	64.93	35.07	87.61	12.39	84.64	15.36
2017	77.00	23.00	64.18	35.82	85.57	14.43	83.77	16.23

表 9.14　各地区中医药卫生资源配置的泰尔指数贡献率(％)

年份	中医类医疗机构数（个）			中医类医疗机构床位数（张）			中医药人员数（人）			中医类别执业（助理）医师数（人）		
	东部	中部	西部	东部	中部	西部	东部	中部	西部	东部	中部	西部
2013	16.86	37.36	17.54	41.33	13.99	18.56	34.31	14.61	42.13	27.20	15.31	43.60
2014	17.26	37.43	18.38	37.67	14.40	16.36	35.34	13.88	41.60	27.69	14.76	44.57
2015	16.59	40.18	18.30	33.88	18.21	15.32	35.03	14.19	39.86	28.10	14.79	43.28
2016	17.12	39.63	18.24	34.06	17.27	13.61	36.43	15.58	35.60	29.41	16.16	39.07
2017	18.34	39.36	19.31	34.99	13.88	15.30	36.18	16.52	32.88	30.18	17.45	36.14

（三）中医药资源配置公平性讨论

1. 我国中医药资源配置的整体公平性较好

2013－2017 年,各项中医药资源总量、全国及各地区每万人口拥有的各项中医药资源量总体均呈上升趋势。2013－2017 年,中医类医疗机构数、中医类医疗机构床位、中医药人员、中医类别执业（助理）医师 4 项指标的基尼系数均在 0.3 以下,说明近年来在政府的宏观调控和统筹推进下,我国中医药资源配置相对公平且公平性逐步改善。

2. 中医药资源配置不公平的主要原因可能为区域差异

西部地区各项指标的泰尔指数对总体泰尔指数的贡献率均较大,说明中医药资源配置的不公平性主要是由西部地区内部差异较大所致。这与西部地区各省份的发展水平及人口密度差异较大密切相关。因此,与区域间卫生资源配置的公平性相比,各级政府更应注重区域内中医药资源配置的公平性,采取有效措施,缩小地区内部差异。

3. 中医药人力资源配置总量不足且区域性差异明显

近年来我国中医药事业发展较为迅速,2017 年中医药人员达 663557 人,中医类别执业（助理）医师数为 527037 人,但与《中医药人才发展"十三五"规划》中提出的到 2020 年中医药专业技术人员总量达到 89.33 万人,中医类别执业（助理）医师达到 69.48 万人的发展目标还相差甚远。此外,西部地区以上 2 项指标的泰尔指数及其对总泰尔指数的贡献率均相对较高,公平性较差。这既与西部地区的经济及卫生技术的发展水平有关,还与政府对医疗的倾向程度有关。

三、某省中医医院中医药人员配置公平性研究示例

中医医院是中医药传承创新发展的主阵地,是我国中医医疗机构的主体,承担着包括普通中医门诊和住院服务、急危重症及疑难疾病的诊治功能,可提供中医预防保健、健康教育、疾病控制等公共卫生服务。某省委省政府出台了一系列政策措施,大力发展中医药事业。本节以该省中医医院的中医药配置相关资料作为基础进行研究分析,从公平性维度入手,为合理配置中医药卫生人力资源分析提供案例参考。

（一）数据来源与研究方法

1. 研究对象

以某省中医医院作为研究对象,选取中医类别执业(助理)医师数、见习中医师数、中药师(士)数等反映中医药人员情况的指标作为研究指标,其指标数据主要来源于国家中医药管理局发布的《2012－2017年全国中医药统计摘编》、该省中医药综合统计管理平台统计报表以及该省统计局年度统计公报。

2. 研究方法

运用卫生资源密度指数(HRDI)指标来体现中医药人员按人口和地理面积的均衡分布,运用洛伦兹曲线与基尼系数直观体现和判断该省中医医院中医药人员按人口、地区分配的公平程度。利用Excel对指标数据进行录入、整理、处理和分析,运用散点图绘制洛伦兹曲线,并测算基尼系数。

（二）某省中医医院中医药人员发展情况

1. 某省中医医院中医药人员总体情况

2012－2017年,某省中医医院中医药人员数总体呈上升趋势,中药师(士)数占比总体呈下降趋势。2017年,中医医院中医药人员总量为8453人,与2016年相比增长了6.38%。其中,中医类别执业(助理)医师数占中医药人员总数为70.03%,见习中医师数占中医药人员总数为11.45%,中药师(士)数占中医药人员总数为18.51%。具体数据见表9.15。

表 9.15　某省中医医院中医药人员总体情况

年份	中医药人员数(人)	中医类别医师执业(助理)医师		见习中医师		中药师(士)	
		人数(人)	占比(%)	人数(人)	占比(%)	人数(人)	占比(%)
2012	5934	4343	73.19	118	1.99	1473	24.82
2013	6414	4637	72.29	217	3.38	1560	24.32
2014	6871	5071	73.80	211	3.07	1589	23.13
2015	7298	5527	75.73	190	2.60	1581	21.66
2016	7946	5445	68.53	816	10.27	1685	21.21
2017	8453	5920	70.03	968	11.45	1565	18.51

2. 各地中医医院中医药人员分布

分别从人均中医药人员拥有量、地理维度、卫生资源密度指数(HRDI)等角度分析各市中医医院中医药人员分布情况。在人均中医药人员拥有量方面,A市、B市、E市相对较高,Q市、S市相对较低;在地理维度方面,A市最高,为每平方千米0.2123人,S市最低,为每平方千米

0.0018 人；在 HRDI 分布方面，A 市最高，为 0.1885，S 市最低，为 0.0120。A 市中医药人员 HRDI 是 S 市的近 16 倍。结合人口与地理因素，中医药人员资源多集中于发达地区，并且高度集中于 A 市，各市之间人均中医药人员拥有量差异巨大。具体情况见表 9.16 所示。

表 9.16　某年省各市中医医院中医药人员配置情况

地区	中医药人员数（人）	常住人口数（万人）	辖区面积（平方千米）	每千口中医药人员数（人）	每平方公里中医药人员数（人）	中医药人员 HRDI
A 市	1803	1076.62	8494	0.1675	0.2123	0.1885
B 市	371	246.55	4583	0.1505	0.0810	0.1104
C 市	394	340.90	23600	0.1156	0.0167	0.0439
D 市	501	413.00	21227	0.1213	0.0236	0.0535
E 市	784	563.90	19774	0.1390	0.0396	0.0742
F 市	121	106.85	1594	0.1132	0.0759	0.0927
G 市	361	290.13	12404	0.1244	0.0291	0.0602
H 市	452	490.43	8910	0.0922	0.0507	0.0684
I 市	762	569.79	14104	0.1337	0.0540	0.0850
J 市	551	632.10	17453	0.0872	0.0316	0.0525
K 市	308	252.60	9861	0.1219	0.0312	0.0617
L 市	200	220.18	9636	0.0908	0.0208	0.0434
M 市	443	334.60	3972	0.1324	0.1115	0.1215
P 市	128	114.80	2538	0.1115	0.0504	0.0750
Q 市	61	96.20	2004	0.0634	0.0304	0.0439
R 市	133	128.66	2622	0.1034	0.0507	0.0724
S 市	6	7.69	3253	0.0780	0.0018	0.0120

3. 各地中医医院中医药人员配置公平性比较

2017 年，某省中医医院平均每千人口中医药人员数为 0.1244 人，仅有 6 个市超过全省平均水平，区域之间的中医药人员配置差异较大。平均每平方千米中医药人员为 0.0441，7 个市超过全省平均水平。A 市最高，是居中 F 市的约 6 倍，是最低的 S 市近 118 倍，可见区域差异明显，资源多集中于省内发达地区。部分市发展速度较快，其中 G 市、R 市、I 市、C 市每千人口中医药人员数的拥有量以及每平方公里中医药人员数的拥有量增长率均超过 12%。部分市发展速度衰退，其中 L 市、K 市、F 市、P 市每千口中医药人员数的拥有量以及每平方公里的中医药人员数的拥有量下降率超过 15%。具体数据详见表 9.17 所示。

4. 洛伦兹曲线和基尼系数分析

将该省各市中医医院每千人口中医药人员拥有量由小到大排序，以各市常住人口与地理面积累计比为横坐标，以中医药人员数累计比为纵坐标，绘制中医医院中医药人员按人口分布的洛伦兹曲线（图 9.21）、按地理分布的洛伦兹曲线（图 9.22），并计算基尼系数。

2012 年、2015 年和 2017 年按人口分布的基尼系数分别为 0.0871、0.0892 和 0.0868，总体呈下降趋势,均低于 0.20,近几年来中医医院中医药人员配置的公平性总体呈改善状态。2012 年、2015 年和 2017 年按地理面积分布的基尼系数为 0.3002,0.2802 和 0.2775。介于 0.2—0.4 之间,总体呈下降趋势。

表 9.17　某省各市 2012 年、2015 年与 2017 年中医药人员配置基本情况

地区	辖区面积 (平方千米)	常住人口 (万人)			中医药人员数 (人)			每千口中医药人员数 (人)			每平方公里中医药人员数(人)		
		2012 年	2015 年	2017 年	2012 年	2015 年	2017 年	2012 年	2015 年	2017 年	2012 年	2015 年	2017 年
A 市	8494	1012.00	1060.77	1076.62	1699	1717	1803	0.1679	0.1619	0.1675	0.2000	0.2021	0.2123
B 市	4583	244.07	245.80	246.55	359	347	371	0.1471	0.1412	0.1505	0.0783	0.0757	0.0810
C 市	23600	335.68	338.30	340.90	344	387	394	0.1025	0.1144	0.1156	0.0146	0.0164	0.0167
D 市	21227	408.83	411.50	413.00	517	507	501	0.1265	0.1232	0.1213	0.0244	0.0239	0.0236
E 市	19774	555.14	561.40	563.90	703	659	784	0.1266	0.1174	0.1390	0.0356	0.0333	0.0396
F 市	1594	105.35	105.95	106.85	124	122	61	0.1177	0.1151	0.0571	0.0778	0.0765	0.0383
G 市	12404	288.52	289.63	290.13	209	216	361	0.0724	0.0746	0.1244	0.0168	0.0174	0.0291
H 市	8910	483.31	487.80	490.43	452	368	452	0.0935	0.0754	0.0922	0.0507	0.0413	0.0507
I 市	14104	571.94	570.59	569.79	579	634	762	0.1012	0.1111	0.1337	0.0411	0.0450	0.0540
J 市	17453	623.19	629.10	632.10	568	661	551	0.0911	0.1051	0.0872	0.0325	0.0379	0.0316
K 市	9861	247.50	250.70	252.60	379	299	308	0.1531	0.1193	0.1219	0.0384	0.0303	0.0312
L 市	9636	217.81	219.08	220.18	237	274	200	0.1088	0.1251	0.0908	0.0246	0.0284	0.0208
M 市	3972	330.58	332.70	334.60	463	454	443	0.1401	0.1365	0.1324	0.1166	0.1143	0.1115
P 市	2538	118.49	115.50	114.80	169	143	128	0.1426	0.1238	0.1115	0.0666	0.0563	0.0504
Q 市	2004	95.04	95.80	96.20	66	51	61	0.0694	0.0532	0.0634	0.0329	0.0254	0.0304
R 市	2622	133.90	129.20	128.66	88	87	133	0.0657	0.0673	0.1034	0.0336	0.0332	0.0507
S 市	3253	7.65	7.68	7.69	5	5	6	0.0654	0.0651	0.0780	0.0015	0.0015	0.0018

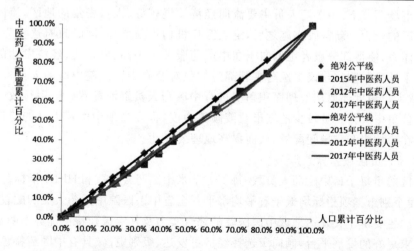

图 9.21　某省各市中医医院中医药人员资源按人口分布的洛伦兹曲线

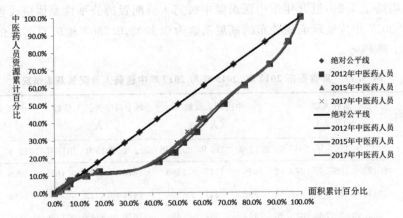

图 9.22　某省各市州公立中医医院卫生资源按地理分布的洛伦兹曲线

(三)省中医医院中医药人员配置讨论与建议

1. 中医药人员配置总体合理

2012年,2015年和2017年某省中医医院中医药人员按人口分布的基尼系数均低于0.2,按地理分布的基尼系数均低于0.4,并呈下降趋势,表明中医医院中医药人员分布相对公平,配置相对合理。可能与近年来中医医院开始重视中医药人才引进以及政府部门加大对中医药事业的财政投入有关,使中医药人员配置公平性有所改善,取得了成效。2012-2017年,中医药人员总量、每千人口中医药人员拥有量以及各市每千人口中医药人员总体呈上升趋势。虽然中医药人员资源增长速度相对滞后,但基本上还是在合理的上升空间内,基本满足中医药服务的需求。

2. 中医药人员按人口配置的公平性优于地理公平性

2012年、2015年与2017年数据比较,中医医院中医药人员资源配置的按人口分布的公平性都要优于地理公平性。2017年的人口、地理公平性要优于2012年与2015年,说明近年来中医药人员资源配置越趋向合理。部分市地域辽阔、人口分布相对平均的地区,地理面积配置不公平更加突出。主要原因是在政府宏观调控下,中医药人员主要按人口因素,未充分考虑按地理因素。在市场调节下,中医药人员主要流向经济发展较好、人口密集的地区,流向经济落后、地广人稀地区的较少。新医改实施之后,定点医疗机构不断增加,同时政府逐步完善跨区域就医费用报销体系,使得部分患者更偏向于在中医药服务水平高、质量优、经济发达的地区就医,从而也打破了地理限制。建议中医药主管部门加强对全省中医医院中医药人员资源的合理规划,不仅要从人口角度还要从地理面积角度进行中医药人员资源配置。运用行政干预手段,加大对每平方公里中医药人员较少的城市政策倾斜力度,提高当地中医药人员的待遇,合理规划中医药人员在市域内和市域间配置,从而提高地理公平性。

3. 中医药人员区域差异悬殊

发达地区的市每千口中医药人员数、每平方千米中医药人员数和HRDI指标都远远高于省平均水平;而个别市三项指标均低于省平均水平。全省中医医院中医药人员的配置存在明显的区域性差异。主要由于欠发达地区中医医院的综合实力及其中医药特色优势不明显,部分中医药人员为追求更好的发展平台,倾向于选择经济更发达、级别更高、具有中医药特色优势的中医医疗机构;现有的中医职称评定考核政策对基层中医药人员来说难度很大,不仅直接影响工资待遇,还影响其工作积极性。经济发展相对较好的地区一方面能够为中医药人员提供更好的生活条件和薪金待遇,另一方面也能为其提供更多职称晋升和培训交流的机会,能够较好地吸引和留住人才,这就进一步增大了区域间的差距。建议政府加大对经济水平欠发达地区的中医药财政投入,促进落后地区中医药服务水平的提高,建立合理的中医药人才流动机制,引导中医药人员资源合理流动,避免中医药人员过度集中于发达地区,进而缩小区域间差距。同时,建立发达地区和欠发达地区中医医疗机构的帮扶机制,提高欠发达地区的中医药服务水平,促进该类地区人民群众享受较好的中医药健康服务。

第十章　中医医院统计数据安全

　　数据安全是医院信息化建设中不可回避、必须解决的基础问题,是业务应用系统最根本的核心问题,是医院信息化人与数据采集、管理、存储、使用人员越来越关注的问题。近年来,随着大数据、移动互联网、云计算等信息技术的不断发展和广泛应用,给网络安全与数据安全带来了新的挑战,中医医院在推动信息化建设、开展统计数据抽取汇集分析利用时,对数据安全提出了更高的要求。本章主要介绍数据安全相关法律法规、中医医院统计数据安全管理、数据安全技术。

第一节　数据安全相关法律法规

　　数据安全是通过采取必要的管理和技术措施,确保数据处于有效保护和合法利用的状态,以及具备保障持续安全状态的能力,保障数据的安全与合法有序流动。换句话说,就是要保证数据在收集、存储、使用、加工、传输、提供、公开等全生命周期过程的安全。数据作为新型生产要素,正深刻影响着国家经济社会的发展,促进着我国数字基础设施的发展与产业的迭代升级,使得数字经济成为我国经济高质量发展的新引擎。国家高度重视数据安全,先后出台了《网络安全法》《数据安全法》《个人信息保护法》等法律,布局数据资源安全保护,强化数据安全保障能力。国家卫生健康委、国家中医药管理局也出台了《国家健康医疗大数据标准、安全和服务管理办法(试行)》《关于落实卫生健康行业网络信息与数据安全责任的通知》等制度和要求,强化医疗健康和中医药领域数据安全责任落实、管理措施与技术防护。

一、数据安全相关法律

(一)数据安全法

　　《数据安全法》是为规范数据处理活动,保障数据安全,促进数据开发利用,保护个人、组织的合法权益,维护国家主权、安全和发展利益制定的法律,是我国第一部专门规定"数据"安全的法律,于 2021 年 6 月 10 日第十三届全国人民代表大会常务委员会第二十九次会议通过,2021年 9 月 1 日起施行。《数据安全法》共七章五十五条,围绕数据安全与发展、数据安全制度、数据安全保护医务、政务数据安全与开放等进行规定。

　　《数据安全法》基于总体的国家安全观,将数据主权纳入国家主权范畴,进一步将数据要素的发展与安全统筹起来,为我国数字化转型,构建数字经济、数字政府、数字社会提供法治保障。明确了其适用于在我国境内开展数据处理活动及其安全监管,对在境外开展数据处理活动,损害我国国家安全、公共利益或者公民、组织合法权益的,依法追究法律责任。规定了各地区、各部门的数据安全责任,中医药主管部门也不例外。中医医院、信息化人、数据采集使用人员在开展数据处理活动时,应当遵守法律法规,尊重社会公德和伦理,遵守商业道德和职业道德,诚实守信,履行数据安全保护义务,承担社会责任,不得危害国家安全、公共利益,不得损害个人、组织的合法权益。

数据安全与发展章节坚持安全与发展并重,坚持以数据开发利用和产业发展促进数据安全,坚持以数据安全保障数据开发利用和产业发展,保护个人、组织与数据有关的权益,促进以数据为关键要素的数字经济发展。主要包括实施大数据战略,制定数字经济发展规划;支持开发利用数据提升公共服务的智能化水平;支持数据开发利用和数据安全技术研发、技术推广和商业创新,培育数据安全产品;推进数据开发利用技术和数据安全标准体系建设;促进数据安全检测评估、认证等服务的发展;培育数据交易市场;支持采取多种方式培养专业人才等。

数据安全制度章节要求,建立数据分类分级保护制度,对数据实行分类分级保护,加强重要数据保护,确定重要数据保护目录,对列入目录的数据进行重点保护;建立集中统一、高效权威的数据安全风险评估、报告、信息共享、监测预警机制,加强数据安全风险信息的获取、分析、研判、预警工作;建立数据安全应急处置机制、数据安全审查制度、出口管制制度,有效应对和处置数据安全事件。

数据安全保护义务章节专门落实开展数据活动的组织、个人的主体责任,任何组织、个人收集数据应当采取合法、正当的方式,不得窃取或者以其他非法方式获取数据。开展数据处理活动应当遵守法律法规,建立健全的全流程数据安全管理制度,组织开展数据安全教育培训,采取相应的技术措施和其他必要措施,保障数据安全;应当加强数据安全风险监测、定期开展风险评估,及时采取补救措施或处置措施,并履行相应的报告义务。从事数据交易中介服务的机构提供服务时要求数据提供方说明数据来源,审核交易双方的身份,并留存审核、交易记录。

政务数据安全与开放章节,规定要提高政务数据的科学性、准确性、时效性,提升运用数据服务经济社会发展的能力。规定国家机关收集、使用数据应当在其履行法定职责的范围内依照法律、行政法规规定的条件和程序进行,建立健全数据安全管理制度,落实数据安全保护责任,保障政务安全。同时还对国家机关委托他人存储、加工或者向他人提供政务数据的审批要求和监督义务作出规定,要求应履行数据安全保护义务,不得擅自留存、使用、泄露或者向他人提供政务数据。国家机关按照规定及时准确公开政务数据,制定政务数据开放目录,构建政务数据开放平台,推动政务数据开放利用。

（二）个人信息保护法

《个人信息保护法》集中体现了以人民为中心的立法理念,并在国家层面建立健全个人信息保护制度,预防和惩治侵害个人信息权益的行为,于 2021 年 8 月 20 日第十三届全国人大常委会第三十次会议表决通过,2021 年 11 月 1 日起施行,标志着我国个人信息保护立法体系进入新的发展阶段,对公民信息权益的维护以及数字经济的发展具有重要意义。《个人信息保护法》共八章七十四条,围绕个人信息处理规则、国家机关处理个人信息的特别规定、个人信息跨境提供的规则、个人在个人信息处理活动中的权利、个人信息处理者的义务、履行个人信息保护职责的部门等进行规定。

在总则章节规定了本法制定目的和适用范围,给出了个人信息的定义,个人信息是以电子或者其他方式记录的与已识别或者可识别的自然人有关的各种信息,不包括匿名化处理后的信息。个人信息的处理包括个人信息的收集、存储、使用、加工、传输、提供、公开、删除等。要求在处理个人信息时应当遵循公开、透明原则,公开个人信息处理规则,明示处理的目的、方式和范围,并采取必要措施保障所处理的个人信息的安全,不得非法收集、使用、加工、传输个人信息,不得非法买卖、提供或者公开患者个人信息;不得从事危害国家安全、公共利益的个人信息处理活动。医院收集、存储、使用、加工、传输大量的患者信息,其中具有非常多的个人信息,我们必须按照这些规定处理好个人信息,不过度收集,不随意共享与公开,要制定相关数据处理制度和程序,全力保障患者个人信息的安全。

在个人信息处理规则章节从一般规定、敏感个人信息的处理规则、国家机关处理个人信息的特别规定三个方面进行了规定。在一般规定方面,规定了个人信息处理者可处理个人信息的情形,如取得个人的同意、为履行法定职责或法定义务所必需,规定了明示同意(充分知情、自愿明确)、授权同意(法定单独或书面同意)、重新取得同意(变更需重新同意)、撤销权(个人有权撤回同意)等个人信息处理同意方式,共同处理、委托处理、转移处理、共享处理、自动化决策、公共采集等处理规定。在敏感个人信息的处理规则方面,给出了敏感个人信息的含义,处理的前提条件和告知要求;在国家机关处理个人信息的特别规定方面,要求应依照规定的权限和程序进行,不得超出履行法定职责所必需的范围和限度,履行告知义务,个人信息应当在境内存储,向境外提供的应当进行安全评估等。

在个人信息跨境提供的规则章节,规定个人信息处理者因业务等需要向境外提供个人信息的应具备的条件以及向个人告知的要求,如按照国家网信部门的规定经专业机构进行个人信息保护认证等;明确个人信息跨境提供的原则、限制措施以及对等措施。

在个人信息处理活动中的权利章节,规定了知情权和决定权、查阅和复制权、更正补充权、请求删除权、规则知晓权、信息代决定权等六大权利。

在个人信息处理者的义务章节规定,个人信息处理者应根据个人信息的处理目的、处理方式、个人信息的种类以及对个人权益的影响、可能存在的安全风险等,采取制定内部管理制度和操作规程、分类管理个人信息、应用加密和去标识化等安全技术措施、合理确定操作权限、定期开展安全教育和培训等措施确保个人信息处理活动符合法律、行政法规的规定,并防止未经授权的访问以及个人信息泄露、篡改、丢失。

履行个人信息保护职责的部门章节,规定了开展个人信息保护宣传教育,指导、监督个人信息处理者开展个人信息保护工作,接受、处理与个人信息保护有关的投诉、举报,组织对应用程序等个人信息保护情况进行测评并公布测评结果,调查、处理违法个人信息处理活动等个人信息保护职责。

（三）统计法

《统计法》于1983年12月8日由第六届全国人民代表大会常务委员会第三次会议通过,1996年5月15日第八届全国人民代表大会常务委员第十九次会议修正,2009年6月27日再次经第十一届全国人民代表大会常务委员会第九次会议修订通过,2010年1月1日起施行。全文共七章五十条,包括总则、统计调查管理、统计资料的管理和公布、统计机构和统计人员、监督检查、法律责任和附则7个章节。《统计法》是一部能够基本保障统计数据真实可信的法律,规定了统计部门与其他国家机关、社会团体、企业事业组织、个体工商户及公民在统计活动、统计管理工作中所形成的社会关系,包括统计行政机关的职权、职责;统计调查者与统计调查对象的权利、义务;违反统计法的规定或不履行职责、义务应承担的法律责任等。

中医医院在统计活动、统计管理工作中必须依法开展相应的活动。在数据安全方面,中医医院及其统计人员应当依法履行职责,如实收集、报送统计资料,不得伪造、篡改统计资料,不得以任何方式要求任何部门和个人提供不真实的统计资料。若开展统计调查时,有权就与统计有关问题询问相关人员,要求其如实提供有关情况、资料并改正不真实、不准确的资料。统计调查中获得的能够识别或者推断单个统计调查对象身份的资料,不得对外提供、泄露,不得用于统计以外的目的。

二、医疗健康数据安全管理规章

(一)健康医疗大数据安全管理制度

近年来,党中央、国务院高度重视健康医疗大数据的创新发展。为加强健康医疗大数据服务管理,促进"互联网+医疗健康"发展,充分发挥健康医疗大数据作为国家重要基础性战略资源的作用,2018年7月12日,国家卫生健康委制定发布了《国家健康医疗大数据标准、安全和服务管理办法(试行)》,加强健康医疗大数据的标准管理、安全管理和服务管理,推动健康医疗大数据惠民应用,促进健康医疗大数据产业发展,并要求提供安全的数据查询和复制渠道;建立数据安全管理、个人隐私保护、应急响应管理等相关管理制度;建立健康医疗大数据开放共享的工作机制,加强健康医疗大数据的共享和交换,确保公民个人隐私保护和数据安全。

专章规定数据安全管理,明确健康医疗大数据安全管理的范畴,建立健全相关安全管理制度、操作规程和技术规范,落实"一把手"负责制,建立健康医疗大数据安全管理的人才培养机制,明确了分级分类分域的存储要求,对网络安全等级保护、关键信息基础设施安全、数据安全保障措施、数据流转全程留痕、数据安全监测和预警、数据泄露事故可查询可追溯等重点环节提出了明确的要求。在责任单位的主体责任方面,责任单位要落实"一把手"负责制,建立健全健康医疗大数据相关管理与使用制度,强化统筹管理和协调监督。责任单位要严格落实网络安全等级保护制度,建立健全实名认证访问控制机制、网络安全通报机制和应急处置联动机制,切实加强容灾备份、加密认证、准确恢复等安全保障措施,定期对相关信息系统开展定级、备案和测评工作。对于人才培养,责任单位应建立健全的安全管理人才培养机制,为相关从业人员培训安全管理所需的知识和技能,为健康医疗大数据安全与应用发展提供人才保障。在监管单位的监管责任方面,监管单位要建立健全健康医疗大数据安全管理工作责任追究制度,完善软件评价和安全审查保密制度,定期开展健康医疗大数据应用的安全监测评估,切实保障健康医疗大数据安全。

(二)数据安全责任落实制度

2019年3月,国家卫生健康委办公厅、国家中医药管理局办公室联合印发《关于落实卫生健康行业网络信息与数据安全责任的通知》,明确网络信息与数据安全责任,增强安全意识,推进全民健康信息化建设,规范和促进健康医疗大数据、"互联网+医疗健康"和人工智能等信息技术应用发展,防范网络信息与数据安全事件发生,保障信息安全和个人隐私。同时,在全行业开展重要数据和个人信息保护专项行动,结合第三方监测,开展行业安全通报,切实提升安全防护水平,主要提出以下四点要求:

一是明确职责分工和主体责任。要求医疗卫生机构依照法律法规的规定和相关国家标准,履行网络信息与数据安全保护义务,采取相应的管理和技术措施,对职责范围内的数据安全承担主体责任。

二是建立健全数据安全工作领导责任制。各级卫生健康行政部门党委(党组)主要负责人是本行政区域内卫生健康行业数据安全第一责任人。各级各类医疗卫生机构及相关单位主要负责人是本单位数据安全第一责任人。要建立"主要负责人负总责,分管负责人牵头抓"的领导责任制。

三是落实数据安全相关方责任。要求各级卫生健康行政部门和各级各类医疗卫生机构要按照"谁主管谁负责、谁运维谁负责、谁使用谁负责"的原则，落实数据安全责任制，明确相关方责任。

四是严格执行数据安全责任追究制。要求各级卫生健康行政部门和各级各类医疗卫生机构有关人员违反或未能正确履行数据安全职责，按照有关规定追究其相关责任。

（三）医疗卫生机构网络安全管理制度

2022年8月8日，国家卫生健康委、国家中医药局、国家疾控局联合印发《医疗卫生机构网络安全管理办法》，旨在加强医疗卫生机构网络安全管理，进一步促进"互联网＋医疗健康"发展，充分发挥健康医疗大数据作为国家重要基础性战略资源的作用。

要求国家卫生健康委、国家中医药局、国家疾控局负责统筹规划、指导、评估、监督医疗卫生机构网络安全工作。县级以上地方卫生健康行政部门（含中医药和疾控部门）负责本行政区域内医疗卫生机构网络安全指导监督工作。

指出新建网络应在规划和申报阶段确定网络安全保护等级。各医疗卫生机构应全面梳理本单位各类网络，特别是云计算、物联网、区块链、5G、大数据等新技术应用的基本情况，并根据网络的功能、服务范围、服务对象和处理数据等情况，依据相关标准科学确定网络的安全保护等级，并报上级主管部门审核同意等。

明确各医疗卫生机构应依托国家网络安全信息通报机制，加强本单位网络安全通报预警力量建设。鼓励三级医院探索态势感知平台建设，及时收集、汇总、分析各方网络安全信息，加强威胁情报工作，组织开展网络安全威胁分析和态势研判，及时通报预警和处置，防止网络被破坏、数据外泄等事件等。

强调各医疗卫生机构开展人脸识别或人脸辨识时，应同时提供非人脸识别的身份识别方式，不得因数据主体不同意收集人脸识别数据而拒绝数据主体使用其基本业务功能，人脸识别数据不得用于除身份识别之外的其他目的，如评估或预测数据主体工作表现、经济状况、健康状况、偏好、兴趣等。

三、统计相关数据安全管理规章

2016年10月11日，中央全面深化改革领导小组第二十八次会议审议通过了《关于深化统计管理体制改革提高统计数据真实性的意见》，指出要保障统计数据科学性、可靠性，防范和惩治统计造假、弄虚作假，健全统一领导、分级负责的统计管理体制，健全统计数据质量责任制，确保统计资料真实准确、完整及时。专门对统计数据安全提出要求，要深化统计数据安全管理，严格按照国家有关规定，做好统计数据定密解密和数据安全管理工作。在推进统计制度方法改革任务中，提出要运用现代信息技术变革统计生产方式，创新统计调查方式方法，以调查单位名录库、企业一套表、数据采集处理系统、联网直报系统等统计"四大工程"为着力点，运用数据采集报送、数据传输交换、数据资源管理、信息发布共享、统计行政管理等五大平台，建立健全统计信息安全体系，实现统计工作全流程的电子化、网格化及智能化。

2017年11月29日，国家统计局专门印发《国家统计信息系统数据安全管理办法（试行）》，从国家统计信息系统数据安全管理职责分工、统计数据分类分级管理、安全管理基本要求、生产过程安全管理、灾备及日常备份管理等方面进行了详细规定，并给出了统计数据安全管理相关部门关系图、统计数据安全责任部门与责任岗位对应关系表、涉及统计数据安全管理的人员列表、统计信息系统数据访问使用审批表、统计信息系统数据输入接收审批表等。这一管理办法是中医医院在执行统计数据采集、传输、处理、发布、归档、销毁等过程的安全管理准则,有助于中医医院落实统计数据安全责任、实施数据安全管理与技术措施,保障中医医院统计数据安全。如在统计数据安全责任岗位方面,统计数据安全管理的责任岗位包括直接负责的主管人员和其他直接责任人员,明确业务应用部门、信息化管理部门对统计数据安全管理直接负责的主管人员及其职责,细化设置系统管理员、审计管理员、安全管理员。实行统计数据分类分级管理,规定按照数据流的不同阶段应划分为基础数据、过程数据、综合汇总数据等类别,根据各个类别的重要性不同,所处不同阶段分为一般数据、重要数据、特别重要数据三个安全级别。

2022年1月7日,国家中医药管理局专门印发《防范和惩治中医药统计造假弄虚作假责任制规定(试行)》,明确规定统计人员按照工作分工和岗位职责对防范和惩治统计造假、弄虚作假工作负直接责任,应如实采集、处理、存储、报送统计资料,不得伪造、篡改统计资料,不得以任何方式要求任何单位和个人提供不真实的统计资料。并要求不得自行修改统计人员依法收集、整理的统计资料,不得以任何方式要求统计人员伪造、篡改统计资料。

2022年11月4日,国家中医药管理局专门印发《中医药统计工作管理办法(试行)》,明确规定中医药统计业务相关机构应当强化统计资料管理责任,按照国家有关规定设置原始记录和统计台帐,建立健全统计资料审核、查询、订正、签署、交接、归档等管理制度,确保统计数据的规范管理和安全使用。强调任何单位和个人不得擅自复制、隐匿、更改、毁弃在规定保存年限内的统计资料原始记录和统计台帐,应当严格执行数据安全相关法律法规,实施网络安全等级保护制度,落实数据分类分级保护制度,加强统计业务信息系统和数据的安全建设和运维管理,对关键信息基础设施、重要数据资源实行重点保护,并加强对统计业务信息系统承建者与运营者的安全保密管理,确保数据安全可控。特别指出应当保护统计调查对象隐私,并贯穿统计工作全过程,统计调查中获得的能够识别或推断单个统计调查对象身份的资料,任何单位和个人不得对外提供、泄露,不得用于统计以外的目的。

第二节　中医医院统计数据安全管理

中医医院统计数据安全是一个需要医院内部、外部相互协调配合的系统化的过程,具备系统性、动态性、复杂性等基本特征。中医医院高质量发展需要高质量的统计数据作为支撑,高质量的统计数据收集、存储、传输等过程管理离不开与外界之间的交换,医院内部各部门之间也在不断进行统计数据的流通,这就要求我们对统计数据安全的管理高度重视,深刻认识其重要性和必要性。

一、统计数据安全管理的基本原则

(一)职责明确

中医医院应根据医院使命、统计数据规模与价值、组织业务等因素,明确不同角色和统计数据活动的安全责任,设立中医医院统计数据安全管理者,明确担任统计数据安全管理者角色的人员或部门,为医院统计数据及其应用安全负责。明确各角色的相关安全职责,确定中医医院统计数据安全管理者、数据安全执行者、数据安全审计者,以及其他数据安全相关角色的职责。同时,要确定好中医医院统计数据主要活动的实施主体及安全责任。

(二)安全合规

中医医院应制定统计数据安全管理策略和操作规程,确保中医医院统计数据的各项活动满足数据安全管理法律法规和标准规范等,理解并遵从统计数据安全相关的法律法规、规章制度、标准规范等,正确处理好患者个人信息、医院运营数据、绩效考核数据等数据利用与安全之间的管理,并实施合理的跨组织统计数据保护的策略和实践,确保数据交换、共享、使用合法合规。

（三）质量保障

中医医院在采集和处理统计数据的过程中,建立数据质量控制体系和数据质量控制规章制度,明确数据质量控制机制和规则,构建医院统计数据纠错和定期检查数据质量的机制,保障医院统计数据的准确性、可用性、完整性和时效性。

（四）数据最小化

统计数据实行分类分级管理,保证只采集和处理满足统计研究与分析利用目的所需的最小统计数据,即在采集统计数据前,明确统计数据的使用目的、所需统计数据范围,以及提供适当的管理和技术措施保证只采集和处理与目的相关统计数据项和数据量。对不同安全级别的统计数据要实施恰当的安全保护措施,确保统计数据平台及业务的安全控制措施和策略有效。

（五）风险可控

中医医院统计数据转移或上报给卫生健康行政管理部门、中医药主管部门以及其他组织时,要进行数据安全风险评估,确保医院统计数据转移后的风险可承受,明确界定接收方接收的统计数据范围和安全要求,确保其提供同等或更高的数据安全管理与技术防护水平。注重统计数据的完整性、保密性和可用性,解决风险评估和安全检查中所发现的安全风险和脆弱性,并对安全防护措施不当所造成的安全事件承担责任。

（六）最小授权

控制统计数据活动中的数据访问权限,保证在满足业务需求的基础上实行最小化权限,赋予统计数据活动主体的最小操作权限和最小数据集,研究制定数据访问授权审批流程,对统计数据活动主体的数据操作权限和范围变更制定申请审批流程,并及时回收过期的数据访问权限。记录统计数据活动中各项操作的相关信息,且保证记录不可伪造和篡改,并采取有效技术措施保证对统计数据活动的所有操作可追溯。

二、统计数据安全管理需求

（一）保密性需求

统计数据是中医医院现代化管理、发展战略决策的依据和参考,涵盖着医院高质量发展数据、患者个人信息、诊疗信息、管理信息、绩效考核数据等基础性资料,具有一定范围的保密性,在当前数字技术深入应用时代,需要应用先进的技术、可靠的协议来保障数据采集汇聚、存储交换、分析利用、分发使用等操作中的安全要求,可使用访问控制、加密机制等措施。在统计数据运算阶段可使用同态加密等算法加密等;在数据汇聚应用阶段,注重敏感信息保护,可通过数据脱敏、数据匿名化等方法确保汇聚数据时不暴露敏感信息,让个人信息主体无法被识别。

（二）完整性需求

完整性是反映中医医院统计数据高质量的一个关键指标,是为各级各类中医医院、中医药主管部门、医疗健康行政主管部门进行区域医疗资源配置、人力资源建设、医院战略发展的数据基础。中医医院需要在采集阶段,确保统计数据来自于已认证的统计数据源,保证数据来源可验证;在传输阶段,确保统计数据活动过程中数据传输的安全,保证不失真、不丢失、不被窃取;在存储阶段,确保存储数据及其副本的完整性,为数据分析挖掘提供可靠的支撑与服务。

（三）可用性需求

数据可用性是中医医院使用统计数据的重要指标。中医医院统计数据的来源多种多样、结构复杂，数据模态千差万别，质量参差不齐，加工整合困难，在数据获取阶段必须把住质量关，探索从多个业务应用信息系统数据源头有效地获取高质量数据的理论和方法，研究数据过滤方法，建立具有容灾能力的统计数据平台，实现高质量数据获取和融合汇交，确保能够从正确的统计数据中发掘知识、提供科学决策数据。

（四）共享应用需求

数据共享的程度能够反映一个国家、地区、中医医院信息化发展水平，数据共享程度越高，信息化发展水平越高。实现数据共享可以使更多的人更充分地使用已有数据资源，减少相同指标数据的采集，可以把精力重点放在开发新的应用和数据挖掘上去，充分激活数据要素资源价值。中医医院业务应用系统众多，数据内容、数据格式和数据质量千差万别，建设时间、数据存储格式等极有可能不同，时常出现数据格式不能转换或数据转换格式后丢失信息等问题，不利于数据之间的流动、交换和共享。若要实现数据共享需要建立一套统一的、法定的数据交换标准，规范数据格式，让不同的用户尽可能采用规定的数据标准。

三、统计数据安全管理目标与主要内容

（一）数据安全管理目标

中医医院在实现统计数据价值的同时需确保其安全性，遵循《网络安全法》《数据安全法》《个人信息保护法》等相关的法律法规、标准规范，通过各种数据安全技术和管理手段，保证自身控制和管理的统计数据安全风险可控，满足中医医院统计数据相关方的数据保护要求，为现代化中医医院建设、中医医院高质量发展提供可靠准确的数据支撑服务。

（二）数据安全管理主要内容

1. 分析统计数据的安全需求。中医医院应分析在新时代医院信息化建设环境下如何保障统计数据的保密性、完整性和可用性等安全问题，研究医院统计数据活动过程中可能对国家安全、社会影响、公共利益、个人的生命财产安全等造成的影响和因素，并明确解决这些问题和影响的数据安全需求。

2. 实行统计数据分类分级管理。中医医院应先对统计数据进行分类分级，根据不同的数据分级选择适当的安全措施。根据统一制定的数据分类分级标准，对数据进行分类分级划分，梳理数据分类分级清单，形成医院层面的数据分类分级清单，定期审阅和修订数据分类分级清单；编撰数据分类分级管理的工具表单、流程规范等，进一步细化和落实数据分类分级管控，制定考核和审计工作方案。在完成数据定类定级后，应对数据的分类分级结果进行检查和汇总，定期对清单进行评审，抽查数据定级定类的合理性和准确性，维护修订好数据分类分级清单；落实数据分类分级的差异化管控，依据数据的级别、类别对数据进行标识，包括对电子文档、纸质文档的标识等，保护数据安全。

3. 明确统计数据活动过程所需的安全要求。中医医院应理解主要统计数据活动的特点和可能涉及的数据操作，明确各统计数据活动的安全要求。如在采集数据时，应采取措施对采集的数据的合法性进行评估；在存储数据时，内部数据由医院数据安全管理者确定是否对其进行加密存储，数据存储应满足应用层、数据平台层、操作系统层和数据存储层等不同层次的数据存储加密需求；在处理数据时，采用加密、脱敏等技术措施，保证数据处理过程的安全性，根据数据不同级别采用相应的数据脱敏服务组件或技术手段；在分发数据时，建立严格的数据分发机制

和流程,经过适当的审批后方能进行分发;在删除数据时,建立医院统计数据删除策略和管理制度,记录数据删除的操作时间、操作人、操作方式、数据内容等相关信息,根据需要进行检查和审计。

4. 评估统计数据安全风险。中医医院除开展信息系统安全风险评估外,还应从统计数据环境潜在的系统脆弱点、恶意利用以及应对措施等评估统计数据安全风险。首先应做好统计数据安全风险评估的基础工作,梳理医院统计业务,理清医院统计数据资源,识别摸底医院统计数据资产,确认医院数据资产范围及重要程度。考虑已知威胁利用统计数据资产的可能性,以及如果发生这种利用所产生的后果或不利影响(即危害程度),定性或定量地确定统计数据安全风险。在分析中重点要围绕数据生命周期,最终的评估结果是医院某个业务或威胁场景之下利用某个资产的某个脆弱性造成某种破坏,该破坏的可能性有多大,破坏后影响有多大,进而综合评价数据安全风险有多大。特别是在梳理数据处理活动风险时,首先考虑是否存在违法行为风险,依据已发布的法律法规进行法律遵从性评估。数据安全风险评估结果可作为医院数据安全治理、监督、审计和评价的重要参考依据。

(三)安全管理角色及责任

中医医院应根据医院规模、业务发展、统计数据量等建立统计数据安全管理组织,明确不同角色及其职责,至少包含数据安全管理者、数据安全执行者、数据安全审计者等角色。

1. 数据安全管理者:负责制定统计数据安全管理制度,开展统计数据分类分级管理,组织落实和监督执行有关业务部门统计数据安全工作,组织数据安全风险评估等。具体职责有:确定医院统计数据的分类分级初始值,制定统计数据分类分级指南;与提供统计数据业务的有关部门合作,确定统计数据安全级别;评估医院统计数据安全风险,制定中医医院统计数据安全基本要求和管理策略;对统计数据访问进行授权,包括授权给医院内部的业务部门、外部组织等;建立统计数据安全管理监督机制,监视统计数据安全管理机制的有效性。

2. 数据安全执行者:负责制定统计数据安全相关细则,具体落实各项统计数据安全措施,配合统计数据安全管理者执行各项工作。具体职责有:根据数据安全管理者的要求实施统计数据安全措施,为统计数据安全管理者授权的相关方分配数据访问权限,配合数据安全管理者处置医院统计数据安全事件,记录数据活动日志等。

3. 数据安全审计者:对统计数据安全策略的适当性进行评价,检测医院统计数据安全是否违规,形成数据安全审计报告。具体职责有:审核医院统计数据活动的主体、操作及对象等数据的相关属性,定期审核医院统计数据的使用情况等,确保数据活动的过程和相关操作符合相应的医院统计数据安全管理和技术要求。

四、统计数据的分类分级

(一)分类分级原则

(1)科学性。中医医院应按照统计数据的多维特征及其相互间逻辑关联进行科学和系统地分类,再按照不同类别和级别的统计数据安全需求实施相应安全管理和技术措施。

(2)稳定性。以医院统计数据最稳定的特征和属性为依据制定分类和分级方案。

(3)实用性。数据分类应确保每个类下面均有相应数据,不设没有意义的类目,数据类目划分符合数据分类的普遍认识。数据分级应确保分级结果能为数据保护提供有效信息。

(4)扩展性。数据分类分级方案在总体上应具有概括性和包容性,能针对医院各种类型统计数据开展分类分级管理,满足将来可能出现的数据分类和分级要求。

（二）分类分级流程

中医医院应结合自身业务特点,针对统计数据的采集、存储、处理、共享和利用等全生命周期过程,制定中医医院统计数据分类分级规范,包含统计数据分类方法及指南、统计数据分级详细清单、每类统计数据的初始安全级别、统计数据分级保护安全要求等。

中医医院应首先分析统计数据指标,结合医院业务发展实际和行业监管要求,研究统计数据的分类分级需求,研究制定适合医院发展实际的统计数据分类分级规范;统计数据安全管理者根据制定的统计数据分类分级规范对医院的统计数据进行分类,拟定分类数据的初始安全级别;数据安全管理者、数据安全执行者、数据安全审计者共同分析统计业务、数据安全风险、安全防护措施等因素,邀请行业内外的统计、信息技术、信息安全、数据挖掘等领域的专家,共同论证评估初始安全级别是否满足医院统计数据安全需求,对不恰当的数据分级进行调整,确定好统计数据安全级别。中医医院统计数据分级基本流程见图10.1。

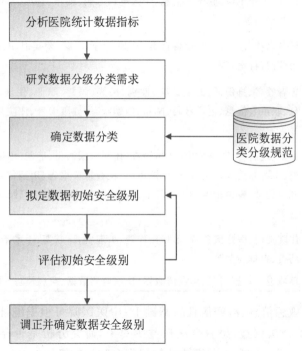

图 10.1　中医医院统计数据分级基本流程

（三）统计数据分类

中医医院统计数据可按照医疗健康业务领域、业务开展情况以及中医药医疗、保健、科研、教育、文化、产业、国际合作等业务进行数据分类,具体还应结合《国家中医药综合统计制度》《全国卫生资源与医疗服务统计调查制度》等法定统计调查制度、医院统计相关标准进行细化分类,将中医医院统计数据分类为中医医院基本数据、中医医院运营数据、人力资源数据、医用设备配置数据、患者个人基本数据、患者就诊数据息、患者支付数据、公共卫生数据等。

（四）统计数据分级

中医医院统计数据分级需要医院主管领导、业务专家、安全专家等共同确定,可按照公开信息与敏感信息的概念和范围将统计数据分为公开信息和敏感数据。敏感数据应参照《信息安全技术个人信息安全规范》(GB/T 35273—2017)中规范的个人信息控制者在收集、存储、使用、共享、转让、公开披露等信息处理环节中的相关行为,避免个人信息非法收集、滥用、泄漏等乱象,最大程度地保障个人的合法权益和社会公共利益。若涉及到涉密信息,必须按照《保密法》等有关规定严格执行涉密信息的采集、处理、保存、传输、利用等保密措施(见表10.1)。

表 10.1 中医医院统计数据类别与范围示例

数据类别	范围
中医医院基本数据	机构登记注册信息、机构地址、地理位置、成立时间、法人代表、医院等级、编制人员数、在岗人员数、编制床位数、实有床位数等基本信息
中医医院运营数据	门急诊人次数、出院人数、门诊服务情况、住院服务情况、处方使用情况、病床使用情况、医师工作效率等
人力资源数据	执业(助理)医师、注册护士等类别人员的姓名、身份证、出生日期、性别、民族、国籍、住址、工作单位、联系人信息、个人电话号码、邮箱、学历、学位、所学专业、所在科室、注册机构等
医用设备配置数据	设备名称、设备类别、设备台数、产地、生产厂家、购买时间、购买单价、使用情况、使用部门(科室)等
患者个人基本数据	患者姓名、身份证、出生日期、性别、民族、国籍、职业、住址、工作单位、家庭成员信息、联系人信息、电话号码、邮箱、婚姻状态、健康卡号、住院号、各类检查检验相关单号等
患者就诊数据	主诉、现病史、既往病史、体格检查(体征)、家族史、症状、中医四诊信息、中药处方数据、中医非药物疗法数据、住院医嘱、检查检验报告、用药信息、病程记录、手术记录、麻醉记录、输血记录、护理记录、入院记录、出院小结、转诊(院)记录、知情告知信息等
患者支付数据	住院费用、医疗服务费、治疗操作费、护理费、诊断费、手术治疗费、中医治疗费、中成药费、中草药费等
公共卫生数据	环境卫生数据、传染病疫情数据、疾病监测数据、疾病预防数据、出生死亡数据等

在分为公开信息、敏感信息、涉密信息的基础上,中医医院可根据统计数据对国家安全、公众安全、个人隐私、医院合法权益、患者合法权益等对象,研究分析是否存在严重损害、一般损害、轻微损害、无损害等程度影响,来定级统计数据安全防护的级别。对于同一批数据中字段的分级不同的情况,按照数据保护定级最高的字段的级别对数据进行保护。数据级别具有动态性,与数据粒度、记录条数、数据主体、数据日期等密切相关,在实际数据定级过程中应综合考虑评估,并需要适时调整级别。如数据脱敏时,经不可还原的数据脱敏(如不可逆的加密)处理后,无法识别原数据的,可以调低级别;多项数据汇聚融合时,两种或两种以上低级别的数据经过组合、关联,可能产生更高级别的数据,应重新定级;同一数据在不同时间、场景可能处于不同的级别,如数据经过安全披露后,可调低级别;对于影响范围广、危害程度重的大体量数据,应酌情调高其级别;不同数据主体的同一类信息,其级别可能不同。

五、统计数据生命周期安全的管理

在统计数据生命周期中,中医医院可能参与数据采集、数据存储、数据处理、数据分发以及数据删除等生命周期的一个或多个阶段,活动和活动之间可能存在数据流,应分析各生命周期活动中的安全风险,确保数据安全防护要求、安全策略和技术规程的实施。

（一）数据采集

中医医院统计数据采集活动的目标是获取高质量数据。数据采集活动主要操作包括发现数据源、传输数据、生成数据、缓存数据、创建元数据、数据转换、数据完整性验证等。医院在开展数据采集活动时,先定义好采集数据的目的和用途,明确数据采集源和采集数据范围;其次应遵循合规原则,确保数据采集的合法性、正当性和必要性;遵循统计数据最小化原则,只采集满足业务所需的最少统计数据;制定数据质量保障的策略、规程和要求,对采集的统计数据进行分类分级标识,对不同类和级别的统计数据实施相应的安全管理策略和保障措施,并对数据采集环境、设施和技术采取必要的安全管控措施。

（二）数据处理

中医医院统计数据处理活动是通过数据分析和数据可视化等技术从统计数据中提取信息,提炼出有用知识和价值的系列操作。数据处理活动主要操作包括数据查询、数据读取、数据索引、批处理、交互式处理、流处理、数据统计分析、数据预测分析、数据关联分析、数据可视化、分析报告生成等,在管理方面应遵守数据安全相关的法律法规,明确数据处理的目的和范围,建立数据处理的内部责任制度,保证分析处理和使用统计数据不超出声明的数据使用目的和范围。遵循最小授权原则,提供统计数据细粒度访问控制机制,并从分布式处理安全、数据分析安全、数据加密处理、数据脱敏处理、数据溯源等方面考虑数据安全问题,记录和管理数据处理活动中的操作,并对数据处理结果进行风险评估,避免处理结果中包含可恢复的敏感统计数据。

（三）数据存储

中医医院统计数据存储指将统计数据静态保存在医院统计数据平台或专题数据库中,存储的数据包括采集的数据、分析和处理的结果数据等。数据存储可以是关系数据库、非关系数据库等,应支持对不同类型和格式的数据存储,且提供如文件系统接口、数据库接口等数据访问接口。中医医院统计数据存储活动主要操作包括数据编解码、数据加解密、冷热数据分级存储、数据归档持久存储、数据备份、数据更新、数据访问等,应将不同类别和级别的数据分开存储,并采取物理或逻辑隔离机制,从存储架构安全、逻辑存储安全、存储访问控制、数据副本安全、数据归档安全、数据时效性管理等层面做好数据存储安全,建立数据存储冗余策略和管理制度,以及数据备份与恢复操作过程规范。

（四）数据分发

中医医院统计数据分发活动是将相关原始数据、处理数据等不同形式的数据传递给医院内部各用户、外部实体或公众等。数据分发形式可采用线上、线下等多种方式,主要操作包括数据传输、数据导出、数据交换、数据交易、数据共享等。在统计数据分发活动过程时,数据安全管理责任不随数据转移而完全消除,要记录清楚分发时间、分发数据、数据接收方等相关信息,在数据分发前应对统计数据进行安全风险评估,评估数据分发中的传输安全风险,保证数据分发后的风险可承受,特别要对敏感数据和涉密数据的安全风险进行评估,根据评估结果对需要分发的敏感数据进行脱敏操作,对涉密数据按照涉及相关规定进行传输。建立数据发布的审核制度,严格审核发布信息符合相关法律法规要求,明确数据发布的内容和范围,定期对发布的数据进行审核。个人信息、重要数据等有出境需求时,必须根据相关法律法规、政策文件和标准执行。

（五）数据删除

中医医院统计数据删除活动主要操作包括删除元数据、删除原始数据及其副本、断开与外部实时数据流的链接、删除数据的访问接口、不可恢复的数据销毁等。数据删除活动时,应删除超出数据留存期限的相关统计数据,对留存期限有明确规定的,按相关规定执行;依照数据分类分级建立相应的数据删除机制,明确需要进行数据销毁的统计数据、方式和要求,明确销毁数据范围和流程。建立医院统计数据删除策略和管理制度,记录数据删除的操作时间、操作人、操作方式、数据内容等相关信息。

六、数据安全风险评估

中医医院对信息系统依赖程度的日益增强,统计数据安全问题也普遍受到关注。医院统计数据安全风险评估就是从风险管理角度,运用科学的方法和手段,系统地分析数据安全所面临的威胁及其存在的脆弱性,评估安全事件一旦发生可能造成的危害程度,提出有针对性地抵御威胁的防护对策和整改措施,将风险控制在可接受的水平,为防范和化解医院统计数据安全风险,最大限度地保障医院统计数据安全。数据安全风险评估作为医院统计数据安全保障工作的基础性工作和重要环节,要贯穿于医院统计工作中,经常关注医院信息化建设对数据安全产生的影响与安全。中医医院可参照《信息安全技术 信息安全风险评估规范》(GB/T 20984—2007)提出的风险评估要素、实施流程和评估方法等规定,对数据安全风险进行全面评估。

(一)数据安全等级赋值

数据保密性、完整性和可用性是评价数据安全的三个重要属性。数据安全风险评估中数据价值不是以经济价值来衡量,应从数据保密性、完整性和可用性角度分析数据安全面临的威胁、存在的脆弱性,以及采用安全措施对数据安全产生影响。数据价值应根据数据自身的特点选择对保密性、完整性和可用性最为重要的一个属性的赋值等级作为数据安全最终赋值结果;也可根据数据保密性、完整性和可用性的不同等级对其赋值进行加权计算得到数据安全等级最终赋值结果。加权方法可根据中医医院业务特点来进行确定。表 10.2 给出了中医医院统计数据安全等级示例,数据安全风险评估者可根据医院数据自身的特点,主要围绕数据保密性、完整性和可用性等方面进行风险评估。

表 10.2　中医医院统计数据等级及含义描述示例

等级	标识	描述
5	很高	非常重要,其安全属性破坏后可能对医院造成非常严重的损失
4	高	重要,其安全属性破坏后可能对医院造成比较严重的损失
3	中等	比较重要,其安全属性破坏后可能对医院造成中等程度的损失
2	低	不太重要,其安全属性破坏后可能对医院造成较低的损失
1	很低	不重要,其安全属性破坏后对医院造成很小的损失,甚至忽略不计

(二)数据安全威胁识别

中医医院开展数据安全威胁识别时,需要先对统计数据的威胁进行分类,可以通过威胁主体、资源、动机、途径等多种属性来描述。造成威胁的因素可分为人为因素、环境因素等。根据威胁的动机,人为因素又可分为恶意和非恶意两种。环境因素包括自然界不可抗的因素和其他物理因素。威胁作用形式可以是对信息系统直接或间接的攻击,在保密性、完整性和可用性等方面造成损害;也可能是偶发的或蓄意的事件。

在数据安全威胁分类后,可对数据安全威胁进行相应赋值,体现不同威胁级别。判断威胁出现的频率是威胁赋值的重要内容,数据安全风险评估者应根据经验和有关的统计数据来进行判断。数据安全风险评估应关注安全机构发布的安全威胁报告,了解外界窃取、利用和滥用数据可能存在的意图等。在评估中需要综合考虑医院以往安全事件报告中出现过的威胁及其频率、实际环境中通过检测工具以及各种日志发现的威胁及其频率,以及近年来安全机构发布的对整个社会或医疗行业的威胁及其频率、威胁预警,可以对威胁出现的频率进行等级化处理,不同等级分别代表威胁出现的频率的高低。等级数值越大,威胁出现的频率越高。表10.3给出了中医医院统计数据安全威胁赋值示例,在实际的评估中威胁频率的判断依据应在评估准备阶段根据历史统计或行业判断予以确定。

表 10.3　中医医院统计数据安全威胁赋值示例

等级	标识	定义
5	很高	出现的频率很高(每周大于等于一次);或在大多数情况下几乎不可避免;或可以证实经常发生过
4	高	出现的频率较高(每月大于等于一次);或在大多数情况下很可能发生;或可以证实多次发生过
3	中等	出现的频率中等(半年大于等于一次);或在某种情况下可能会发生;或可以证实多次发生过
2	低	出现的频率较小;或一般不太可能发生;或没有证实发生过
1	很低	威胁几乎不可能发生;仅可能在非常罕见和例外的情况下发生

（三）安全脆弱性识别

脆弱性识别是数据安全风险评估中最重要的一个环节。脆弱性是数据资产本身存在的,如果没有被相应的威胁所利用,单纯的脆弱性本身不会对资产造成损害。数据资产的脆弱性具有隐蔽性,有些脆弱性只有在一定条件和环境下才能显现,这也是脆弱性识别中最为困难的部分。脆弱性识别可以针对每一项需要保护的资产识别可能被威胁利用的弱点,并对脆弱性的严重程度进行评估;也可以从物理、网络、系统、应用等层次进行识别,然后与资产、威胁对应起来。对应用在不同环境中的相同的弱点,其脆弱性严重程度是不同的,医院数据安全风险评估者应从医院安全策略的角度考虑、判断资产的脆弱性及其严重程度。脆弱性识别所采用的方法主要有问卷调查、工具检测、人工核查、文档查阅、渗透性测试等。

（四）数据安全措施梳理

中医医院在识别脆弱性的同时,应梳理和检查已采取的安全措施的有效性,数据安全风险评估人员应对已采取的安全措施的有效性进行确认。对有效的数据安全措施应继续保持,以避免不必要的工作和费用,防止重复实施数据安全措施;对确认为不适当的数据安全措施应核实是否应被取消或对其进行修正,或用更合适的数据安全措施替代。数据安全措施可分为预防性安全措施和保护性安全措施两种,预防性安全措施可降低威胁利用脆弱性导致数据安全事件发生的可能性,如入侵检测系统;保护性安全措施可减少因安全事件发生后对组织或系统造成的影响。

已有数据安全措施确认与脆弱性识别存在一定的联系。一般来说,数据安全措施的使用可减少技术或管理上的脆弱性,但安全措施梳理与确认并不需要和脆弱性识别过程那样具体到每个数据项的脆弱性,而是一类具体措施的集合,为数据安全风险处理计划的制定提供依据和参考。

（五）数据安全风险分析

在完成数据安全赋值、威胁识别、脆弱性识别，以及数据安全措施梳理后，数据安全风险评估人员应采用适当的方法与工具确定威胁利用脆弱性导致安全事件发生的可能性，综合安全事件所作用的数据价值及脆弱性的严重程度，判断安全事件造成的损失对组织的影响。

中医医院可对数据安全风险评估结果进行等级化处理，将数据安全风险划分为 1—5 级，标识为很低、低、中等、高、很高，等级越高，风险越高。表 10.4 给出了中医医院统计数据安全风险等级划分示例，提供了一种风险等级划分方法。

表 10.4　中医医院统计数据安全风险等级划分示例

等级	标识	描述
5	很高	一旦发生将产生非常严重的经济或社会影响，如医院信誉严重破坏、严重影响医院的正常经营，经济损失重大、社会影响恶劣
4	高	一旦发生将产生较大的经济或社会影响，在一定范围内给医院的信誉和经营造成损害
3	中等	一旦发生会造成一定的经济、社会或医院生产经营影响，但影响面和影响程度不大
2	低	一旦发生造成的影响程度较低，一般仅限于医院内部，通过一定手段很快能解决
1	很低	一旦发生造成的影响几乎不存在，通过简单的措施就能弥补

数据安全风险等级处理的目的是为数据安全风险管理过程中对不同数据安全风险的直观比较，研究制定并实施数据安全管理与技术方案。如果数据安全风险评估结果在可接受的范围内，应保持已有的数据安全措施；如果数据安全风险评估结果在可接受的范围外，需要采取强有力的数据安全措施来降低和控制风险，从而确保数据安全。对不可接受的风险应进一步研究分析导致该风险的原因，从管理与技术两个方面考虑实施什么样的安全措施，从而制定解决该数据安全风险的处理计划，至少应明确采取的弥补脆弱性的安全措施、预期效果、实施条件、进度安排、责任部门等。在实施相应安全措施后，为确保安全措施的有效性，可进行该数据安全风险的再评估，以判断实施安全措施后的残余风险是否已经降低到可接受的水平，若残余风险的结果仍处于不可接受范围内，应考虑是否接受此风险或进一步增加相应的安全措施。

第三节　中医医院统计数据安全技术

中医医院为满足中医临床、科研、教育等多方面健康可持续发展需求，数据被频繁采集、存储、处理、分发和删除等，在这些数据生命周期活动中必然会涉及到数据安全问题，仅凭相关法律规范和医院的管理及规章制度的约束难以保障统计数据的保密性、完整性和可用性，还需要一系列先进的技术手段和方法来解决数据安全问题。本节简要列举了数据脱敏技术、访问控制技术、存储加密技术、安全审计技术、防勒索技术、防范 APT 攻击技术以及备份与恢复技术等。

一、数据脱敏技术

数据脱敏是保障网络传输数据安全的技术，其主要原理是在给定的规则范围内，按照一定的策略对敏感数据进行变换、修改，可有效解决敏感数据在非可行环境中传输和使用的安全问题。通过数据脱敏技术，可将网络传输敏感信息内容进行合理转变，只有通过授权的管理人员或用户，才能知道数据的真实值，从而降低数据在网络传输中面临的风险。

数据脱敏是最直接、最有效的数据保护方法，可在不降低网络环境安全性的基础上，保障原数据传输、使用、共享的安全性。任何涉及到敏感信息的行业和机构，对数据脱敏技术均有迫切需求，特别是我们中医医院在预约挂号、门诊和住院结算、中医诊疗服务、中药饮片配送等过程中往往涉及大量的个人隐私信息、疾病信息、医院运营数据等，如果这些数据长期无防护地暴露在公开网络环境中，极易发生数据安全问题，若通过一定的数据脱敏技术，按照每一类数据使用的目的，依据数据分级分类制定符合数据网络传输安全的脱敏策略，针对不同种类的统计数据采取不同的脱敏方式。常用的数据脱敏方法有替换法、置乱法、均值化法、反推断法、偏移法等，脱敏后的数据保持业务数据之间的关联关系，脱敏过程中能够自动获取数据库的结构变更。脱敏后形成的数据集，在传输过程中将不再带有个人隐私等敏感信息，继续保留原始数据的分布特征。表10.5给出了部分统计数据字段对应分析和相应的脱敏建议示例。

表 10.5　中医医院统计数据字段对应分析和相应脱敏建议示例

序号	中文名	字段	脱敏建议
1	姓名	P_N	滤除（＊号代替）
		C_NAME	滤除（＊号代替）
		B_P	保留
		S_D_NAME	仅保留城市区县
		D_NAME	保留
		DISTRICT_CODE	保留
2	地址类数据	D_CODE	滤除（＊号代替）
		D_NAME	滤除（＊号代替）
		S_D_NAME	滤除（＊号代替）
		C_ADDRESS	滤除（＊号代替）
		P_CODE	滤除（＊号代替）
		C_E	滤除（＊号代替）
		B_DATE	保留年
3	日期类数据	P_AGE	保留
		DIAGNOSIS_DATE	保留
		M	滤除（＊号代替）
4	联系方式	T	滤除（＊号代替）
		C_TELEPHONE	滤除（＊号代替）
		C_MOBILE	滤除（＊号代替）
4	邮件地址	EMAIL	滤除（＊号代替）
5	社保编号	INSURANCE_CARD_NO	滤除（＊号代替）
		BED_NO	滤除（＊号代替）
6	病历号	V_SN	保留
		P_SN	保留
7	身份证号	C_NO	滤除（＊号代替）
		C_TYPE_NAME	滤除（＊号代替）
8	URL	URL	若后期增加，则滤除
9	IP 地址	IP	若后期增加，则滤除
10	医生姓名	Doctor_name	滤除（＊号代替）

二、访问控制技术

访问控制技术主要用来通过某种途径，允许或限制访问能力以及其范围。信息系统通过实施访问控制，可以限制对关键资源的访问，防止非法用户的侵入或因合法用户的不慎操作而造成的破坏。访问控制主要有自主访问控制、强制访问控制和基于角色的访问控制三类。

自主访问控制是多用户系统如 UNIX、LINUX 操作系统中最常用的一种访问控制技术。自主访问控制系统中，客体对应的主体可以授权其它的主体访问客体、修改客体的有关信息。

强制访问控制机制通过对用户和数据资源的安全属性进行比较，判断用户是否有权对其请求数据资源进行访问操作。强制存取控制模型中信息只能够从低安全属性向高安全属性的方向流动，从而可以防止权限级别高的用户将重要数据资源通过非法途径传输给低权限用户，在某种程度上提高了系统的安全性，并且可以抵御特洛伊木马对系统保密性的攻击。

基于角色的访问控制中角色的概念与早期的存取控制系统中用户组的概念相似，但它们又有着很重要的区别。角色既可以是用户的集合，也可以作为操作许可的集合，是用户集合与许可集合之间的联系桥梁，分配许可给角色要由安全管理员作决定，是非自主类型的。

三、存储加密技术

数据存储加密技术是目前常用的数据安全保护技术。中医医院统计数据在建立专题数据库时，可采取全数据库、表、列、段等级别的加密保护，以免发生数据被泄漏、被篡改等安全问题。

DLP(Data Leakage Prevention)终端加密技术主要布设在计算机系统的终端之上，多适用于非结构化的数据保护。主要用于对终端上的敏感数据加密，主要机理是在受管控的终端之上安装上代理程序，通过代理程序和后台管理平台进行交互，对下载到终端上的数据进行加密，将加密后的数据应用到传输和存储中，加密后的数据被读取到内存中时才会被解密。未经授权复制到管控范围外的数据依然保持加密状态。

CASB(Cloud Access Security Broker)代理网关加密技术主要布设在终端和应用服务器之间，多适用于结构化数据和非结构数据的安全保护。主要机理是将网关部署在目标应用的客户端和服务端之间，不需要改造目标应用，只需要通过适配目标应用，实现对客户端请求的解析，分析出数据，再结合用户身份，按照设置的安全策略对请求进行实施访问策略。

应用内加密(集成密码 SDK)技术多布设在应用服务器之上，主要应用与需要加密处理的数据代码逻辑在业务系统中分布不多，或者需要加密处理的数据对应的表或字段相对较少。主要机理是应用系统通过开发改造的方式，与封装了加密业务逻辑的密码 SDK 进行集成，以调用其加解密接口的效果，使目标应用系统具备数据加密防护能力。

四、安全审计技术

安全审计是在记录一切与数据安全有关活动的基础上，对其进行分析处理、评估审查，查找安全隐患，对数据安全进行审核、稽查和计算，追查事故的原因，并作出进一步的处理。常用的安全审计技术主要有基于日志的审计技术、基于网络监听的审计技术、基于网关的审计技术和基于代理的审计技术等。

基于日志的审计能够对网络操作及本地操作数据的行为进行审计，由于依托于现有的数据存储系统，兼容性很好。但这种审计技术的缺点也比较明显，首先在数据存储系统上开启自身日志审计对数据存储系统的性能有影响，特别是在大流量情况下损耗较大；其次日志审计在记录的细粒度上较差,缺少一些关键信息,如源 IP、SQL 语句等,审计溯源效果不好;日志审计需要到每一台被审计主机上进行配置和查看,较难进行统一的审计策略配置和日志分析。

基于网络监听的审计技术是通过将对数据存储系统的访问流量镜像到交换机某一个端口,然后通过专用硬件设备对该端口流量进行分析和还原,从而实现对数据访问的审计。其最大优点是与现有数据存储系统无关,部署过程不会给医院统计数据库系统带来性能上的负担,即使是出现故障也不会影响数据库系统的正常运行,具备易部署、无风险的特点。但只能实现到会话级别审计,仅可审计到时间、源 IP、源端口、目的 IP、目的端口等信息,无法对内容进行审计。

基于网关的审计技术起源于安全审计在互联网审计中的应用,在互联网环境中,审计过程除了记录以外,还需要关注控制,而网络监听方式无法实现很好的控制效果,选择通过串行的方式来实现控制。在应用过程中,这种技术实现方式开始在数据库环境中使用,不过由于数据库环境存在流量大、业务连续性要求高、可靠性要求高等特点,这种网关审计技术往往主要运用在对数据库运维审计的情况下,不能完全覆盖所有对数据库访问行为的审计。

基于代理的审计技术是通过在数据存储系统中安装相应的审计 Agent(代理),在 Agent 上实现审计策略的配置和日志的采集,该技术与日志审计技术比较类似,最大的不同就是需要在被审计主机上安装代理程序。代理审计技术从审计粒度上要优于日志审计技术。

五、数据备份与恢复技术

中医医院应提供完备的数据备份和恢复机制来保障医院统计数据的可用性和完整性。一旦发生统计数据丢失或破坏,可利用备份来恢复数据,从而保证故障发生后数据不丢失。

(一)数据备份技术

数据备份是将数据以某种方式加以保留,以便在系统遭受破坏或其他特定情况下,重新加以利用的一个过程。通过数据备份,一个存储系统乃至整个网络系统完全可以回到过去的某个时间状态,或者重新"克隆"一个指定时间状态的系统,只要在这个时间点上,我们有一个完整的系统数据备份。常见的数据备份方式有全备份、增量备份和差分备份。下面简要介绍几种常用的数据备份技术:

1. 基于主机层的数据备份技术

在数据生产中心和备份中心的服务器上安装专用的数据复制软件实现远程复制功能,如使用卷复制软件。两中心间必须有网络连接作为数据通道,可以在服务器层增加应用远程切换功能软件,从而构成完整的应用级容灾方案。这种数据复制方式相对投入较少,主要是软件采购成本,可以兼容不同品牌的服务器和存储设备,较适合硬件组成复杂的用户。但这种方式要在服务器上通过软件来实现同步操作,占用主机资源和网络资源非常大。

2. 基于网络层的数据备份技术

基于网络层的数据备份技术在前端应用服务器与后端存储系统之间的存储区域网络(SAN),加入存储网关,前端连接服务器主机,后端连接存储设备。存储网关将在不同存储设备上的两个卷之间建立镜像关系,将写入主卷的数据同时写到备份卷中。当主存储设备发生故障时,业务将会切换到备用存储设备上,并启用备份卷,保证数据业务不中断。

3. 基于阵列层的数据备份技术

采用阵列间的数据复制技术,将数据从本地阵列复制到备份阵列,在备份存储阵列产生一份可用的数据副本。当主阵列故障时,可以将业务快速切换到备用阵列,从而最大可能的保障业务的连续性。

(二)磁盘阵列技术

磁盘阵列(RAID)由很多块独立的磁盘组合成一个容量巨大的磁盘组,利用个别磁盘提供数据所产生加成效果提升整个磁盘系统效能。利用这项技术将数据切割成许多区段,分别存放在各个硬盘上。磁盘阵列还能利用同位检查的观念,当数组中任意一个硬盘发生故障时,仍可读出数据。在数据重构时,可将数据经计算后重新置入新硬盘中。RAID 可以减少磁盘部件的损坏;RAID 系统使用许多小容量磁盘驱动器来存储大量数据,并且使可靠性和冗余度得到增强;所有的 RAID 系统共同的特点是"热交换"能力,即用户可以取出一个存在缺陷的驱动器,并插入一个新的硬盘进行更换。对大多数类型的 RAID 来说,不必中断服务器或系统,就可以自动重建某个出现故障磁盘上的数据。

(三)数据镜像技术

数据镜像就是保留两个或两个以上在线数据的拷贝。以两个镜像磁盘为例,所有写操作在两个独立的磁盘上同时进行。当两个磁盘都正常工作时,数据可以从任意磁盘读取。如果一个磁盘失效,数据还可以从另外一个正常工作的磁盘读出。远程镜像根据采用协议不同可划分为同步镜像和异步镜像两种方式,本地设备遇到不可恢复的硬件毁坏时,仍可以启动异地与此相同环境和内容的镜像设备,以保证服务不间断。

(四)快照技术

快照主要是能够进行在线数据备份与恢复,可以是其所表示数据的一个副本,也可以是数据的一个复制品。快照可以迅速恢复遭破坏的数据,减少宕机损失。当存储设备发生应用故障或者文件损坏时可利用快照备份的数据进行快速数据恢复,将数据恢复某个可用时间点的状态。快照可以实现瞬时备份,在不产生备份窗口的情况下,也可以户创建一致性的磁盘快照,每个磁盘快照都可以认为是一次对数据的全备份。快照还具有快速恢复的功能,可依据存储管理员的定制,定时自动创建快照,通过磁盘差异回退,快速回滚到指定的时间点上来。

参考文献

[1]贾俊平,何晓群,金勇进.统计学(第8版)[M].北京:中国人民大学出版社,2021.

[2]孙凤.社会统计学[M].北京:中国人民大学出版社,2021.

[3]吴振荣.统计学[M].北京:北京理工大学出版社,2020.

[4]李康,贺佳.医学统计学[M].北京:人民卫生出版社,2022.

[5]何雁,魏高文,催红新,等.中医药统计学[M].北京:中国中医药出版社,20016.

[6]国务院办公厅.国务院办公厅关于印发"十四五"中医药发展规划的通知.2022—03—03.ht-
tp://www.gov.cn/zhengce/content/2022—03/29/content_5682255.htm

[7]徐天和,吴清平.医院统计学[M].北京:中国统计出版社.2014.

[8]刘新奎.医院统计与DRG应用[M].郑州:河南科学技术出版社,2021.

[9]曾五一.中国政府统计数据质量管理问题研究[M].北京:社会科学文献出版社,2016.

[10]黄瑶.中医药综合统计数据质量控制研究[D].湖北中医药大学,2018,42—45.

[11]吴本,杨文锋.全面质量管理(TQM)在民航安全管理体系(SMS)中的应用研究[J].科技视
界,2016(14):36—37.

[12]张力恒.提高统计数据质量的对策研究[D].吉林大学,2012,20—22.

[13]李进明.统计数据质量评估方法的研究[J].电子制作,2014(15):83—84.

[14]侯瑜.中国统计能力评估及建议[J].中国软科学,2013(4):1—7.

[15]姚炳,徐梦秋,朱婧.医疗统计数据质量及改进[J].医院管理论坛,2016,33(05):69—71.

[16]王乾.大数据时代医院统计工作的新策略分析[J].现代经济信息,2019(15):112.

[17]杨勇新.医院统计数据质量及其控制分析[J].时代金融,2018(33):291—294.

[18]周迟.医院统计数据质量及其控制研究[J].统计与管理,2017(01):8—9.

[19]王亚萍.浅谈医院统计数据质量存在的问题及解决对策[J].临床医药文献电子杂志,2015,
2(35):7337—7339.

[20]金范.数据质量管理与安全管理[M].上海:上海科学技术出版社,2016.

[21]史文宗,刘瑞吉,杨奕.医改新形势下医院统计工作管理模式的探讨[J].中国医院统计,
2020,27(02):153—155+160.

[22]马斌荣,李康,刘启贵,等.医学统计学第五版[M].北京.人民卫生出版社,2008.

[23]王雅丽,李军.调和平均数的意义和应用[J].湘南学院学报(医学版),2015,17(01):64—65.

[24]贺石林.中医科研设计与统计方法[M].长沙:湖南科学技术出版社,1989.

[25]赵善露,罗毕炜,黄一伟,,等.湖南省156例有确切暴露时间的新冠肺炎病例潜伏期的研究
[J].实用预防医学,2021,28(12):1447—1450.

[26]朱杏兰.慢性乙肝病毒相关性肝病患者中医体质分布特征及其相关因素研究[D].暨南大
学,2020.

[27]赵正耀.难治性心绞痛中医证候的分布研究[D].山东中医药大学,2021.

[28]耿子悦.不同血压水平人群中血小板压积与脑卒中发生风险的关联研究[D].华中科技大

学,2021.

[29]魏沙.中医统计学假设检验教学案例分析[J].中医药导报,2012,18(01):106－107.

[30]左振凤.浅谈统计方法在医院统计分析中的应用[J].医学信息,2011,24(02):834－835.

[31]王美筠.医院统计学[M].上海:复旦大学出版社,2013.

[32]周力,潘惊萍,段占祺.四川省医院卫生统计工作手册[M].成都:西南交通大学出版社,2019.

[33]刘明芝,史周华,何雁,等.中医药统计学与软件应用[M].北京.中国中医药出版社,2015.

[34]金丕焕.医用统计方法第2版[M].上海:复旦大学出版社,2003.

[35]夏元瑞.医学统计方法[M].北京:人民卫生出版社,1994.

[36]贾俊平,何晓群,金勇进,等.统计学第六版[M].北京.中国人民大学出版社,2014

[37]张鹏.小样本时间序列灰色预测关键技术研究[D].电子科技大学,2020.

[38]王青,付晓燕,杨磊,等.基于层次分析法构建中医医院社会责任评价指标体系[J].行政事业资产与财务,2020(14):1－5.

[39]李辉,李晶.运用层次分析法对山西省县级中医医院中医药服务能力的综合分析[J].中国药物与临床,2018,18(07):1101－1103.

[40]胡青,时孝春,钱爱兵.基于TOPSIS的江苏省公立三甲中医医院服务效率研究[J].中国卫生事业管理,2017,34(10):746－750.

[41]徐紫嫣.中医医院资源利用效率评价及影响因素研究[D].湖北中医药大学,2022.

[42]杜栋,庞庆华,吴炎.现代综合评价方法与案例精选[M].北京:清华大学出版社,2008.

[43]孙振球.医学综合评价方法及其应用[M].北京:化学工业出版社,2005.

[44]国家中医药管理局规划财务司.全国中医药统计摘编[EB/OL].http://www.satcm.gov.cn/2019tjzb/main.htm,2020－03－26.

[45]崔斌,朱兆芳.国家医疗保障疾病诊断相关分组(CHS－DRG)制定与实施的关键环节探讨[J].中国医疗保险,2021,(05):47－51.

[46]孙菲,韩俊洋,张文倩,等.基于决策树模型的急性心肌梗死病例组合研究[J].中国病案,2021,22(03):75－79.

[47]陈吟,刘诗洋,孙静,等.基于二阶聚类分析的住院患者满意度研究[J].中华医院管理杂志,2018,34(02):104－109.

[48]Tian S ,Xiao Y ,Shen S . Distribution analysis of Pulmonary diseases in Traditional Chinese medicine based on FP－Growth algorithm[C]// 2020 IEEE International Conference on Bioinformatics and Biomedicine (BIBM). IEEE, 2020.

[49]黄正正、杨思睿、沈绍武,等;基于中医医院双重诊断的病例相关分组模型研究[J].中国医院,2022,26(12):53－56.

[50]孙杨,周达,罗斌.DRGs设计原理与应用实操十二讲[M].湖北:湖北科学技术出版社,2019.

[51]李灿东.中医诊断学[M].北京:中国中医药出版社,2016.

[52]曾雁冰,林鹏,方亚.基于CHAID算法的病毒性肝炎患者DRGs分组研究[J].中国卫生统计,2015,32(03):514－517.

[53]刘红玉.中医按病种付费方式探讨[D].华中科技大学,2013.

[54]中华人民共和国国家医疗保障局.关于印发疾病诊断相关分组(DRG)付费国家试点技术规范和分组方案[EB/OL].(2019−10−24).http://www.nhsa.gov.cn/art/2019/10/24/art_37_1878.html

[55]杨安.关于中医医疗服务体系资源配置与医疗服务发展规划的研究[D].中国中医科学院,2015.

[56]杨永生.关于北京市区域中医药发展规划的研究[D].中国中医科学院,2012.

[57]肖勇,沈绍武,毛树松,等.我国中医药统计发展历程及展望[J].医学信息学杂志,2022,43(08):20−23+38.

[58]王教志,沈绍武,肖勇.中医药综合统计体系构建及试点研究[J].医学信息学杂志,2020,41(01):71−74.

[59]熊文娟,沈绍武,肖勇,等.中医医疗管理统计调查制度实践及思考[J].中国医院,2020,24(01):76−78.

[60]王教志,沈绍武,肖勇.湖北省中医院中医药人员配置公平性研究[J].医学与社会,2019,32(06):65−68.

[61]刘琦,徐国栋,肖勇,等.湖北省中医医院发展现状调查与分析[J].中医药导报,2019,25(04):73−75.

[62]舒亚玲,沈绍武,徐国栋,等.湖北省公立中医医院发展现状及对策研究[J].中国医院,2018,22(09):33−35.

[63]程羿嘉,赵娜,肖勇.中医药统计信息数据元编制研究[J].医学信息学杂志,2017,38(03):69−72.

[64]肖勇,沈绍武,付文娇,等.我国中医药统计管理现状与思考[J].中国中医药信息杂志,2017,24(02):5−8.

[65]付文娇,沈绍武,肖勇,等.我国省级中医药管理部门统计工作现状分析[J].湖北中医药大学学报,2015,17(06):110−112.

[66]杨永生,郑格琳,陈思,等.关于区域中医医疗资源配置规划的研究[J].中国中医药信息杂志,2012,19(04):1−3.

[67]吴小华,沈绍武,田双桂.2013−2017年我国中医药卫生资源配置公平性分析[J].卫生软科学,2020,34(01):55−59.

[68]在区域规划中合理配置中医药资源[N].上海中医药报,2001−10−13(001).

[69]全国人民代表大会.中华人民共和国数据安全法[EB/OL].[2021−06−10].http://www.npc.gov.cn/npc/c30834/202106/7c9af12f51334a73b56d7938f99a788a.shtml,2021−06−10.

[70]全国人民代表大会.中华人民共和国个人信息保护法[EB/OL].[2021−08−20].http://www.npc.gov.cn/npc/c30834/202106/7c9af12f51334a73b56d7938f99a788a.shtml,2021−08−20.

[71]中华人民共和国中央人民政府.中华人民共和国个人信息保护法[EB/OL].[2009−06−27].http://www.npc.gov.cn/npc/c30834/202106/7c9af12f51334a73b56d7938f99a788a.

shtml,2009—06—27.

[72]中国政府网.关于印发国家健康医疗大数据标准、安全和服务管理办法(试行)的通知[EB/OL].[2018—09—13].http://www.nhc.gov.cn/guihuaxxs/s10741/201809/758ec2f510c74683b9c4ab4ffbe46557.shtml,2018—09—13.

[73]中国政府网.关于落实卫生健康行业网络信息与数据安全责任的通知[EB/OL].[2019—04—29].http://sxwjw.shaanxi.gov.cn/zfxxgk/fdzdgknr/ghxx/201904/t20190429_1808083.html,2019—04—29.

[74]湖北省广播电视局.关于深化统计管理体制改革提高统计 数据真实性的实施意见[EB/OL].[2020—09—29].https://gdj.hubei.gov.cn/ztzl/2020n/gbdstjgz_1/ggyzd/202009/t20200929_2935581.shtml,2020—09—29.

[75]黄运宇.大数据时代下的医院统计信息安全管理研究[J].网络安全技术与应用,2015,(9):23—24.

[76]吴敏.大数据时代下的医院统计信息安全管理研究[J].江苏科技信息,2018,35(28):18—20.

[77]王兴,王勇,唐忠,等.大数据时代下医院统计信息安全管理问题分析[J].中国卫生产业,2019,16(8):160—162.

[78]全国信息安全标准化技术委员会.信息技术 安全技术 信息安全管理体系实施指南:GB/T 31496—2015[S].北京:中国标准出版社,2015:5.

[79]全国信息安全标准化技术委员会.信息技术 安全技术 信息安全管理体系审核指南:GB/T 28450—2020[S].北京:中国标准出版社,2020:12.

[80]中国标准化研究院.企业信息分类编码导则 第1部分:原则与方法:GB/T 20529.1—2006[S].北京:中国标准出版社,2006:10.

[81]全国信息安全标准化技术委员会.信息安全技术 个人信息安全规范:GB/T 35273—2020[S].北京:中国标准出版社,2020:3.

[82]全国信息安全标准化技术委员会.信息安全技术 大数据安全管理指南:GB/T 37973—2019[S].北京:中国标准出版社,2019:8.

[83]国家统计局.《中华人民共和国统计法》解读[EB/OL].[2019—06—27]https://gdzd.stats.gov.cn/fgzd/zcjd/201906/t20190627_173894.html,2019—06—27.

[84]全国信息安全标准化技术委员会.信息安全技术 云计算服务安全指南:GB/T 31167—2014[S].北京:中国标准出版社,2014:9.

[85]全国信息安全标准化技术委员会.信息安全技术 大数据服务安全能力要求:GB/T 35274—2017[S].北京:中国标准出版社,2017:12.

[86]全国信息安全标准化技术委员会.信息安全技术 信息安全风险评估规范:GB/T 20984—2022[S].北京:中国标准出版社,2022:4.

[87]全国信息安全标准化技术委员会.信息安全技术 健康医疗数据安全指南:GB/T 39725—2020[S].北京:中国标准出版社,2020:12.

[88]张尼,张云勇,胡坤,等.大数据安全技术与应用[M].北京:人民邮电出版社,2014.

[89]王松.北京地区二级以上公立中医医院信息安全现状分析与管理对策研究[D].中国中医科学院,2019.

[90]李晶,张军,王亮.大数据视角下个人信息安全保护的研究[J].卫星电视与宽带多媒体,2019,499(18):81—82.

[91]中国标准研究中心.信息分类和编码的基本原则与方法:GB/T7027—2002[S].北京:中国标准出版社,2002:7.

[92]镇威.企业敏感涉密数据分级分类管理策略探讨[J].现代工业经济和信息化,2019,184(10):81—82.

[93]闵京华.信息安全事件分类分级的标准化——从国家标准GB/Z 20986—2007走向国际标准ISO/IEC 27035:201[J].中国信息安全,2011,24(12):78—79.

[94]张盼.中医临床信息分类与代码体系构建及应用研究[D].湖北中医药大学,2020.

[95]陈杰,王婷云,王倩,等.企业数据分类分级管理路径研究[J].网络安全技术与应用,2022,(4):70—71.

[96]宋璟,邸丽清,杨光,等.新时代下数据安全风险评估工作的思考[J].中国信息安全,2021,(9):62—65.

[97]王丹,赵文兵,丁治明.大数据安全保障关键技术分析综述[J].北京工业大学学报,2017,43(03):335—349+322.

[98]腾讯安全联合实验室.应对APT攻击的措施或方法有哪些?[EB/OL].[2018—07—31].https://www.zhihu.com/question/24961340/answer/457118298,2018—07—31.

[99]付钰著.信息对抗理论与方法[M].武汉:武汉大学出版社,2016.

[100]孙海涛.网络传输中数据安全及加密技术[J].电子世界,2022,(1):180—181,186.

附录一

中华人民共和国统计法

(1983年12月8日第六届全国人民代表大会常务委员会第三次会议通过,2009年6月27日
第十一届全国人民代表大会常务委员会第九次会议修订)

第一章 总则

第一条 为了科学、有效地组织统计工作,保障统计资料的真实性、准确性、完整性和及时性,发挥统计在了解国情国力、服务经济社会发展中的重要作用,促进社会主义现代化建设事业发展,制定本法。

第二条 本法适用于各级人民政府、县级以上人民政府统计机构和有关部门组织实施的统计活动。

统计的基本任务是对经济社会发展情况进行统计调查、统计分析,提供统计资料和统计咨询意见,实行统计监督。

第三条 国家建立集中统一的统计系统,实行统一领导、分级负责的统计管理体制。

第四条 国务院和地方各级人民政府、各有关部门应当加强对统计工作的组织领导,为统计工作提供必要的保障。

第五条 国家加强统计科学研究,健全科学的统计指标体系,不断改进统计调查方法,提高统计的科学性。

国家有计划地加强统计信息化建设,推进统计信息收集、处理、传输、共享、存储技术和统计数据库体系的现代化。

第六条 统计机构和统计人员依照本法规定独立行使统计调查、统计报告、统计监督的职权,不受侵犯。

地方各级人民政府、政府统计机构和有关部门以及各单位的负责人,不得自行修改统计机构和统计人员依法收集、整理的统计资料,不得以任何方式要求统计机构、统计人员及其他机构、人员伪造、篡改统计资料,不得对依法履行职责或者拒绝、抵制统计违法行为的统计人员打击报复。

第七条 国家机关、企业事业单位和其他组织以及个体工商户和个人等统计调查对象,必须依照本法和国家有关规定,真实、准确、完整、及时地提供统计调查所需的资料,不得提供不真实或者不完整的统计资料,不得迟报、拒报统计资料。

第八条 统计工作应当接受社会公众的监督。任何单位和个人有权检举统计中弄虚作假等违法行为。对检举有功的单位和个人应当给予表彰和奖励。

第九条 统计机构和统计人员对在统计工作中知悉的国家秘密、商业秘密和个人信息,应当予以保密。

第十条 任何单位和个人不得利用虚假统计资料骗取荣誉称号、物质利益或者职务晋升。

第二章 统计调查管理

第十一条 统计调查项目包括国家统计调查项目、部门统计调查项目和地方统计调查项目。

国家统计调查项目是指全国性基本情况的统计调查项目。部门统计调查项目是指国务院有关部门的专业性统计调查项目。地方统计调查项目是指县级以上地方人民政府及其部门的地方性统计调查项目。

国家统计调查项目、部门统计调查项目、地方统计调查项目应当明确分工,互相衔接,不得重复。

第十二条 国家统计调查项目由国家统计局制定,或者由国家统计局和国务院有关部门共同制定,报国务院备案;重大的国家统计调查项目报国务院审批。

部门统计调查项目由国务院有关部门制定。统计调查对象属于本部门管辖系统的,报国家统计局备案;统计调查对象超出本部门管辖系统的,报国家统计局审批。

地方统计调查项目由县级以上地方人民政府统计机构和有关部门分别制定或者共同制定。其中,由省级人民政府统计机构单独制定或者和有关部门共同制定的,报国家统计局审批;由省级以下人民政府统计机构单独制定或者和有关部门共同制定的,报省级人民政府统计机构审批;由县级以上地方人民政府有关部门制定的,报本级人民政府统计机构审批。

第十三条 统计调查项目的审批机关应当对调查项目的必要性、可行性、科学性进行审查,对符合法定条件的,作出予以批准的书面决定,并公布;对不符合法定条件的,作出不予批准的书面决定,并说明理由。

第十四条 制定统计调查项目,应当同时制定该项目的统计调查制度,并依照本法第十二条的规定一并报经审批或者备案。

统计调查制度应当对调查目的、调查内容、调查方法、调查对象、调查组织方式、调查表式、统计资料的报送和公布等作出规定。

统计调查应当按照统计调查制度组织实施。变更统计调查制度的内容,应当报经原审批机关批准或者原备案机关备案。

第十五条 统计调查表应当标明表号、制定机关、批准或者备案文号、有效期限等标志。

对未标明前款规定的标志或者超过有效期限的统计调查表,统计调查对象有权拒绝填报;县级以上人民政府统计机构应当依法责令停止有关统计调查活动。

第十六条 收集、整理统计资料,应当以周期性普查为基础,以经常性抽样调查为主体,综合运用全面调查、重点调查等方法,并充分利用行政记录等资料。

重大国情国力普查由国务院统一领导,国务院和地方人民政府组织统计机构和有关部门共同实施。

第十七条 国家制定统一的统计标准,保障统计调查采用的指标涵义、计算方法、分类目录、调查表式和统计编码等的标准化。

国家统计标准由国家统计局制定,或者由国家统计局和国务院标准化主管部门共同制定。

国务院有关部门可以制定补充性的部门统计标准,报国家统计局审批。部门统计标准不得与国家统计标准相抵触。

第十八条 县级以上人民政府统计机构根据统计任务的需要,可以在统计调查对象中推广使用计算机网络报送统计资料。

第十九条 县级以上人民政府应当将统计工作所需经费列入财政预算。

重大国情国力普查所需经费,由国务院和地方人民政府共同负担,列入相应年度的财政预算,按时拨付,确保到位。

第三章　统计资料的管理和公布

第二十条 县级以上人民政府统计机构和有关部门以及乡、镇人民政府,应当按照国家有关规定建立统计资料的保存、管理制度,建立健全统计信息共享机制。

第二十一条 国家机关、企业事业单位和其他组织等统计调查对象,应当按照国家有关规定设置原始记录、统计台账,建立健全统计资料的审核、签署、交接、归档等管理制度。

统计资料的审核、签署人员应当对其审核、签署的统计资料的真实性、准确性和完整性负责。

第二十二条 县级以上人民政府有关部门应当及时向本级人民政府统计机构提供统计所需的行政记录资料和国民经济核算所需的财务资料、财政资料及其他资料,并按照统计调查制度的规定及时向本级人民政府统计机构报送其组织实施统计调查取得的有关资料。

县级以上人民政府统计机构应当及时向本级人民政府有关部门提供有关统计资料。

第二十三条 县级以上人民政府统计机构按照国家有关规定,定期公布统计资料。

国家统计数据以国家统计局公布的数据为准。

第二十四条 县级以上人民政府有关部门统计调查取得的统计资料,由本部门按照国家有关规定公布。

第二十五条 统计调查中获得的能够识别或者推断单个统计调查对象身份的资料,任何单位和个人不得对外提供、泄露,不得用于统计以外的目的。

第二十六条 县级以上人民政府统计机构和有关部门统计调查取得的统计资料,除依法应当保密的外,应当及时公开,供社会公众查询。

第四章　统计机构和统计人员

第二十七条 国务院设立国家统计局,依法组织领导和协调全国的统计工作。

国家统计局根据工作需要设立的派出调查机构,承担国家统计局布置的统计调查等任务。

县级以上地方人民政府设立独立的统计机构,乡、镇人民政府设置统计工作岗位,配备专职或者兼职统计人员,依法管理、开展统计工作,实施统计调查。

第二十八条 县级以上人民政府有关部门根据统计任务的需要设立统计机构,或者在有关机构中设置统计人员,并指定统计负责人,依法组织、管理本部门职责范围内的统计工作,实施统计调查,在统计业务上受本级人民政府统计机构的指导。

第二十九条 统计机构、统计人员应当依法履行职责,如实收集、报送统计资料,不得伪造、篡改统计资料,不得以任何方式要求任何单位和个人提供不真实的统计资料,不得有其他违反本法规定的行为。

统计人员应当坚持实事求是,恪守职业道德,对其负责收集、审核、录入的统计资料与统计调查对象报送的统计资料的一致性负责。

第三十条 统计人员进行统计调查时,有权就与统计有关的问题询问有关人员,要求其如实提供有关情况、资料并改正不真实、不准确的资料。

统计人员进行统计调查时,应当出示县级以上人民政府统计机构或者有关部门颁发的工作证件;未出示的,统计调查对象有权拒绝调查。

第三十一条 国家实行统计专业技术职务资格考试、评聘制度,提高统计人员的专业素质,保障统计队伍的稳定性。

统计人员应当具备与其从事的统计工作相适应的专业知识和业务能力。

县级以上人民政府统计机构和有关部门应当加强对统计人员的专业培训和职业道德教育。

第五章 监督检查

第三十二条 县级以上人民政府及其监察机关对下级人民政府、本级人民政府统计机构和有关部门执行本法的情况,实施监督。

第三十三条 国家统计局组织管理全国统计工作的监督检查,查处重大统计违法行为。

县级以上地方人民政府统计机构依法查处本行政区域内发生的统计违法行为。但是,国家统计局派出的调查机构组织实施的统计调查活动中发生的统计违法行为,由组织实施该项统计调查的调查机构负责查处。

法律、行政法规对有关部门查处统计违法行为另有规定的,从其规定。

第三十四条 县级以上人民政府有关部门应当积极协助本级人民政府统计机构查处统计违法行为,及时向本级人民政府统计机构移送有关统计违法案件材料。

第三十五条 县级以上人民政府统计机构在调查统计违法行为或者核查统计数据时,有权采取下列措施:

(一)发出统计检查查询书,向检查对象查询有关事项;

(二)要求检查对象提供有关原始记录和凭证、统计台账、统计调查表、会计资料及其他相关证明和资料;

(三)就与检查有关的事项询问有关人员;

(四)进入检查对象的业务场所和统计数据处理信息系统进行检查、核对;

(五)经本机构负责人批准,登记保存检查对象的有关原始记录和凭证、统计台账、统计调查表、会计资料及其他相关证明和资料;

(六)对与检查事项有关的情况和资料进行记录、录音、录像、照相和复制。

县级以上人民政府统计机构进行监督检查时,监督检查人员不得少于二人,并应当出示执法证件;未出示的,有关单位和个人有权拒绝检查。

第三十六条 县级以上人民政府统计机构履行监督检查职责时,有关单位和个人应当如实反映情况,提供相关证明和资料,不得拒绝、阻碍检查,不得转移、隐匿、篡改、毁弃原始记录和凭证、统计台账、统计调查表、会计资料及其他相关证明和资料。

第六章　法律责任

第三十七条　地方人民政府、政府统计机构或者有关部门、单位的负责人有下列行为之一的，由任免机关或者监察机关依法给予处分，并由县级以上人民政府统计机构予以通报：

（一）自行修改统计资料、编造虚假统计数据的；

（二）要求统计机构、统计人员或者其他机构、人员伪造、篡改统计资料的；

（三）对依法履行职责或者拒绝、抵制统计违法行为的统计人员打击报复的；

（四）对本地方、本部门、本单位发生的严重统计违法行为失察的。

第三十八条　县级以上人民政府统计机构或者有关部门在组织实施统计调查活动中有下列行为之一的，由本级人民政府、上级人民政府统计机构或者本级人民政府统计机构责令改正，予以通报；对直接负责的主管人员和其他直接责任人员，由任免机关或者监察机关依法给予处分：

（一）未经批准擅自组织实施统计调查的；

（二）未经批准擅自变更统计调查制度的内容的；

（三）伪造、篡改统计资料的；

（四）要求统计调查对象或者其他机构、人员提供不真实的统计资料的；

（五）未按照统计调查制度的规定报送有关资料的。

统计人员有前款第三项至第五项所列行为之一的，责令改正，依法给予处分。

第三十九条　县级以上人民政府统计机构或者有关部门有下列行为之一的，对直接负责的主管人员和其他直接责任人员由任免机关或者监察机关依法给予处分：

（一）违法公布统计资料的；

（二）泄露统计调查对象的商业秘密、个人信息或者提供、泄露在统计调查中获得的能够识别或者推断单个统计调查对象身份的资料的；

（三）违反国家有关规定，造成统计资料毁损、灭失的。

统计人员有前款所列行为之一的，依法给予处分。

第四十条　统计机构、统计人员泄露国家秘密的，依法追究法律责任。

第四十一条　作为统计调查对象的国家机关、企业事业单位或者其他组织有下列行为之一的，由县级以上人民政府统计机构责令改正，给予警告，可以予以通报；其直接负责的主管人员和其他直接责任人员属于国家工作人员的，由任免机关或者监察机关依法给予处分：

（一）拒绝提供统计资料或者经催报后仍未按时提供统计资料的；

（二）提供不真实或者不完整的统计资料的；

（三）拒绝答复或者不如实答复统计检查查询书的；

（四）拒绝、阻碍统计调查、统计检查的；

（五）转移、隐匿、篡改、毁弃或者拒绝提供原始记录和凭证、统计台账、统计调查表及其他相关证明和资料的。

企业事业单位或者其他组织有前款所列行为之一的，可以并处五万元以下的罚款；情节严重的，并处五万元以上二十万元以下的罚款。

个体工商户有本条第一款所列行为之一的，由县级以上人民政府统计机构责令改正，给予警告，可以并处一万元以下的罚款。

第四十二条 作为统计调查对象的国家机关、企业事业单位或者其他组织迟报统计资料,或者未按照国家有关规定设置原始记录、统计台账的,由县级以上人民政府统计机构责令改正,给予警告。

企业事业单位或者其他组织有前款所列行为之一的,可以并处一万元以下的罚款。

个体工商户迟报统计资料的,由县级以上人民政府统计机构责令改正,给予警告,可以并处一千元以下的罚款。

第四十三条 县级以上人民政府统计机构查处统计违法行为时,认为对有关国家工作人员依法应当给予处分的,应当提出给予处分的建议;该国家工作人员的任免机关或者监察机关应当依法及时作出决定,并将结果书面通知县级以上人民政府统计机构。

第四十四条 作为统计调查对象的个人在重大国情国力普查活动中拒绝、阻碍统计调查,或者提供不真实或者不完整的普查资料的,由县级以上人民政府统计机构责令改正,予以批评教育。

第四十五条 违反本法规定,利用虚假统计资料骗取荣誉称号、物质利益或者职务晋升的,除对其编造虚假统计资料或者要求他人编造虚假统计资料的行为依法追究法律责任外,由作出有关决定的单位或者其上级单位、监察机关取消其荣誉称号,追缴获得的物质利益,撤销晋升的职务。

第四十六条 当事人对县级以上人民政府统计机构作出的行政处罚决定不服的,可以依法申请行政复议或者提起行政诉讼。其中,对国家统计局在省、自治区、直辖市派出的调查机构作出的行政处罚决定不服的,向国家统计局申请行政复议;对国家统计局派出的其他调查机构作出的行政处罚决定不服的,向国家统计局在该派出机构所在的省、自治区、直辖市派出的调查机构申请行政复议。

第四十七条 违反本法规定,构成犯罪的,依法追究刑事责任。

第七章 附则

第四十八条 本法所称县级以上人民政府统计机构,是指国家统计局及其派出的调查机构、县级以上地方人民政府统计机构。

第四十九条 民间统计调查活动的管理办法,由国务院制定。

中华人民共和国境外的组织、个人需要在中华人民共和国境内进行统计调查活动的,应当按照国务院的规定报请审批。

利用统计调查危害国家安全、损害社会公共利益或者进行欺诈活动的,依法追究法律责任。

第五十条 本法自 2010 年 1 月 1 日起施行。

附录二

国家卫生健康委关于加强卫生健康统计
工作的指导意见

(国家卫生健康委员会 2020 年 8 月 27 日发布,国卫规划发〔2020〕16 号)

卫生健康统计工作是反映卫生健康发展现状、进程和规律的重要基础性工作,对于宏观决策、行业治理和服务社会具有重要支撑作用。近年来,各级卫生健康行政部门和医疗卫生机构积极推进统计改革建设,不断提高统计水平,基本适应和满足了卫生健康工作发展和医药卫生体制改革需要。但也存在部分地方对统计工作重视不够、队伍力量薄弱、数据质量不高、分析应用不足等问题。为推进实施健康中国战略,根据《中华人民共和国统计法》及其实施条例、《关于深化统计管理体制改革提高统计数据真实性的意见》《统计违纪违法责任人处分处理建议办法》《防范和惩治统计造假、弄虚作假督察工作规定》等法律法规及有关规定,现就加强和规范卫生健康行政部门组织实施的统计工作提出以下意见。

一、总体要求

加强新形势下卫生健康统计工作,必须牢固树立大卫生大健康理念,坚持依法统计、规范统计过程管理,坚持质量优先、保证数据真实准确,坚持应用导向、服务行业实际需求,坚持创新发展、加强新兴技术应用,进一步拓展覆盖范围,转变工作方式,强化服务效能。力争到 2025 年,实现卫生健康统计调查体系、队伍建设、数据资源、方式方法日臻完备,统计数据真实性、准确性、完整性不断增强,统计工作法制化、规范化、信息化水平明显提高,有效支撑卫生健康事业高质量发展;到 2030 年,建立健全科学治理、权威统一、创新驱动、安全高效的统计工作体系,为实施健康中国战略提供重要支撑。

二、主要任务

(一)健全统计调查体系。

适应卫生健康工作职能拓展需要,推动统计工作以治病为中心转向以健康为中心,统计领域从医疗卫生扩展至健康服务全行业。按照保持稳定、覆盖完整、革旧立新的思路,科学设置统计指标,修订完善统计调查制度;加快建立包含医疗卫生、健康管理、养老、托幼等机构在内的、不重不漏、信息真实、更新及时、互惠共享的卫生健康统计基本单位名录库;积极整合以电子健康码为主索引,贯穿预防、治疗、康复、健康管理等环节的居民健康统计信息闭环;逐步构建以人民健康为中心,涵盖卫生健康资源、医疗健康服务、公共卫生安全、居民健康水平、健康影响因素、行业综合治理、健康产业发展等全方位,覆盖全生命周期的卫生健康统计调查体系。国家卫生健康委做好顶层设计,出台卫生健康统计工作管理办法,强化统筹指导。各地要立足实际,完善统计调查体系,加强组织实施。基层机构要优化数据供给,抓好具体落实。

(二)突出统计工作重点。

1. 支撑实施健康中国战略。围绕《"健康中国 2030"规划纲要》和《健康中国行动(2019—2030 年)》主要指标要求,健全完善统计调查制度,保障健康中国行动考核指标框架中有关指标的准确性、及时性;适当增加与重大疾病、重点人群、重要健康影响因素相关的统计调查项目及频次,提高健康中国行动中主要倡导性指标和预期性指标的可得性、有效性,满足监测评估需求。

2. 服务公共卫生安全管理。顺应疾病预防控制体系改革需要,健全全国疾病预防控制统计调查制度,完善统计数据指标,提升统计数据质量;探索建立突发公共卫生事件相关统计报表应急报送机制,推动相关报告信息数据共享比对,辅助开展疫情分析研判;积极利用统计数据开展医疗卫生资源分布现状、供需对比等分析,为辅助构建布局合理、平战结合的公共卫生防控救治体系提供依据。

3. 加强医改监测评估。各级卫生健康行政部门要会同有关单位,围绕深化医药卫生体制改革规划和年度重点工作任务,加强监测评估,定期通报各地医改进展与成效,为制定医改政策、规划目标、年度计划提供数据保障。各省份、地市要突出分级诊疗、现代医院管理、全民医保、药品供应保障和综合监管制度等重点领域,强化数据分析利用,增强工作前瞻性和预见性,助推医改向纵深发展。

4. 完善全国生命登记管理制度。加强人口监测,健全全员人口、出生登记、死亡登记信息的动态更新和校核机制,提高人口基础信息质量,为建立覆盖全生命周期的统计体系提供支撑。各级卫生健康行政部门要加强统筹协调,完善与教育、公安、民政、人社、统计、医保等部门的协同共享和比对核查机制;医疗卫生机构要履行上述生命登记信息的采集、更新等职责。

5. 推进健康服务业和健康产业核算。国家卫生健康委及统计机构要加快落实《"健康中国 2030"规划纲要》《国务院关于促进健康服务业发展的若干意见》《促进健康产业高质量发展行动纲要(2019—2022 年)》等文件要求,按照国家统计局发布的《健康产业统计分类(2019)》,会同有关部门制订和完善健康服务业、健康产业核算方法,开展相关核算工作。鼓励各地与发展改革、统计等部门合作,结合实际推进健康服务业和健康产业核算。

6. 做好其他新增领域统计工作。重点围绕老年健康、医养结合、职业健康、托育管理、控烟履约等领域对统计工作的需求,逐步研究构建与之相匹配的统计指标体系,建立动态的专题数据库,助力卫生健康服务体系建设。适时组织开展老年人生活及健康状况、重点职业病与职业病危害因素、生育养育、烟草使用和控制等监测调查工作,为制定相关政策规划提供信息支撑。

(三)规范统计过程管理。

1. 依法规范项目管理。按照精简效能原则,国家卫生健康委依法依规建立和修订国家卫生健康统计调查制度。各地卫生健康行政部门要严格执行统计调查制度,扎实做好卫生资源与医疗服务、卫生健康监督、疾病预防控制、妇幼健康、人口监测等常规统计,以及卫生服务调查、医改监测等专项调查,并可根据实际需求,经同级人民政府统计机构批准,完善地方卫生健康统计调查制度。

2. 逐级强化数据质控。建立健全统计工作分级质量控制体系,切实加强统计调查活动部署、培训、实施、督查等全流程管理,确保数据真实、准确、完整。国家卫生健康委及统计机构健全优化疾病分类代码、手术操作编码等基础标准,制定完善数据质控制度,指导各地开展标准应用及质量审核,并进行综合评价通报。各地卫生健康行政部门要依托统计机构,细化数据质控方案,落实统计各环节各岗位工作职责、数据标准、技术规范。各类医疗卫生机构要明确数据来源及责任主体,规范统计数据台账,保证源头数据质量。

3. 推进信息发布共享。依照政府信息公开条例,遵守国家保密法律法规及有关管理制度,完善统计信息发布制度,规范信息发布渠道和内容。依据统计调查制度发布重要统计信息,须经过本级卫生健康行政部门统计工作主管部门审核。切实加强统计公报、年鉴、提要等资料编撰工作,及时利用政府门户网站、全民健康信息平台等途径发布,方便社会公众查询使用。健全完善部门内部统计信息共享机制,提高共享服务的及时性有效性。进一步推进部门间统计信息共享交换,通过签订协议明确共享责任、内容、方式、时限、渠道,提高统计数据综合使用效益。

(四)转变统计方式方法。

1. 创新技术应用。在建设完善全员人口、健康档案、电子病历等数据库的基础上,依托全民健康信息平台,推动数据统计由传统的手工填报、逐级汇总、定期提交,转变为自动采集、平台交换、实时推送,逐步构建便捷高效、互通共享的信息化统计网络。探索推进新兴信息技术融合应用,创新数据采集、开发、存储方式,提升统计工作智能化水平。

2. 优化顶层设计。从国家卫生健康委有关司局及直属单位做起,加快整合行业内业务重叠、分散独立的信息系统,规范统计数据采集工作流程,将各业务系统分别从基层收集数据转变为统一采集、顶层交互,推进跨业务、跨机构、跨部门交换应用,从管理上减少报送频次,实现一数一源、一源多用、整合共享。

3. 减轻基层负担。按照解决形式主义突出问题为基层减负的相关要求,可以通过行政记录和大数据加工整理获得统计资料的,不得开展统计调查;可以通过已实施的统计调查获得统计资料的,不重复开展统计调查;抽样调查、重点调查可以满足需要的,不开展全面统计调查,减少调查频率,降低调查成本,着力解决基层"报表繁"问题。

(五)强化统计分析应用。

1. 加强决策支撑。强化靠数据说话、用数据决策的理念,运用科学方法,挖掘数据价值,创新展示方式,以科学、客观的统计数据反映卫生健康发展现状与趋势,支撑规划编制和政策制定。围绕健康中国行动、公共卫生安全、深化医改等重点领域任务,定期组织撰写高质量数据分析报告,支撑循证决策和宏观管理。

2. 促进监管服务。注重寓管理于服务,积极开展以统计调查数据为基础的监测预警和分析评价工作。围绕所辖区域重大疾病、重点人群以及主要健康危险因素、医疗卫生服务质量安全,快速对统计数据开展系统对比分析,及时反馈并指导下级卫生健康行政部门及医疗卫生机构,规范医疗卫生服务行为,提高服务管理水平。

3. 支持学术研究。充分利用统计调查数据,探索建立与高水平医疗卫生机构以及高等院校、科研机构等第三方"智库"的合作机制,围绕深化医改重难点问题、前沿医学科研问题、重大国民健康问题,组织开展基础研究、应用研究、对策研究,促进研究成果转化利用。

三、组织保障

(一)切实强化组织领导。

要进一步提高对统计工作重要性、基础性、严肃性的认识,纳入卫生健康事业改革发展全局中统筹谋划。要建立健全统一领导、分级负责的统计管理工作机制,合力履行好卫生健康统计工作法定行政职责。各级卫生健康行政部门和各类医疗卫生机构要明确统计工作的责任管理部门,加强专、兼职统计人员配备,保障经费需求,确保统计工作顺利开展。

（二）防范惩治统计造假。

各地要建立防范和惩治统计造假、弄虚作假责任制，依法依规加强对本单位统计违纪违法行为的问责管理。各级卫生健康行政部门主要负责同志对卫生健康部门组织实施的区域卫生健康统计数据真实性负总责，各类医疗卫生机构主要负责同志对本单位法定统计填报工作负总责。各级卫生健康行政部门要会同有关部门加强监督检查和质控追溯，及时发现问题，依法予以纠正，伪造、篡改统计资料及其他统计违法行为应承担相应法律责任。

（三）加强统计队伍建设。

要着眼保持统计队伍稳定，积极为提升卫生健康统计人员有关福利待遇创造条件。要关心爱护基层统计干部，对业绩明显、表现突出的单位或人员，按照有关规定给予表彰和奖励。要加强职业道德教育和专业培训工作，开展多种形式的学习交流，提升统计人员能力素质，全力打造精干高效的卫生健康统计工作队伍。

（四）确保数据信息安全。

要严格遵守国家保密法律法规、有关管理制度和网络安全相关规定，落实网络信息安全基础设施建设规范要求，保障统计业务数据库及信息系统的可靠运行。要强化对数据采集、管理、服务、开放、共享、使用全过程管理，建立安全信息通报和应急处置联动机制，有效保护个人隐私和信息安全。

附录三

卫生健康统计工作管理办法(征求意见稿)

(国家卫生健康委员会 2021 年 5 月 24 日征求意见)

第一章 总 则

第一条 为适应推进卫生健康治理体系和治理能力现代化需要,加强和规范卫生健康统计工作,确保统计数据真实性、准确性、完整性、及时性,根据《中华人民共和国统计法》及其实施条例、《中华人民共和国基本医疗卫生与健康促进法》等法律法规,制定本办法。

第二条 经县级以上人民政府统计机构审批或备案,卫生健康行政部门依法组织实施的各项卫生健康统计活动,适用本办法。

第三条 卫生健康统计工作的基本任务是对我国卫生健康发展情况进行统计调查、数据分析,提供统计资料、信息咨询,实行统计监督,为实施健康中国战略、维护公共卫生安全、服务经济社会发展提供统计信息支撑。

第四条 卫生健康统计工作实行统一领导、分级负责的管理体制。国务院卫生健康行政部门负责统筹规划和统一管理全国卫生健康统计工作,地方卫生健康行政部门负责管理本地区卫生健康统计工作。各类医疗卫生机构按照行业和属地管理原则,负责本机构的统计工作。各级卫生健康行政部门和医疗卫生机构应当把统计工作列入重要议事日程,加强组织领导,履行法定职责。

第五条 各级卫生健康行政部门和各类医疗卫生机构应当加强统计基础能力建设,明确承担统计任务的部门或岗位,为依法开展统计工作提供必要的人员、经费、装备等保障。各级卫生健康行政部门及其直属专业统计机构应当把统计工作经费列入财政预算,确保卫生健康统计工作有效开展。

第六条 各级卫生健康行政部门及其直属专业统计机构应当积极推广应用信息技术,大力加强统计信息化建设,创新数据采集、传输、存储、处理、共享方式方法,强化信息安全管理,减轻基层填报负担,提高卫生健康统计服务质量和效率。

第七条 各级卫生健康行政部门应按照国家有关规定对下列单位和个人给予表彰和奖励:

(一)在卫生健康统计工作中做出显著成绩的;

(二)在抵制统计弄虚作假、纠正重大统计错误等方面做出突出贡献的。

第二章 机构与人员

第八条 国务院卫生健康行政部门负责制定全国卫生健康统计工作政策文件、计划规划和标准规范,依法制(修)订国家卫生健康统计调查制度,推进统计数据资源共享和安全管理,发布卫生健康统计公报、年鉴、提要及重点专项调查报告,加强统计人才队伍建设,对各地卫生健康统计工作开展情况进行监督检查。直属专业统计机构在国务院卫生健康行政部门领导下,具体承担统计数据的收集、质控、管理、分析、应用等工作,对各地提供有关技术指导和咨询服务。

第九条 县级以上卫生健康行政部门负责制定本地区卫生健康统计工作制度和计划规划,组织实施本地区卫生健康统计调查,管理和发布有关统计信息,组织开展数据质量控制,加强统计工作信息化和人才队伍建设。各地卫生健康行政部门直属专业统计机构在本级卫生健康行政部门领导下,承担辖区内卫生健康统计工作的具体实施和技术指导。

第十条 医疗卫生机构负责建立健全本单位统计工作制度,执行上级卫生健康部门制定的卫生健康统计调查规章制度,管理本单位统计资料及相关数据,提高源头数据真实性,加强数据分析利用,发挥统计工作支撑服务作用。

第十一条 统计人员依法独立行使卫生健康统计调查、统计报告和统计监督的职权不受侵犯。统计人员应当具备相应的统计专业知识和信息化素养,其中专职统计人员应当掌握统计分析基本方法,具备较强的统计专业能力。各级卫生健康行政部门和各类医疗卫生机构应当按规定配备专职或兼职统计人员,为其提供必要的工作条件,按照国家规定评定、聘任统计技术职称,经常性组织开展业务培训,保持统计队伍相对稳定。

第三章 统计调查项目管理

第十二条 卫生健康统计调查项目分为常规统计调查和专项统计调查。常规卫生健康统计调查包括综合性或有关业务工作年报、季报、月报、日报和实时报告等。专项卫生健康统计调查包括定期调查和一次性调查。

第十三条 制定卫生健康统计调查项目应当符合本部门履职需要,体现精简效能原则,注重减轻基层统计人员负担。可以通过行政记录和大数据加工整理获得统计资料的,不得开展统计调查。可以通过已经批准实施的各种统计调查整理获得统计资料的,不得重复开展统计调查。

第十四条 制定卫生健康统计调查项目,应当同时制定统计调查制度,对统计调查目的、内容、范围、对象、时间、方法、频率、标准、统计资料的报送和公布、经费保障等内容作出规定,并明确指标解释、逻辑关系、计算方法等相关技术问题。对统计调查制度中涉及突发公共卫生事件的相关统计指标,应当规定应急报送时限等要求。

第十五条 国家卫生健康统计调查项目由国务院卫生健康行政部门统计工作主管机构归口管理,按规定程序报国家统计局审批或备案。地方卫生健康行政部门可依法制定补充性卫生健康统计调查项目,其主要内容不得与国家卫生健康统计调查项目的内容重复、冲突或影响其实施。

第十六条 各级卫生健康行政部门及其直属专业统计机构应当严格按照批准的统计调查制度,采用统一规范的统计标准,充分运用信息技术开展统计调查。各统计调查对象应当按照统计调查程序、上报日期和有关规定执行统计调查任务,不得拒报、迟报,更不得虚报、瞒报、伪造或篡改。对未经批准或备案的统计调查项目以及无标识或者超过有效期限的调查表,统计调查对象有权拒绝填报。

第十七条 各级卫生健康行政部门及其直属专业统计机构应当强化统计数据质量控制,制定完善质控方案,健全质控责任体系,明确质控标准要求,严格数据采集、传输、汇总、分析等环节的全流程管理,加强质量监督检查,定期组织开展统计数据质量评估和审核工作,保障统计数据真实性、准确性、完整性、及时性。

第四章　统计信息服务管理

第十八条　依照国家保密法律法规及统计调查制度有关规定,各级卫生健康行政部门及其直属专业统计机构及时公开统计调查结果及有关资料,供政府部门及社会各界查询使用。通过正式出版物、门户网站、全民健康信息平台、政务服务平台等途径,发布统计公报、统计提要、统计年鉴以及其他可以公开的统计资料,做好数据解读说明,方便社会公众查询使用。

第十九条　各级卫生健康行政部门及其直属专业统计机构负责定期公布辖区内卫生健康统计信息。卫生健康统计信息以卫生健康统计年鉴、统计提要内容为准,统计口径及数据与其有出入的,须经同级卫生健康行政部门统计工作主管机构同意后方可发布。

第二十条　各级卫生健康行政部门及其直属专业统计机构建立健全统计数据信息资源目录和统计信息共享机制,及时将业务统计数据纳入统一数据信息资源目录体系,对统计数据实行共享管理、授权使用,避免基层重复报送、多头报送。各级承担卫生健康统计工作的有关机构应按照部门内部信息共享需求方案,及时提供统计数据和情况说明。各级卫生健康行政部门应按照国家有关要求,依托政务信息共享交换平台,积极推动与相关政府部门间统计信息共享、交换和应用。

第二十一条　各级卫生健康行政部门应当充分运用卫生健康统计调查获取的统计数据,支撑开展政策制定、规划编制、监测评价等工作。各级承担卫生健康统计工作的有关机构应当围绕健康中国建设、深化医药卫生体制改革、公共卫生安全、人口监测、积极应对人口老龄化等重点任务,开展统计资料挖掘分析,为辅助宏观决策、支撑行业监管、开展学术研究等提供服务。鼓励各级卫生健康行政部门直属专业统计机构等单位加强与第三方合作,运用新兴信息技术,提升统计分析应用水平。

第五章　数据资源安全管理

第二十二条　各级卫生健康行政部门和各类医疗卫生机构应当强化统计资料(含电子资料)管理责任,按照国家有关规定设置原始记录和统计台帐,建立健全统计资料审核、查询、订正、签署、交接、归档等管理制度,确保数据资源的规范管理和安全使用。对在规定保存年限内的原始记录和统计台帐,任何单位和个人不得擅自复制、隐匿、更改、毁弃。

第二十三条　各级卫生健康行政部门和承担卫生健康统计工作的有关机构应当严格执行《中华人民共和国网络安全法》等法律法规要求,建立健全网络安全保护制度,分级分类加强统计业务信息系统及数据库的安全建设和运维管理,对关键信息基础设施和重要战略数据资源实行重点保护。加强对统计业务信息系统承建者与运营者的安全保密管理,确保数据安全可控。

第二十四条　各级卫生健康行政部门、各类医疗卫生机构和统计人员应当将保护调查对象隐私,贯穿于统计工作全过程。统计调查中获得的能够识别或推断公民、医疗卫生机构等单个统计调查对象身份的资料,任何单位和个人不得对外提供、泄露,不得用于统计以外的目的。任何组织或个人不得非法收集、使用、加工、传输,以及买卖、提供或者公开公民个人健康信息。

第六章　监管与惩处

第二十五条　上级卫生健康行政部门定期对下级卫生健康行政部门及其辖区内医疗卫生机构统计工作开展监督检查，并通报有关结果。监督检查的内容主要包括：

（一）统计法律、法规、规章和上级有关文件贯彻落实情况；

（二）上级部署的统计调查任务完成情况；

（三）本单位统计工作制度建设及实施情况；

（四）本单位负责统计工作的机构及岗位设置情况；

（五）统计经费及统计工作设备保障情况；

（六）统计数据质量控制及统计资料管理情况；

（七）统计数据资源安全管理及统计调查对象隐私保护情况；

（八）其他需要监督检查的内容。

第二十六条　各级卫生健康行政部门应当建立防范和惩治统计造假、弄虚作假责任制，坚持标本兼治、综合治理，坚持惩防并举、注重预防，坚持集体领导与个人分工负责相结合，按照谁主管谁负责、谁经办谁负责的原则，建立一级抓一级、层层抓落实的责任体系，并依法依规进行问责管理。

第二十七条　各级卫生健康行政部门协助同级人民政府统计机构依法查处统计违法行为，按照规定及时移送有关材料。

第二十八条　各级卫生健康行政部门、各类医疗卫生机构负责人和相关统计人员有下列行为之一的，予以通报批评、责令改正，并按照《中华人民共和国统计法》等法律法规和相关规定惩处。

（一）未经批准擅自组织实施统计调查的；

（二）虚报、瞒报、伪造、篡改统计资料的；

（三）指使、授意统计人员或者其他相关人员伪造、篡改统计资料，编造虚假统计数据的；

（四）对拒绝、抵制统计违法行为的统计人员打击报复的；

（五）违法公布统计资料的；

（六）违反国家有关规定，造成统计资料毁损、灭失的；

（七）在统计调查中泄露个人统计调查资料，造成不良后果的；

（八）其他统计违法违规行为。

第二十九条　卫生健康统计调查对象有下列行为之一的，卫生健康行政部门应当记入行业信用信息系统，并提请同级政府统计机构依法依规予以查处。

（一）拒绝提供统计资料或者经催报后仍未按时提供统计资料的；

（二）提供不真实或者不完整的统计资料的；

（三）拒绝、阻碍统计调查、统计检查的；

（四）转移、隐匿、篡改、毁弃或者拒绝提供原始记录和凭证、统计台账、统计调查表及其他相关证明和资料的。

第七章 附 则

第三十条 本办法由国务院卫生健康行政部门负责解释。

第三十一条 本办法自 年 月 日起施行。原卫生部 1999 年 2 月 25 日公布的《全国卫生统计工作管理办法》和原国家计划生育委员会 1999 年 3 月 19 日公布的《计划生育统计工作管理办法》同时废止。

附录四

中医药统计工作管理办法(试行)

（国家中医药管理局 2022 年 11 月 4 日发布，国中医药规财发〔2022〕9 号）

第一章 总 则

第一条 为科学有效开展中医药统计工作，保障中医药统计制度顺利实施，确保统计资料的真实性、准确性、完整性和及时性，充分发挥中医药统计工作在行业宏观管理和科学决策中的支撑作用，根据《中华人民共和国统计法》及其实施条例、《中华人民共和国中医药法》等法律法规及有关规定，制定本办法。

第二条 本办法适用于各级中医药主管部门依法组织开展的各项中医药统计活动。

第三条 中医药统计工作的基本任务是对我国中医药发展情况进行统计调查、数据分析，提供统计资料和信息咨询，实行统计监督，推动中医药高质量发展。

第四条 中医药统计工作实行统一领导、分级负责的管理体制。在国家卫生健康统计总体框架下，国务院中医药主管部门负责统筹规划和统一管理全国中医药统计工作。地方中医药主管部门负责管理本地区中医药统计工作。中医类医疗卫生机构、开展中医药服务的其他医疗卫生机构按照行业和属地管理原则，负责本机构的中医药统计工作。

第五条 各级中医药主管部门、中医药统计业务支撑机构和中医类医疗卫生机构、开展中医药服务的其他医疗卫生机构应当加强中医药统计基础能力建设，明确承担中医药统计任务的部门或岗位，为依法开展中医药统计工作提供必要的人员、经费、场地、设备等保障。各级中医药主管部门应当把统计工作经费列入财政预算。

第六条 本办法所称的中医药统计业务支撑机构指中医药主管部门委托开展中医药统计工作的相关机构；中医类医疗卫生机构指中医类医院、中医类门诊部、中医类诊所和中医类研究机构；其他医疗卫生机构指开展中医药服务的综合医院、专科医院、护理院、妇幼保健院、基层医疗卫生机构等。

第二章 机构与人员

第七条 国务院中医药主管部门的主要职责是：

（一）制定全国中医药统计工作政策、规划和规范，依法制(修)订国家中医药统计调查制度，推进统计数据资源共享和安全管理；

（二）发布中医药统计公报、提要、摘编及重点专项调查报告等；

（三）加强全国中医药统计人才队伍建设；

（四）监督检查各地中医药统计工作开展情况；

（五）其他法定职责和工作事项。

第八条 国务院中医药主管部门直属专业统计机构在国务院中医药主管部门的领导下，开展中医药统计工作，主要职责是：

（一）开展中医药统计调查项目研究，协助制（修）订国家中医药统计调查制度；

（二）承担国家中医药统计调查项目的组织实施，提供中医药统计调查技术指导和咨询服务；

（三）强化中医药统计数据质量管理，提高中医药统计质量；

（四）加强支撑中医药统计工作的信息化建设，强化网络和数据安全管理；

（五）管理全国中医药统计资料，协助推进数据共享；

（六）开展中医药统计人员培训，推进统计学术交流。

第九条 县级以上地方人民政府中医药主管部门的主要职责是：

（一）完成国务院中医药主管部门部署的各项统计调查任务；

（二）制定本地区中医药统计工作制度、计划、规划和实施细则，组织开展本地区中医药统计调查工作；

（三）管理本地区中医药统计资料，依法公布本地区中医药统计信息；

（四）加强本地区中医药统计工作信息系统建设和统计人才队伍建设，推动中医药统计业务支撑机构建设；

（五）其他法定职责和工作事项。

第十条 县级以上中医药统计业务支撑机构在本级中医药主管部门的领导下，承担本地区中医药统计工作，主要职责是：

（一）承担本地区中医药统计调查制度的组织实施，提供中医药统计调查技术指导和咨询服务；

（二）强化中医药统计数据质量管理，做好审核及上报工作，提高中医药统计数据质量；

（三）加强支撑本地区中医药统计工作的信息化建设，管理本地区中医药统计资料，协助做好统计数据共享；

（四）建立稳定的专职统计队伍，协助开展支撑本地区中医药统计的信息化建设工作、中医药统计人员培训和统计学术交流；

（五）协助做好中医药统计数据分析、应用等工作，加强网络和数据安全管理。

第十一条 中医类医疗卫生机构、开展中医药服务的其他医疗卫生机构负责建立健全本单位统计工作制度，执行中医药主管部门制定的中医药统计调查规章制度，依托中医药统计业务信息系统上报统计资料，管理本单位中医药统计数据及相关资料，提高源头数据真实性，加强统计数据分析利用。

第十二条 中医药统计人员依法独立行使中医药统计调查、统计报告和统计监督的职权不受侵犯。中医药统计人员应当具备统计专业知识和信息化素养。各级中医药统计业务支撑机构、中医类医疗卫生机构和开展中医药服务的其他医疗卫生机构应当配备专职或兼职统计人员，为其提供必要的工作条件，按照国家规定评定、聘任统计技术职称，经常性组织开展业务培训，保持统计人员队伍相对稳定。

第三章　统计调查项目管理

第十三条　中医药统计调查项目分为常规统计调查和专项统计调查。常规中医药统计调查包括综合性或有关业务工作年报和实时报告等。专项中医药统计调查包括定期调查和一次性调查。

第十四条　制定中医药统计调查项目应当符合本部门履职需要并突出中医药特色,体现精简效能原则,避免数据重复收集,减轻基层统计人员负担。可以通过已经批准实施的统计调查整理获得统计资料的,不得重复开展统计调查。抽样调查、重点调查可以满足需要的,不得开展全面统计调查。

第十五条　制定中医药统计调查项目,应当同时制定统计调查制度。统计调查制度内容包括总说明、报表目录、调查表式、分类目录、指标解释、指标间逻辑关系等,采用抽样调查方法的还应当包括抽样方案。统计调查制度总说明应当对调查目的、调查对象、统计范围、调查内容、调查频率、调查时间、调查方法、组织实施方式、质量控制、报送要求、信息共享、资料公布等作出规定。面向单位的统计调查,其统计调查对象应当取自国家基本单位名录库或者部门基本单位名录库。

第十六条　国家中医药统计调查项目由国务院中医药主管部门归口管理,按规定程序报国家统计局审批或备案。地方中医药主管部门制定的统计调查项目应报同级地方人民政府统计机构审批。县级以上地方人民政府中医药主管部门可根据本地区实际,依法制定补充性中医药统计调查项目,其主要内容不得与国家卫生健康统计调查项目、国家中医药统计调查项目的内容重复、冲突或影响其实施。

第十七条　各级中医药主管部门及中医药统计业务支撑机构应当严格按照批准的统计调查制度,采用统一规范的统计标准,充分运用信息技术开展统计调查。统计调查对象应当按照统计调查程序、上报日期和有关规定执行统计调查任务,不得拒报、迟报,更不得虚报、瞒报、伪造或篡改。除试填报或试点工作外,对未经批准或备案的统计调查项目以及无标识或者超过有效期限的调查表,统计调查对象有权拒绝填报。

第十八条　各级中医药主管部门及中医药统计业务支撑机构应当强化统计数据质量控制,制定完善质控方案,健全质控责任体系,明确质控标准要求,严格数据采集、传输、汇总、分析等环节的全流程管理,加强质量监督检查,定期组织开展统计数据质量评估和审核工作。

第四章　统计资料管理与统计信息服务

第十九条　统计调查中取得的统计调查对象的原始资料,应当至少保存 2 年,汇总性统计资料应当至少保存 10 年,重要的汇总性统计资料应当永久保存。法律法规另有规定的,从其规定。

第二十条　依照国家保密法律法规及统计调查制度有关规定,各级中医药主管部门及时公开中医药统计调查取得的统计结果及有关资料,供政府部门及社会各界查询使用。通过正式出版物、门户网站、政务服务平台等途径,发布统计提要、统计摘编以及其他可以公开的统计资料,做好数据解读说明,方便社会公众查询使用。中医药统计信息中的国家统计数据以国家统计局公布的数据为准,其他统计信息以中医药统计提要、统计摘编内容为准,统计口径及数据与其不一致的,须经同级中医药主管部门同意后方可发布。已公布的中医药统计信息按照国家有关规定需要进行修订的,中医药主管部门应当及时公布修订后的信息,并就修订依据和情况作出说明。

第二十一条 各级中医药主管部门应当按照国家有关要求,充分利用中医药工作联席会议机制,积极协调同级相关部门共同推动跨部门间中医药领域数据的调查、共享、交换和应用,并指导中医药统计业务支撑机构建立健全统计数据信息资源目录和统计信息共享机制,及时将各类中医药统计数据纳入统一数据信息资源目录体系,对统计数据实行共享管理、授权使用,避免基层重复报送、多头报送。

第二十二条 各级中医药主管部门应当充分运用中医药统计调查获取的统计数据,开展政策制定、规划编制、监测评估等工作。各级中医药统计业务支撑机构应当根据统计资料,对本地区中医药事业发展进行统计分析和监测,提供咨询意见和决策建议。

第五章 统计数据安全管理

第二十三条 各级中医药统计业务支撑机构和中医类医疗卫生机构、开展中医药服务的其他医疗卫生机构应当强化统计资料(含电子资料)管理责任,按照国家有关规定设置原始记录和统计台帐,建立健全统计资料审核、查询、订正、签署、交接、归档等管理制度,确保统计数据的规范管理和安全使用。对在规定保存年限内的统计资料原始记录和统计台帐,任何单位和个人不得擅自复制、隐匿、更改、毁弃。

第二十四条 各级中医药主管部门和中医药统计业务支撑机构应当严格执行《中华人民共和国网络安全法》《中华人民共和国数据安全法》《中华人民共和国个人信息保护法》等法律法规,实施网络安全等级保护制度,落实数据分类分级保护制度,加强统计业务信息系统和数据的安全建设和运维管理,对关键信息基础设施、重要数据资源实行重点保护。加强对统计业务信息系统承建者与运营者的安全保密管理,确保数据安全可控。

第二十五条 各级中医药主管部门、中医药统计业务支撑机构、中医类医疗卫生机构、开展中医药服务的其他医疗卫生机构和统计人员应当保护统计调查对象隐私,并贯穿统计工作全过程。统计调查中获得的能够识别或推断单个统计调查对象身份的资料,任何单位和个人不得对外提供、泄露,不得用于统计以外的目的。

第六章 统计监管与奖惩

第二十六条 上级中医药主管部门定期对下级中医药主管部门、中医药统计业务支撑机构及中医类医疗卫生机构、开展中医药服务的其他医疗卫生机构统计工作开展监督检查,并通报有关结果。监督检查的内容主要包括:

(一)统计法律、法规、规章和上级有关文件贯彻落实情况;

(二)上级部署的中医药统计调查任务完成情况;

(三)本单位中医药统计工作制度建设及实施情况;

(四)本单位负责统计工作的部门及岗位设置、人员配备情况;

(五)统计经费及统计工作保障情况;

(六)依法建立中医药统计数据质量监控和评估制度、责任体系情况,统计数据质量控制及

统计资料管理情况;

(七)网络和数据安全管理及调查对象隐私保护情况;

(八)其他需要监督检查的内容。

第二十七条 各级中医药主管部门应当建立防范和惩治统计造假、弄虚作假责任制,坚持标本兼治、综合治理,坚持惩防并举、注重预防,坚持集体领导与个人分工负责相结合,按照谁主管谁负责、谁经办谁负责的原则,建立一级抓一级、层层抓落实的责任体系,并依法依规进行问责管理。

第二十八条 中医药统计工作中的统计违法行为,按照《中华人民共和国统计法》及其实施条例的规定予以查处。同时,各级中医药主管部门协助同级人民政府统计机构依法查处统计违法行为,按照规定及时移送有关材料。

第二十九条 各级中医药主管部门应当按照国家有关规定对下列单位和个人给予表彰和奖励:

(一)在中医药统计工作中做出突出贡献、取得显著成绩的;

(二)在抵制统计弄虚作假、纠正重大统计错误等方面做出突出贡献的。

第三十条 中医药统计违法行为涉嫌犯罪的,中医药主管部门应当将案件移送司法机关处理。

第七章 附则

第三十一条 本办法由国务院中医药主管部门负责解释。各省级中医药主管部门可根据本办法,结合本地区实际,制定或完善本地区中医药统计相关规章制度或工作细则并报送国家中医药管理局规划财务司备案。

第三十二条 本办法自发布之日起实施。

附录五

防范和惩治中医药统计造假弄虚作假
责任制规定(试行)

(国家中医药管理局 2022 年 1 月 7 日发布)

    第一条 为深入贯彻执行《中共中央 国务院关于促进中医药传承创新发展的意见》《关于深化统计管理体制改革提高统计数据真实性的意见》《统计违纪违法责任人处分处理建议办法》《防范和惩治统计造假、弄虚作假督察工作规定》《关于更加有效发挥统计监督职能作用的意见》,依据《部门统计调查项目管理办法》,全面防范和严肃惩治中医药统计造假、弄虚作假,健全落实统计工作责任制,保障统计数据质量,制定本规定。

    第二条 本规定适用于各级中医药主管部门及委托实施统计调查的支撑单位中负责管理或从事统计工作的人员。

    第三条 建立防范和惩治统计造假、弄虚作假责任制,坚持标本兼治、综合治理,坚持惩防并举、注重预防,坚持集体领导与个人分工负责相结合,按照谁主管谁负责、谁经办谁负责的原则,建立一级抓一级、层层抓落实的责任体系。

    第四条 中医药主管部门主要负责人对防范和惩治统计造假、弄虚作假工作负主要领导责任,其责任是:带头遵守执行统计法律法规规章,主持学习贯彻上级有关统计法治建设的重大部署要求;推动建立责任体系,努力形成从上到下防范和惩治统计造假、弄虚作假责任机制;指导制定并监督落实防范和惩治统计造假、弄虚作假工作计划举措;优化统计工作机制,健全统计机构,加强统计人员队伍建设。

    第五条 中医药主管部门分管负责人对防范和惩治统计造假、弄虚作假工作负直接领导责任,其责任是:带头遵守执行统计法律法规规章,研究防范和惩治统计造假、弄虚作假的具体任务和措施;严格依照统计调查制度组织开展统计调查活动,指导开展数据质量监督检查,将防范和惩治统计造假、弄虚作假责任贯穿全程;协调解决统计保障中存在的困难,确保统计工作有效开展。

    第六条 涉及统计职能的中医药主管部门的内设机构(所属单位)负责人对防范统计造假、弄虚作假工作负主体责任,其责任是:遵守执行统计法律法规规章,落实业务范围内防范和惩治统计造假、弄虚作假的具体任务和措施;加强业务统计工作的组织实施,明确专人负责,为统计工作提供必要保障;健全并落实有关业务统计领域的调查制度设计、任务布置和数据质量控制制度;按照隶属关系和业务对口原则,加强对下级部门统计数据真实性的检查督促。

    第七条 支撑中医药主管部门的内设机构具体实施统计调查的有关单位负责人对防范统计造假、弄虚作假工作负技术管理责任,其责任是:遵守执行统计法律法规规章,细化落实本单位防范和惩治统计造假、弄虚作假的具体任务和措施;严格依照统计调查制度开展统计调查,确保统计人员守住统计法律法规规章的底线、红线;健全落实统计数据采集、处理、存储、报送和发布等环节的质量控制制度,保障有关统计信息系统及技术的科学性完备性,确保统计工作的信息技术支持和数据处理不受干扰。

第八条　统计人员按照工作分工和岗位职责对防范和惩治统计造假、弄虚作假工作负直接责任,其责任是:依法履行职责,如实采集、处理、存储、报送统计资料,不得伪造、篡改统计资料,不得以任何方式要求任何单位和个人提供不真实的统计资料;坚持实事求是,恪守职业道德,对其负责收集、审核、录入的统计资料与统计调查对象报送的统计资料的一致性负责。

第九条　各级中医药主管部门负责人不得自行修改统计人员依法收集、整理的统计资料,不得以任何方式要求统计人员伪造、篡改统计资料,不得对依法履行职责或者拒绝、抵制统计违法行为的统计人员打击报复。

第十条　各级中医药主管部门依法依规对下级中医药主管部门统计数据真实情况进行监督检查。

第十一条　对违反统计法律法规规章及本规定的,依法依规追究相关人员责任。

第十二条　本规定由国家中医药管理局规划财务司负责解释,自发布之日起施行。